Neville M. Jadeja / Kyle C. Rossi

Critical Care EEG Basics

Rapid Bedside EEG Reading for Acute Care Providers

重症脑电图监护

床旁快速判读手册

编　著〔美〕内维尔·M. 杰德贾
凯尔·C. 罗西

主　审　胡　锦　吴　刚

主　译　余　纯　刘振洋　吴冬燕

天津出版传媒集团
天津科技翻译出版有限公司

著作权合同登记号:图字:02-2025-147

图书在版编目(CIP)数据

重症脑电图监护:床旁快速判读手册 / (美) 内维尔·M.杰德贾 (Neville M. Jadeja), (美) 凯尔·C.罗西 (Kyle C. Rossi) 编著;余纯, 刘振洋, 吴冬燕主译. 天津:天津科技翻译出版有限公司, 2025. 9. -- ISBN 978-7-5433-4769-4

Ⅰ. R741.044-62

中国国家版本馆CIP数据核字第2025B9L791号

授权单位:Cambridge University Press
出　　版:天津科技翻译出版有限公司
出 版 人:方　艳
地　　址:天津市和平区西康路35号
邮政编码:300051
电　　话:(022)87894896(发行科)(022)87895660(营销部)
网　　址:www.tsttpc.com
印　　刷:北京捷迅佳彩印刷有限公司
经　　销:新华书店
版本记录:710mm×1000mm　16开本　15.5印张　270千字
2025年9月第1版　2025年9月第1次印刷
定价:98.00元

(如发现印装问题,可与出版社调换)

主审简介

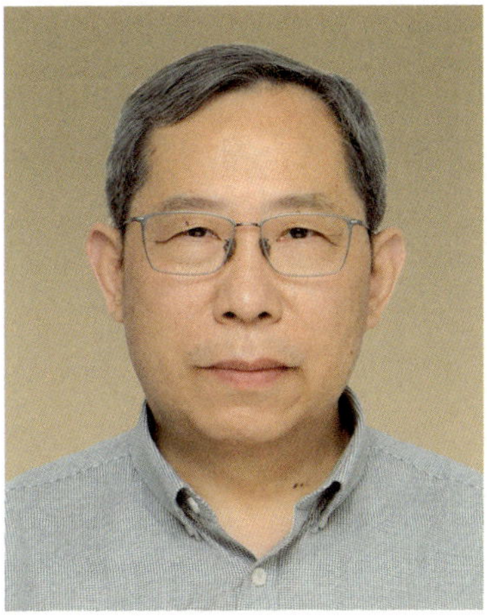

胡　锦　复旦大学附属华山医院神经外科颅脑创伤和神经重症亚专科学科带头人。主任医师，博士研究生导师，复旦大学教授。

学术职务：国家创伤中心颅脑创伤专业委员会主任委员，中国医师协会神经外科分会神经外科重症专业委员会主任委员，国家卫生健康委医疗应急工作专家组成员等。

担任《中华创伤杂志》等国内多家杂志编委。长期从事创伤尤其是颅脑创伤、脑出血等各类神经危重症的监护管理和临床工作。作为国家卫健委重大突发事件应急小组专家组成员，多次参与国内重大事件的急救和医疗保障工作，并获得国家卫健委表彰。

近年在国内外期刊（包括SCI）发表论文200余篇，曾先后主持国家自然科学基金项目5项、重大项目1项，科技部重大项目1项。获得上海市及省部级科技进步奖二、三等奖和中华医学科技奖二等奖各1次，国家科技进步奖二等奖1次。

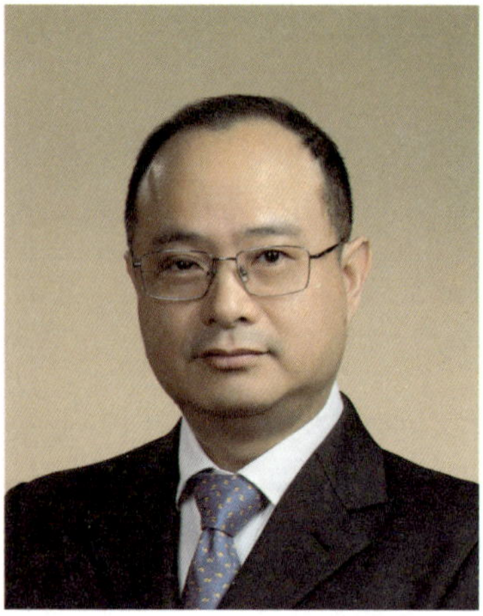

吴　刚　复旦大学附属华山医院神经外科虹桥院区ICU执行主任。副主任医师。主要从事神经外科颅脑创伤及神经重症的临床治疗，以及脑出血、脑水肿和血脑屏障破坏机制的临床及基础研究工作。2008年2月获得Julian T. Hoff学者基金资助，作为访问学者前往美国密歇根大学进行“脑出血与脑损伤”的研究工作。2010年获得复旦大学外科学博士学位。

参与发表论文60余篇，作为第一/通讯作者发表论文20余篇。曾主持或作为项目主要参与者承担国家自然科学基金项目3项。获得上海医学科技奖一等奖、中华医学科技奖二等奖、教育部高等学校科技进步奖二等奖、上海市科技进步奖三等奖各1次。

译者名单

主　审　胡　锦　吴　刚

主　译　余　纯　刘振洋　吴冬燕

副主译　姚海军　杨　磊　陈林辉

译　者　汪美华　宋　捷

（译者均来自复旦大学附属华山医院）

中文版序言

随着神经重症治疗领域的快速发展，重症监护脑电图（EEG）的使用变得日益广泛，尤其是在非惊厥性癫痫发作的诊断和监测方面，它发挥着不可替代的作用。然而，对于许多医生而言，尽管在日常生活中需要频繁使用床旁脑电监测，但针对重症监护EEG的综合性教科书对于缺乏临床电生理学及癫痫背景的医疗人员来说，往往显得晦涩难懂。

作为国家神经疾病医学中心，每年诊治神经重症患者超过一万名，癫痫已经是我们亚专科常见的疾病，但是脑电图的解读却非常困难，相信国内同行也有同感。为此，我们一直在寻找一本既能满足实用性要求又易于理解的入门书籍，以帮助医疗工作者更好地掌握EEG技术。在这一过程中，天津科技翻译出版有限公司与余纯博士取得联系，为我们推荐了*Critical Care EEG Basics：Rapid Bedside EEG Reading for Acute Care Providers*这本书，邀请我们组织翻译，我审阅了其内容后发现，本书完美地满足了我们的需求。

该书由Neville M. Jadeja和Kyle C. Rossi撰写，他们以简明扼要的方式介绍了EEG的基础知识，并通过典型病例分析，生动展现了EEG在不同临床场景下如何指导治疗。本书简明易懂，是急诊科/重症医学科医生，以及未接受过临床神经生理学专业培训的神经重症医生快速学习和应用重症EEG的强大辅助工具。

书中的内容设计充分考虑了临床实践的需求，分为两个部分。第1部分提供了EEG的基础知识，包括EEG的适应证、实时床旁解读技巧、伪差的识别和处理、药物对EEG的影响等。第2部分则通过典型病例分析，展示了EEG在不同临床情境下的应用，帮助读者更好地理解和应用EEG监测结果。

本书的译者都是我们国家神经疾病医学中心从事神经重症的年轻医师，他们在从事繁重的临床工作的同时，还在业余时间辛勤翻译这本书，并且短时间内能够以高质量的中文版呈现给国内的医疗工作者。同时，我们也要感谢天津科技翻译出版有限公司的编辑们，使得这本书能够及时与国内读者见面。

我们希望这本书能够成为医护人员在重症EEG监护领域的一本参考书，帮助从事重症医学的医护人员提高对EEG的理解和应用能力，从而为患者提供更优质的医疗服务。更期待读者的反馈，以便我们的译文更加准确。

最后，我们向所有从事急救和重症监护领域工作的医护人员表示敬意，他们的专业能力和奉献精神是患者救治的关键。

国家神经疾病医学中心

复旦大学附属华山医院神经外科　虹桥院区ICU

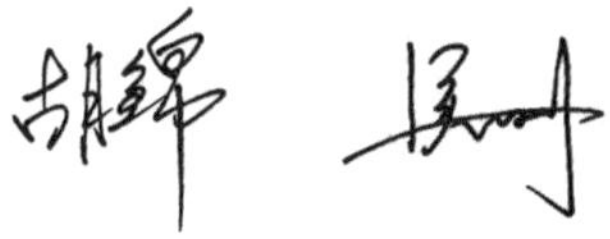

2025年7月于上海

中文版前言

重症脑电监护是神经重症监护的重要组成部分。重症脑电监护不仅在癫痫诊断中发挥着关键作用，还在非惊厥性癫痫发作的识别、脑病的评估和昏迷患者的管理等方面发挥着不可替代的作用。随着国内神经重症监护领域的发展，对于熟练解读脑电图（EEG）的医疗专业人员的需求也在不断增长。

在急诊和重症诊疗当中，及时诊断癫痫持续状态至关重要。癫痫持续状态的治疗延迟会增加难治性癫痫的风险，并加重继发性脑损伤。然而，在临床环境中，正式的脑电图报告往往无法即刻获取。因此，如果临床医生能熟练辨别重症监护EEG模式并理解其临床意义，那么将对临床工作大有裨益。

然而，EEG的解读是一门复杂且专业的技能，对于许多非神经科背景的医疗工作者来说，现有的EEG教材往往过于专业和晦涩，难以快速掌握和应用。本书正是一本针对非EEG专业人员的实用性图书，它贴合临床实践，有助于临床医生快速识别重要EEG模式，并熟悉这些模式的处理方法。

本书分为“导论”和“典型病例分析与管理”两部分。在导论部分，读者可以快速了解脑电图的基础知识和适应证，掌握实用的实时床旁EEG解读步骤，并学习ICU中常见的伪差、药物对EEG的影响、癫痫相关的EEG表现，以及ICU中常见的EEG模式，如节律性和周期性模式、发作期-发作间期连续体（IIC）。心脏骤停后的EEG监测是一种常见的临床场景，第7章对此进行了详细描述，第8章则介绍了目前应用越来越广泛的定量脑电图及解读方法。

典型病例部分涵盖了非惊厥性癫痫持续状态、IIC、癫痫样放电、癫痫发作、局灶性病变、脑病和昏迷等主题。每一章都以临床病例为基础，采用提问-回答的模式，逐步引导读者进行EEG解读，并指导进一步的临床干预。最后的附录部分提供了一份实用的脑电图报告解读指导。

本书的术语采用了美国临床神经生理学会的最新标准术语，内容涵盖了对重症EEG的最新认识，并配有多幅典型EEG图像。对于临床工作繁忙且急需重症EEG知识的急诊和重症医护人员来说，本书是一本值得推荐的入门读物。

余　纯　刘振洋　吴冬燕

序　言

脑电图（EEG）是评估大脑功能的最古老的诊断工具之一，自Hans Berger发明以来，EEG已进入使用100年。在过去的20年里，随着计算技术和可视化技术的进步，EEG作为评估和监测危重患者的一种手段，出现了复兴。因此，尽管EEG是一个相对古老的工具，但它同时也是一个年轻的领域。特别是在ICU中，持续EEG监测显著改善了对于神经危重症患者的管理。

目前，已有多本专门针对重症监护EEG监测的综合性教科书、手册和图谱，经典EEG著作中也新增了相关章节。对于没有临床神经生理学或癫痫背景的医疗人员来说，虽然这些医生在日常实践中需要使用EEG，但是这些专业书非常难懂。一部分医疗人员可能对EEG本身并不十分熟悉。因此，Neville Jadeja和Kyle Rossi的这本书就成为学习重症监护EEG的宝贵资源，既高效又实用。

这本书篇幅不长，花几天的时间就能从头到尾读完，如果对EEG有所了解，所需时间更短。这本书内容全面，应该可以涵盖多数重症患者和医护人员可能遇到的常见情况。书中介绍了EEG记录的基础知识、何时和如何进行EEG监测，以及识别和处理伪差和药物影响的重要性。书中详细阐述了重症监护EEG的核心原则，涵盖了从发作间期癫痫样放电到节律性和周期性放电、发作期-发作间期连续体、癫痫发作和癫痫持续状态等各个方面。特别强调了与其他多数重症监护EEG不同的心脏停搏后的EEG，以及在多数接受重症监护EEG监测的患者中常见的脑炎。由于所有现代EEG系统都配备了定量EEG工具，本书也专门叙述了这一主题，但并未详细分析，因为定量EEG的详细分析只有在回顾审阅时才能呈现。

有很多读者会从这本书中受益，如脑电图报告医师、护士、高级执业人员、非神经科重症医生，甚至未经受过临床神经生理学专业培训的神经重症医生。

这本书的一大优势在于其全面涵盖了美国临床神经生理学会的最新标准术语，这些术语现已成为重症EEG监护的基石，为几乎所有当代临床神经生理学家所采用。此外，本书描述了重症EEG监护的报告结构，有助于加强医护团队和临床神经生理学家之间的沟通。这确保了更加流畅和有效的信息沟通，对于优化患者治疗至关重要。这种交流对这些患者的治疗有多重要是怎么强调都不为过的，该书实用、易读、图文并茂，我认为阅读本书是快速学习重症EEG监护这门语言的最好方法之一。衷心地祝贺Jadeja博士和Rossi博士完成了这项杰出的工作。

Jong Woo Lee, MD, PhD
哈佛医学院神经内科副教授
布里格姆妇女医院神经内科

前　言

脑电图（EEG）在急诊室、重症监护室等急救环境和医院病房都很常见。出现精神状态改变的危重患者有很高的癫痫发作风险，危重患者的癫痫发作可能没有临床显著的惊厥表现（非惊厥性癫痫发作），因此，只能通过EEG诊断。持续癫痫发作（癫痫持续状态）诊断和治疗的延迟与癫痫耐药性及继发性神经损伤相关。此外，对于危重患者，EEG可能有助于脑病确认、脑病严重程度分级，其他适应证包括发作性事件特征描述、麻醉剂和镇静剂滴定等。

尽管重症监护EEG很容易获得并且广泛使用，但多数急救人员（包括许多神经科医生）对其并不熟悉。如果没有熟练的床旁EEG解读技能，很多医生依赖于官方报告或远程解读，这些报告可能很难理解而且不一定能及时获取。这本袖珍手册向读者介绍了重症监护EEG的基础知识，重点在于提供实时床旁EEG解读。

本书专门针对没有EEG背景的急救人员，旨在使各种临床水平的读者都能熟悉常见的重症监护EEG模式及其临床意义，以及如何处理这些模式。通过练习，快速、简便的床旁EEG解读将成为您进行神经功能评估的强大辅助工具。这是一本独特的书，易懂且图文并茂，我们希望这本书有助于您充分开发这项高效检测的巨大潜力，从而更好地救助患者。

如何阅读本书

本书分为两个部分，应循序渐进地进行阅读：

第1部分（导论）叙述了EEG的基础知识，侧重于重症监护EEG。第1部分还包括EEG的适应证、实时床旁EEG解读、识别伪差和药物作用、如何解读节律性或周期性模式，以及与之高度相关的发作期-发作间期连续体模式（IIC）。除此之外，第1部分还叙述了如何诊断癫痫和癫痫持续状态，以及心脏停搏后的EEG模式和定量EEG的应用。

第2部分（典型病例分析与管理）通过基于典型病例的临床解读，叙述了常见重症疾病的处理方法。每个病例都包括一套临床摘要，其中包含简要临床信息、EEG表现，并提供相关临床解读后下一步应采取的治疗措施。本书为常见重症监护EEG模式提供了直观、实用的解读方法。

最后，附录阐述了如何读懂EEG报告，并提供了EEG报告中常用术语的表现和意义，为急救各专业人员提供参考。

致　谢

本书的出版得力于布里格姆妇女医院和哈佛医学院贝斯以色列女执事医疗中心的老师们。我们也衷心感谢马萨诸塞大学陈氏医学院和马萨诸塞大学纪念医疗中心的同事，包括 Don Chin; Felicia Chu, MD; Ika Noviawaty, MD; Mugdha Mohanty, MD; Brian Silver, MD。最后，但同样重要的是，我们感谢 Catherine Barnes, Kim Ingram, Beth Sexton, Ruth Swan, Marijasintha Srinivasan，以及剑桥大学出版社的团队，你们的共同努力使这项工作得以完成。

谨以此书献给Shilpa Deshmukh。

——Neville M. Jadeja

谨以此书献给Megan Rossi。

——Kyle C. Rossi

目 录

第1部分 导论

第1章 EEG基础

- EEG如何记录
- 极性的3原则
- 脑电图机的构造
- 电极
- 导联组合和定位
- EEG界面（参数）
- 频率
- 节律
- 正常成人EEG
- EEG的优势与局限性

本章介绍了EEG记录的基本概念，读者在深入阅读之前需要熟悉这些概念。本章尤其适用于无基础EEG解读经验的急救人员阅读。因此，只简要介绍“最基本”的神经生理学知识。本章作为铺垫，有助于读者进一步理解本书涉及的概念，内容仅供参考，详细解读请查阅其他权威教材。

EEG如何记录

EEG是皮质表面锥体神经元持续性突触活动的图像化表现。这些神经元类似车轮的辐条，呈放射状排列，表面末端朝向皮质表面。每个神经元也是一个偶极子，两端各携带一个微小的极性相反的电荷。微小的表面放电的总和形成皮质电位。放置在头皮上的电极可以测量相应皮质区域的电位。

根据欧姆定律（$V = I \times R$），电极配对后两个电极之间的电位差（V）会产生一个通过环路电阻（R）的微小电流（I）。脑电图机计算电流的强度和方向，并显示随着时间变化的波形。来自深部结构（如丘脑）的传入信息，使皮质神经元活动同步化，产生被称为节律的电活动模式。

由于突触传递持续发生，正常EEG总是连续的。神经元功能和突触传递障碍将导致EEG记录的衰减或抑制（不连续）。因此，不连续的EEG表明皮质神经元功能障碍。

极性的3个原则

EEG以一系列通道的排列组合在屏幕上呈现，每个通道显示为一条波形。每个通道由两个电极组成，分别记录其相应皮质区域的电位。然后脑电图机计算两个电极之间的电位差，并以波形显示。

每个波形的形态由3个简单的极性原则决定。

例如D1–D2这样的单一EEG通道，由头皮电极D1和D2组成，每个电极对相应的皮质区域进行采样。它们的排列位置可能相邻或远离彼此。通道D1–D2的波形形态取决于电极D1和电极D2（即D1–D2）的相对电位差。差异越大，振幅（电压）越高。波的方向（极性）由以下原则决定：

- 原则1：如果D1的电位小于D2（即D1<D2或D1相对负相），该通道为负相电位——表现为向上偏转。
- 原则2：如果D1的电位大于D2（即D1>D2或D2相对负相），该通道为正相电位——表现为向下偏转。
- 原则3：如果D1和D2是等电位或无活动，该通道为零电位——不存在偏转。

如图1.1所示，波的方向单纯指向相对较小的（即更大的负相或更小的正相）电极电位偏转。

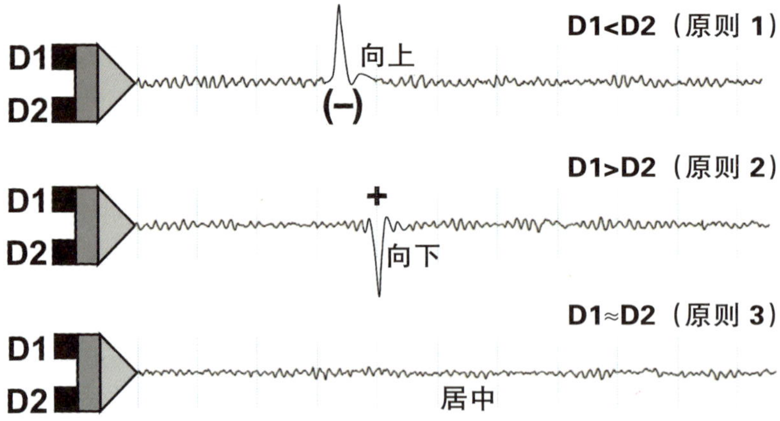

图1.1 极性的3个原则。

脑电图机的构造

典型的EEG记录由一组电极构成，这些电极固定在患者头皮上，每个电极通过电线连接到头盒上。头盒连接到带有显示屏的便携式电脑上。转运时可以很容易地拔下头盒，暂时断开记录。

电极

电极是顶部带有小孔的圆形或穹顶状的小金属盘。使用胶水或火棉胶可将电极粘贴在头皮上。火棉胶易燃并散发有毒气体，但能够形成牢固、耐汗和持久的电极固定，适用于持续EEG记录。

电极由不锈钢或锡等顺磁材料制成，外层涂覆银或氯化银。也有MRI兼容电极。

对于可疑朊蛋白病（如克–雅病）的患者应使用一次性电极[1]。

电极使用方法

首先，将电极浸入黏合剂中，然后置于准备好的皮肤上。接下来，将浸入火棉胶的纱布置于电极上并风干以形成持久的固定。最后，用钝头针和注射器从电极顶部的小孔注入导电凝胶，形成黏性的电连接。

电极放置

电极放置使用标准国际10–20系统（图1.2a）。该系统使用颅骨三个解剖标志形成一个灵活的电极安置图，解剖标志包括鼻根（鼻梁的中心）、枕骨粗隆（枕骨隆突的中心）和耳前点（耳屏的正前方）。如图1.2b所示，选择解剖标志间距离的10%或20%作为电极放置点。

每个电极由代表其相应皮质区域的字母和数字表示，例如，额极（Fp），额（F），颞（T），顶（P），枕（O）或中央（C），数字–偶数（2，4，6，8）表示右侧，奇数（1，3，5，7）表示左侧，Z表示中线（Fz，Cz和Pz）。例如，Fp1为左额极电极。

一种常见的改编称为改良组合命名法，使用T7代表T3，T8代表T4，P7

代表T5，P8代表T6[2]。使这些电极的命名与纳入更多电极的10-10系统保持一致。图1.2a和b显示了国际10-20系统的电极放置方法。

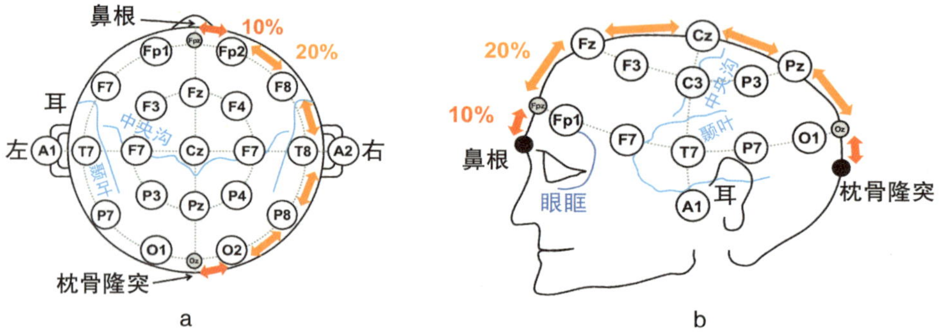

图1.2 （a）国际10-20系统，顶部视角；（b）国际10-20系统，侧面视角。

导联组合和定位

导联组合

导联（电极对）以特定的排列方式显示在EEG屏幕上。这些特定的排列被称为导联组合。

有许多不同类型的导联组合，其详细描述超出了本书的范围。急救人员应该熟悉纵向双极导联（double banana）法，这是一种常见的默认导联组合，易在床旁使用。本书所有的EEG示例都使用纵向双极导联。

纵向双极导联的每个通道显示头皮上相邻两个电极之间的电位差，并以纵向（前后）电极链同其他通道相连接，如下图所示[3]。

图1.3a显示了纵向双极导联的示例，而图1.3b显示了其电极链的示意图。

定位

这是一种通过皮质表面波形推测定位（起源）的方法。

理想情况下，定位过程应联合使用不同类型的导联组合，但可能难以在床旁实施。本章讨论的定位只限于使用纵向双极导联。

定位的关键是位相倒置的EEG原理。位相倒置是指两个相邻的EEG通道包含一个共同的电极，两通道间显示同时相但方向相反的偏转。位相倒置意味着在共同电极的位置拥有最高的皮质电位。

大多数位相倒置是负向的（><），在少数情况下会发生正向的位相倒置（<>）。图1.4所示为定位局部尖波的示例。

EEG界面(参数)

图1.3a展示了使用纵向双极导联的典型床旁EEG。导联组合具有多种展示形式。通常，左侧和右侧颞区电极链排列在一起，然后是左侧和右侧矢旁区电极链。这样的排列有助于比较双侧半球的颞区和矢旁区的不对称性。我们知道，颞区也是最容易发生癫痫的区域，所以关注这些通道更容易发现异常。顶部的工具栏显示灵敏度、滤波和基准时间。

灵敏度（μV/mm）为脑电活动的放大倍数。数值越低，屏幕上的波形幅度越高。多数EEG的灵敏度默认设置为7 μV/mm。

滤波的作用是减少伪差或噪声。常用的3种滤波分别是高频滤波（HFF）、低频滤波（LFF）和陷波滤波（60Hz）。

- 高频滤波去除频率高于设置频率的波，并保留频率低于设置频率的波（低通）。对于去除肌源性（肌肉）伪差尤其有用，但可能会改变潜在的电活动，使波形看起来更尖。HFF通常设置为70Hz。
- 低频滤波去除频率低于设置频率的波，并保留频率高于设置频率的波（高通）。
- 陷波滤波专门用于去除60Hz的伪差。

多数EEG界面每页显示10s或15s的EEG。图1.5为双极导联EEG，存在大量肌电伪差，图1.5a和图1.5b显示了应用30Hz高频滤波之前和之后的EEG典型图像。

频率

频率是指每秒相同脑波重复出现的次数，单位是赫兹（Hz）。举例来说，如果每秒出现一个节律性波，则其频率为1Hz。

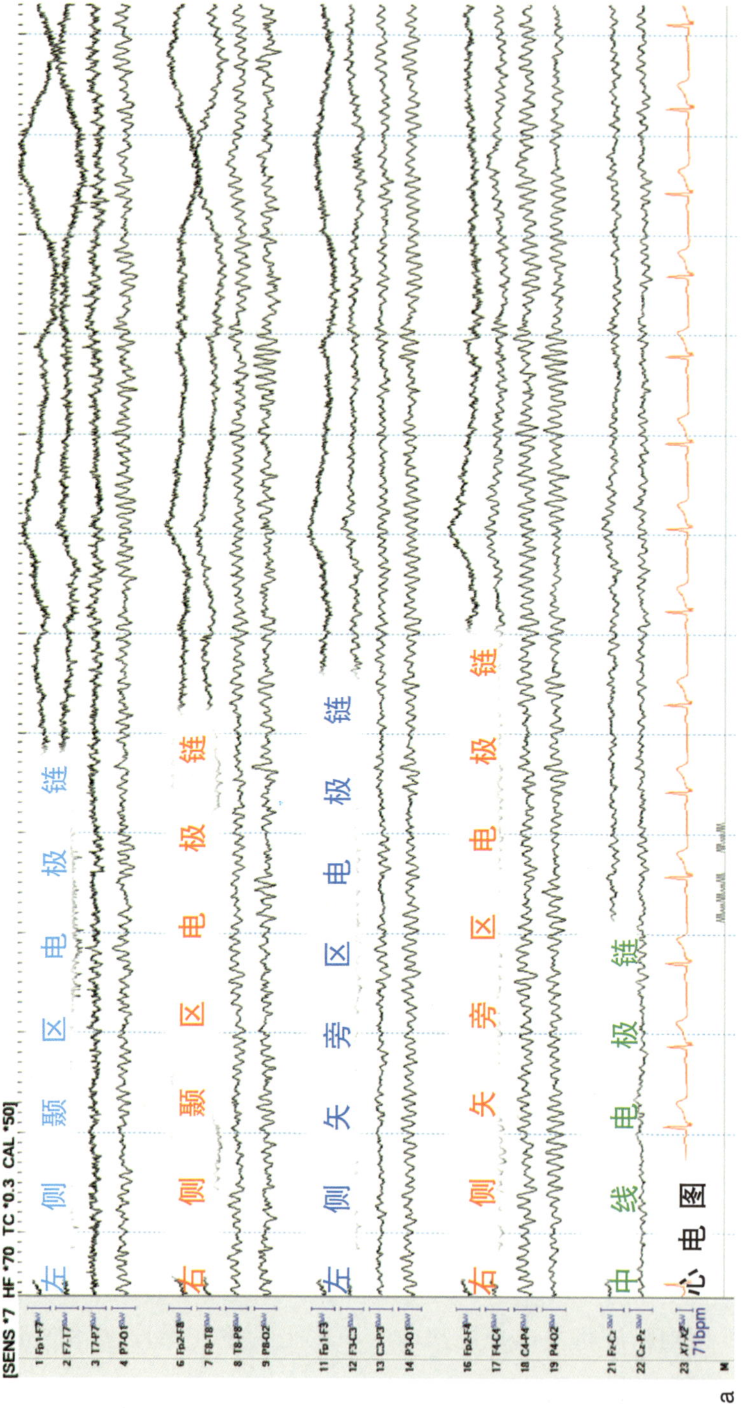

图1.3 （a）纵向双极导联EEG。（待续）

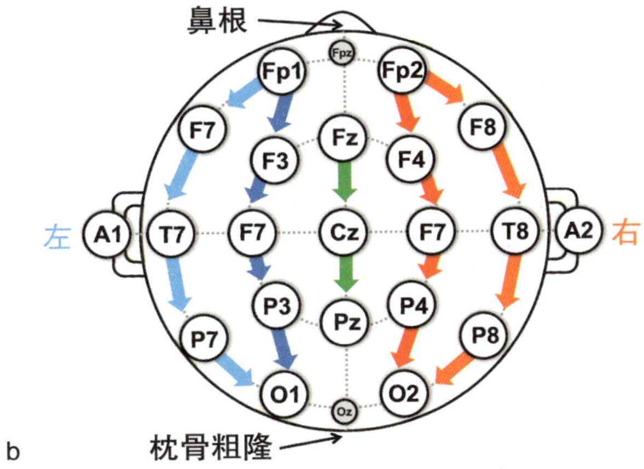

图1.3（续）　(b）纵向双极导联电极链。

脑电活动根据频率的递增，可以分为以下几种基本波形：

- δ波（频率为1~4Hz）
- θ波（频率为5~7Hz）
- α波（频率为8~13Hz）
- β波（频率>13Hz）

节律

节律是指频率规则且具有特定形态和位置的EEG模式。虽然频率只是一个描述性术语，但节律具有正常或病理提示价值，可帮助判断EEG表现是正常模式还是异常模式。

例如，“α节律”［又名后部优势节律（PDR）］是正常清醒的EEG标志。

正常成人EEG

EEG的正常背景由生理状态决定，具体包括清醒、困倦或睡眠。

清醒状态

确认是否存在α节律（后部优势节律），也就是8.5~13Hz（α波）节律。α节律在后头部最明显，睁眼时减弱（提示睁闭眼反应性）。α节律是正常清醒

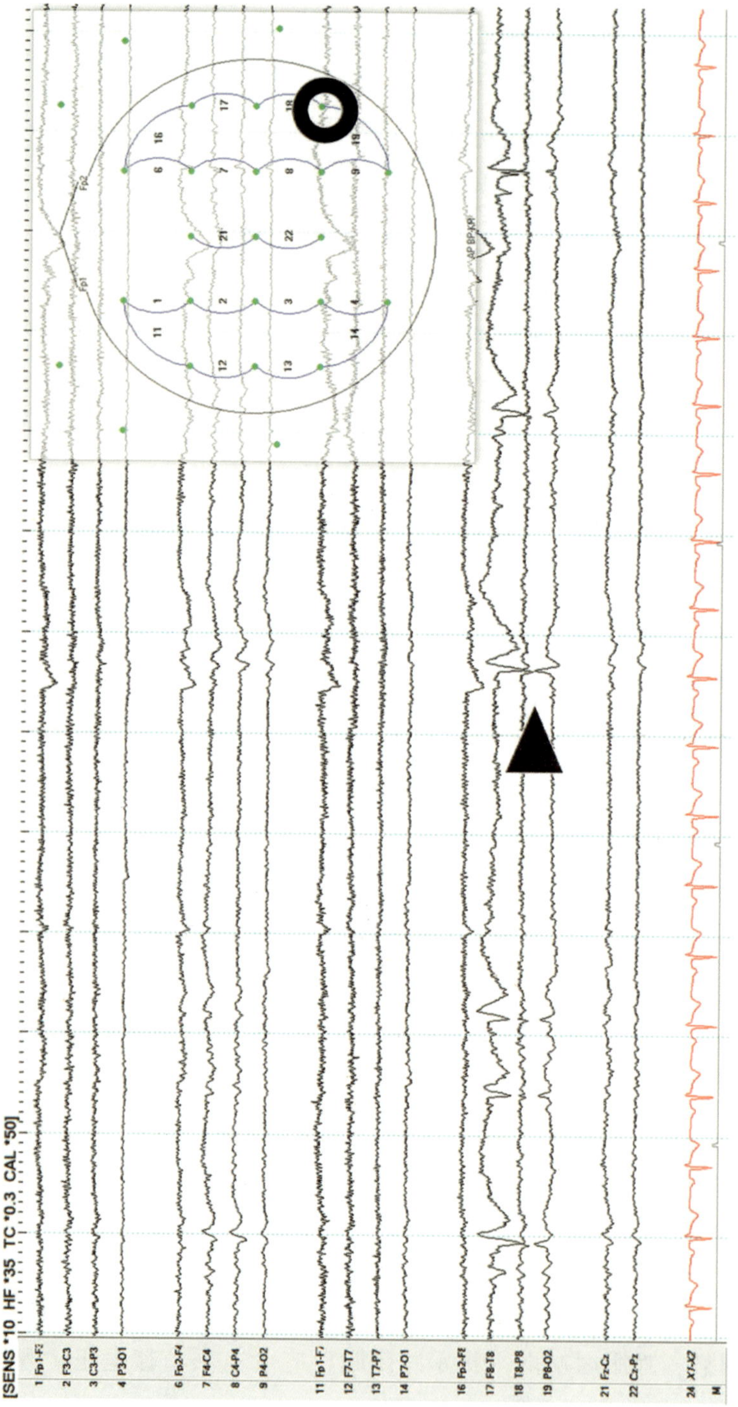

图 1.4　通过位相倒置将尖波（黑色箭头）定位到P8电极（黑色圆环）。

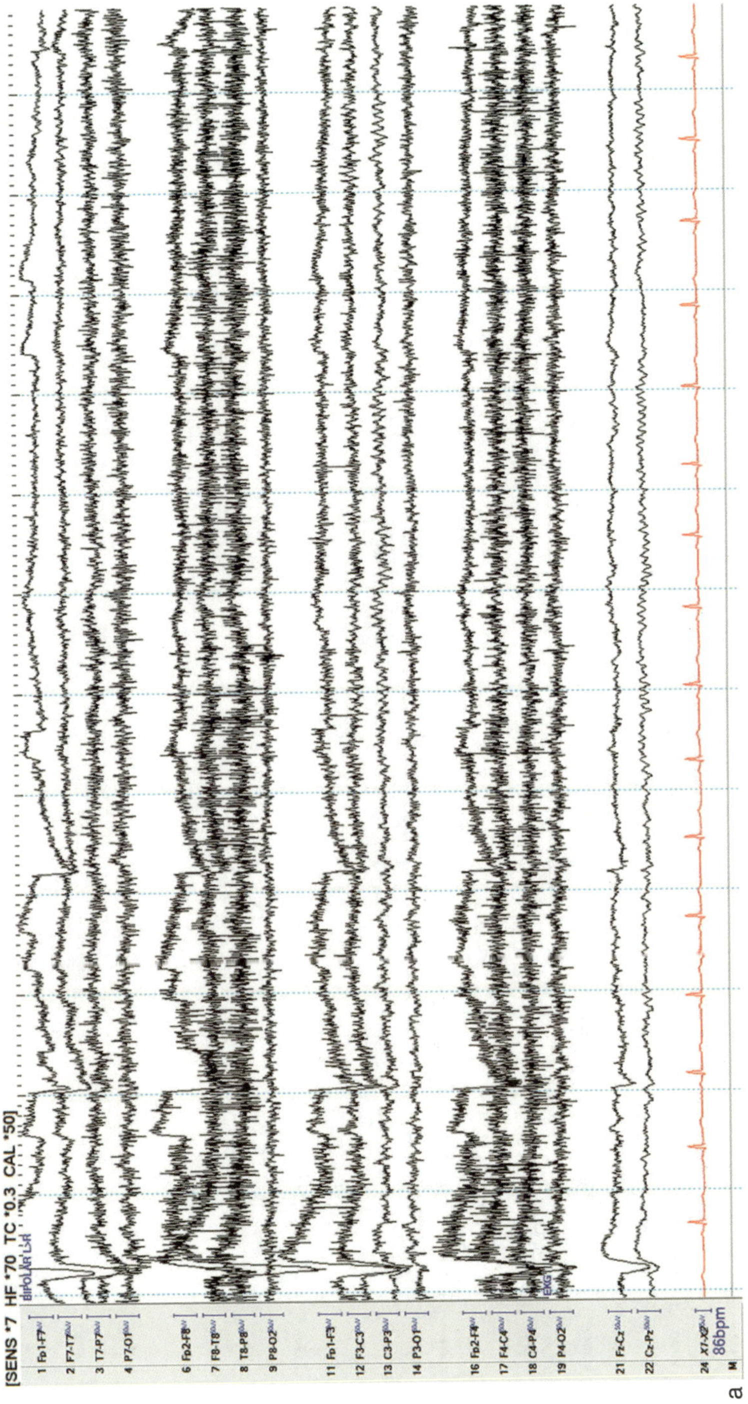

a

图1.5　（a）高频滤波设置为70Hz的EEG。（待续）

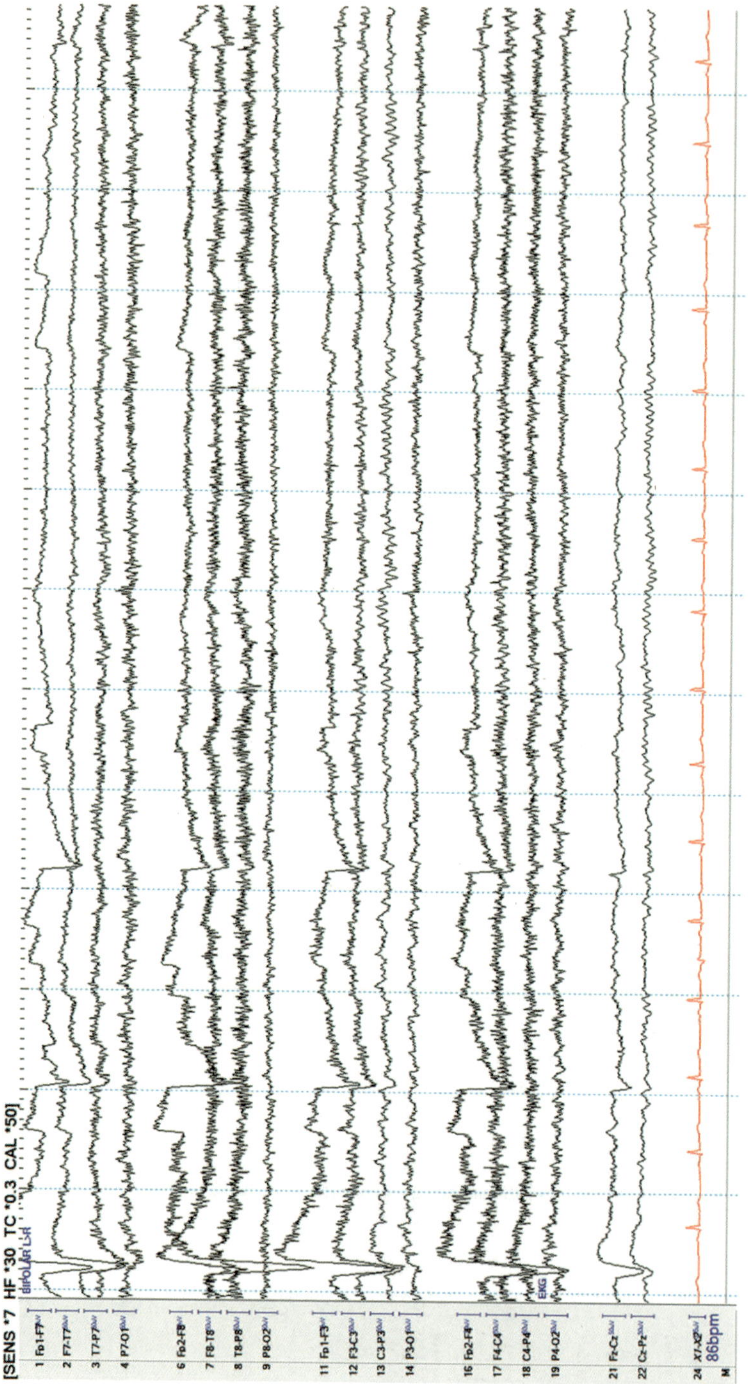

b

图1.5（续） （b）高频滤波设置为30Hz的同一EEG。

状态的一个明显特征，在闭眼时枕部导联（O）最为明显。低幅度β活动出现在前头部。在完全清醒状态下出现θ波或δ波通常提示异常。通常情况下，从后（O）往前（Fp）背景活动的振幅降低，这被称为正常的前后（AP）梯度。此外，眨眼、额肌和颞肌的肌肉活动也会产生伪差。图1.6所示为正常清醒状态下的EEG。

困倦状态

当患者困倦（N1期睡眠）时，α节律可以变慢，间歇性出现，背景波幅降低，频率变慢，并且可以出现缓慢的侧向（“游走性”）眼球运动。眨眼和肌电伪差消失。图1.7显示困倦时的EEG表现。

睡眠

浅睡期表现为背景频率进一步减慢。N2期睡眠的特征性表现是睡眠纺锤波和K-复合波的出现。睡眠纺锤波是短暂的，以额中央区为主，12~16Hz的纺锤状脑电活动暴发，而K-复合波是高波幅，中央区为主的全面性波，通常伴有短暂的纺锤波活动暴发。图1.8a显示N2期睡眠EEG。

N3期或慢波睡眠的特点是高波幅、全面性、半节律性的δ慢波[4]。ICU中快动眼（REM）睡眠期很少见。图1.8b显示N3期或慢波睡眠EEG。

EEG的优势与局限性

优势

EEG是无创且便捷的皮质功能评估工具，具有极佳的时间分辨率。尽管EEG（低空间分辨率）在提示病灶部位方面不如神经影像，但它几乎可以立即（以毫秒为单位）检测到任何皮质功能变化。

此外，视频EEG仍然是诊断癫痫发作的金标准。

局限性

除了较低的空间分辨率外，EEG还有其他局限性。对于来自大脑深层结构如深部脑沟、岛叶以及基底部和中线结构的神经元活动，EEG分辨率很差。

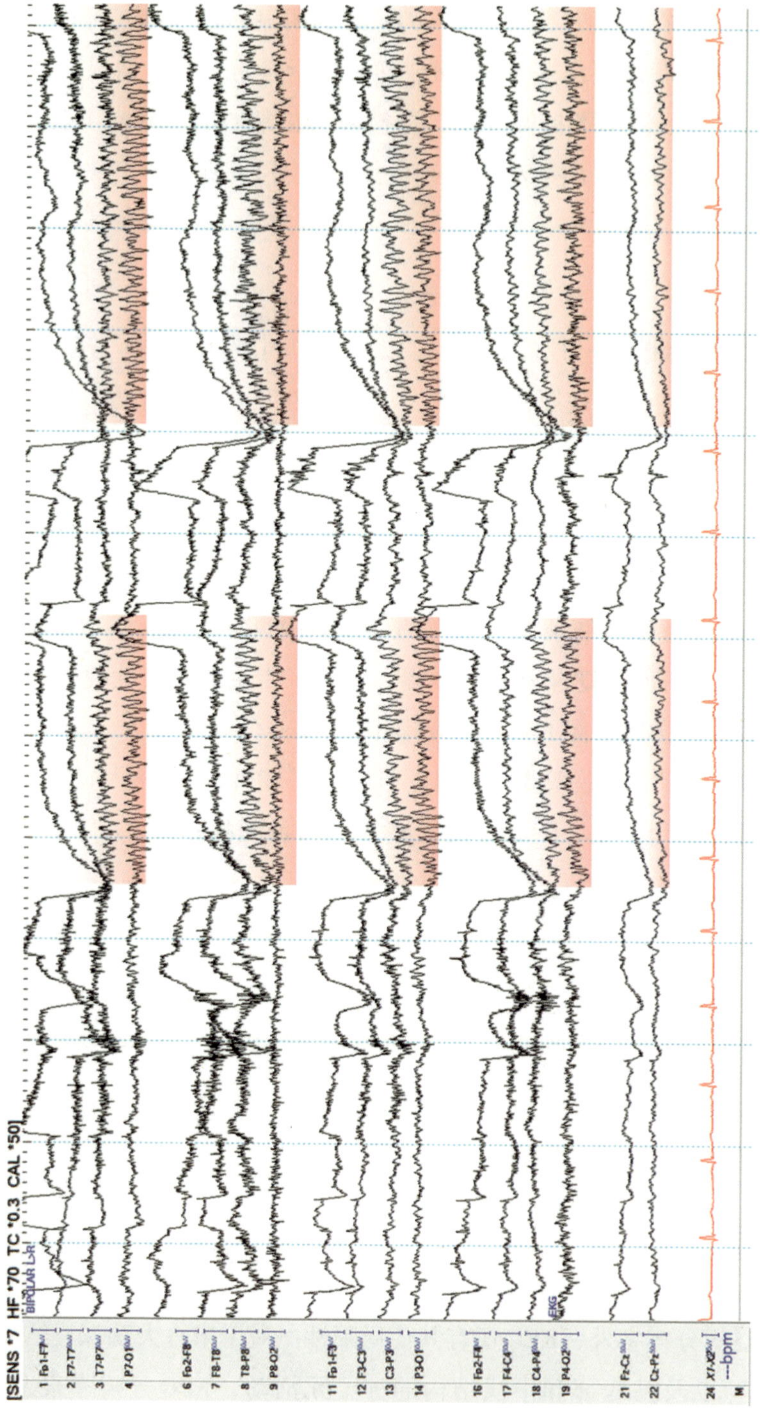

图1.6 正常清醒期EEG，红色显示PDR。

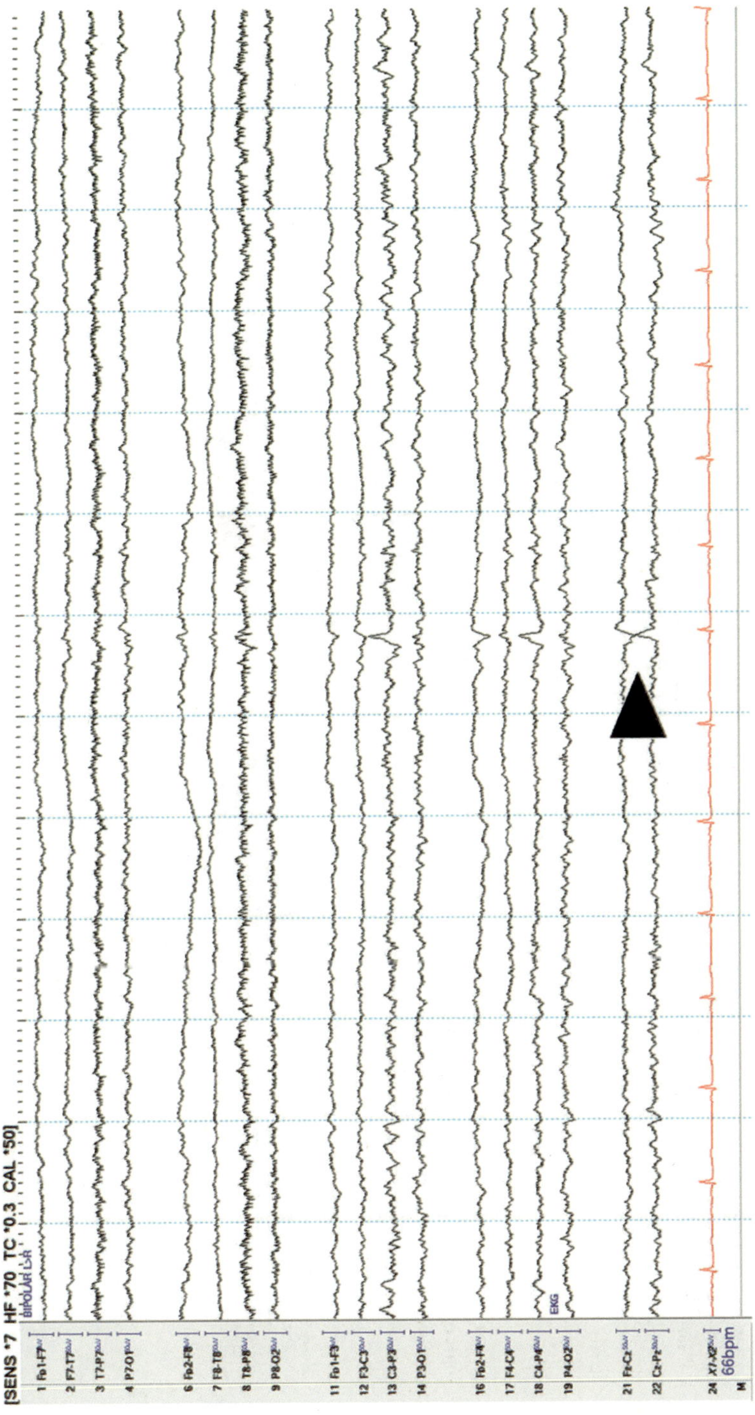

图1.7　正常困倦期EEG，黑色箭头标记的是正常“顶尖波”。

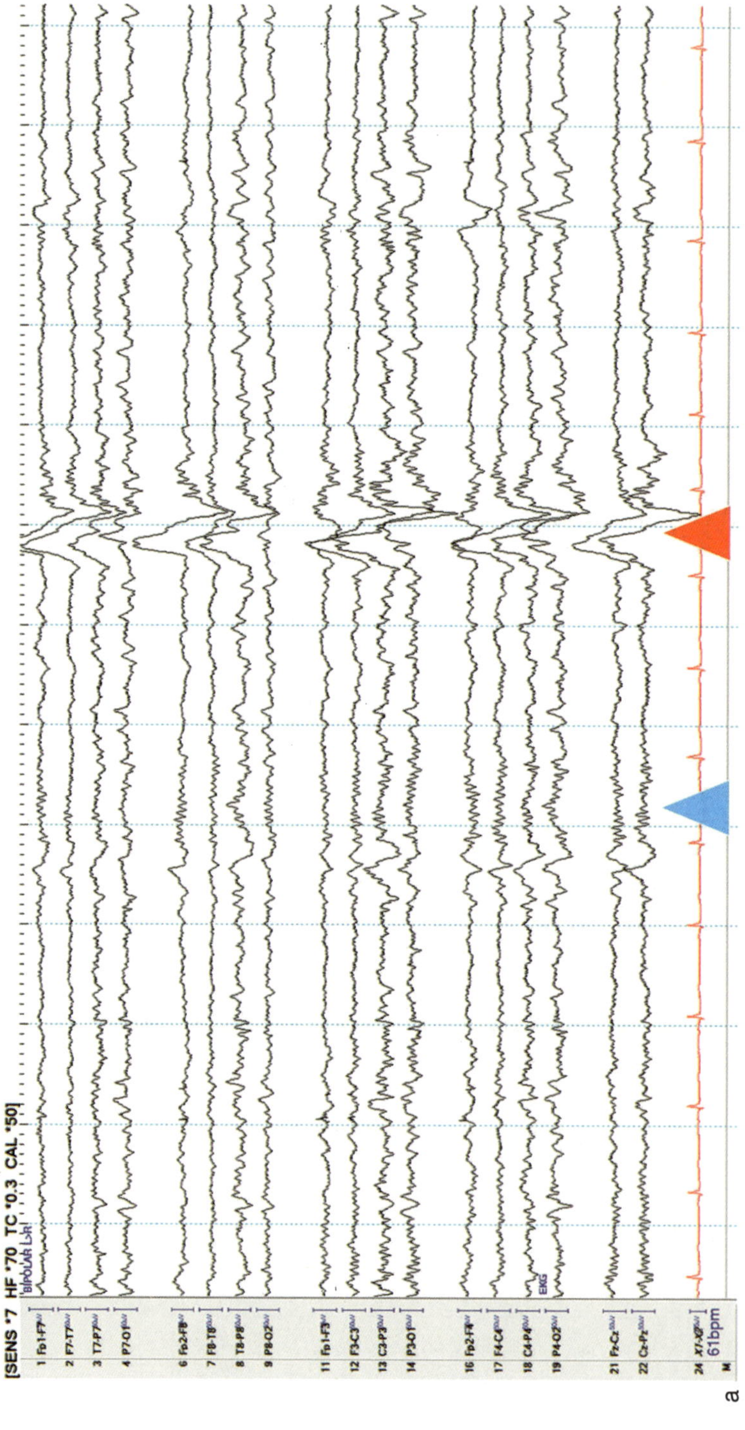

图1.8 （a）正常N2期睡眠，蓝色箭头标记的是正常睡眠纺锤波，红色箭头标记的是正常K-综合波。（待续）

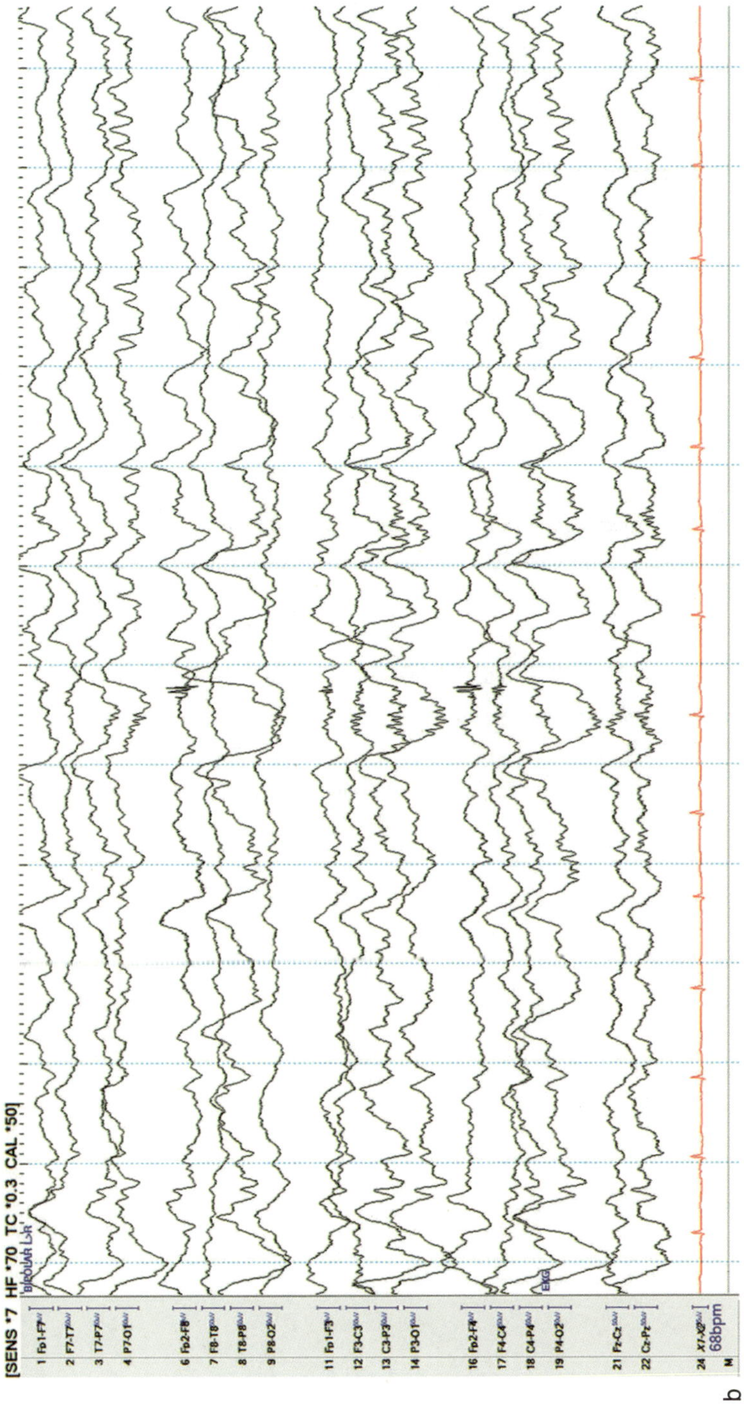

图1.8（续）（b）正常N3期睡眠（慢波睡眠）。

需要牢记的是大脑皮质高度折叠，大部分都不分布于表面区域！

由于厚颅骨、液体和筋膜的衰减作用，在头皮测量到的皮质电位通常很小（只有几微伏）。必须有足够大的皮质区域参与才能产生头皮脑电信号（预计为 6~10cm^2）。因此，头皮记录可能观察不到较小的活动病灶，如癫痫起始。然而，较小的活动病灶仍可能导致临床症状，如癫痫先兆或局灶性运动发作。通常而言，如果意识水平下降（例如，癫痫发作时对外界刺激无反应），则 EEG 常出现异常表现。这可能是因为只有大面积的皮质功能障碍才会导致意识水平受损。

参考文献

1. Eggenberger E. Prion disease. *Neurologic Clinics*. 2007 Aug 1;25(3):833–42.
2. Acharya JN, Hani AJ, Cheek J, Thirumala P, Tsuchida TN. American Clinical Neurophysiology Society Guideline 2: Guidelines for Standard Electrode Position Nomenclature. *The Neurodiagnostic Journal*. 2016 Oct 1;56(4):245–52.
3. Acharya JN, Hani AJ, Thirumala P, Tsuchida TN. American Clinical Neurophysiology Society Guideline 3: A Proposal for Standard Montages to Be Used in Clinical EEG. *The Neurodiagnostic Journal*. 2016 Oct 1;56(4):253–60.
4. Tatum IV WO, Husain AM, Benbadis SR, Kaplan PW. Normal adult EEG and patterns of uncertain significance. *Journal of Clinical Neurophysiology*. 2006 Jun 1;23(3):194–207.

第2章 适应证

- EEG的检查指征
- 重症脑电监测的局限性
- 持续脑电图和常规脑电图的比较
- EEG监测时长
- 床旁EEG解读的优势

对危重患者进行EEG的最重要指征是对无法解释的意识水平波动或持续异常（或其他局灶性神经功能障碍）的评估。这些症状通常是弥漫性脑功能障碍（脑病）的生理表现，也可能是没有明显临床症状的癫痫发作。这种只能通过EEG检测到的“非惊厥性”癫痫（NCS）在危重症患者中的发病率为8%~10%，甚至更高[1]。持续或频繁的NCS被称为非惊厥性癫痫持续状态（NCSE），可导致继发性神经系统损伤，如神经元死亡或神经网络改变[2]。如果不及时治疗，NCSE可能进展为难治性癫痫持续状态[3]。此外，延迟诊断和NCSE持续时间延长与预后不良、死亡率增加，以及认知障碍和癫痫等长期并发症相关[4,5]。因此，及时进行EEG对于早期诊断和治疗至关重要[6]。

EEG的检查指征

- 急性颅脑损伤
- 意识状态改变（无急性脑损伤）
- 惊厥性癫痫持续状态（CSE）后
- 全面性强直-阵挛癫痫（GTC）发作后未恢复到基线状态
- 难治性癫痫持续状态的管理
- 麻醉/镇静深度监测
- 疑似癫痫的发作性临床事件

- 肌松药物使用期间的监测
- 心脏停搏（CA）后
- 脑死亡评估

急性颅脑损伤（如创伤、出血、缺血、脑炎）

急性颅脑损伤后NCS/NCSE较为常见。严重损伤会增加癫痫发作风险。经验性抗癫痫药物预防治疗可能不足以阻止癫痫发作。此外，EEG监测可能有助于发现迟发性脑缺血（DCI）并改善预后[6,7]。

意识状态改变（无急性脑损伤）

危重患者出现意识状态改变也可能为NCS/NCSE，即使既往无颅脑损伤或癫痫病史。老年人和严重脓毒血症、肝性脑病和尿毒症脑病患者是高危人群。此外，EEG可以明确脑病，对脑病严重程度进行分级，提示潜在病因及评估预后。昏迷时EEG正常可能提示闭锁综合征、紧张症或心因性昏迷[6,7]。

惊厥性癫痫持续状态（CSE）或全面性强直-阵挛癫痫（GTC）发作后意识状态未恢复到基线

持续或反复的抽搐没有恢复称为CSE。CSE是临床诊断，确诊并不需要EEG。事实上，CSE时脑电被肌电伪差掩盖。然而，对于那些抽搐停止后意识不能立即恢复的患者，EEG监测至关重要。CSE后NCS/NCSE很常见，既往研究提示CSE后24h内NCS的发生率为48%，NCSE发生率为14%[8]。此外，EEG可用于鉴别NCS/SE与发作后延长的脑病状态或镇静药物作用。惊厥发作期间EEG正常可能提示功能性/心因性发作[6,7]。

难治性癫痫持续状态（RSE）的管理

RSE是使用一线苯二氮䓬类药物治疗和至少一种二线抗癫痫药物（ASM）治疗后，癫痫仍持续发作；使用麻醉/镇静药物治疗RSE后癫痫仍持续发作或停药后再发为超难治性癫痫持续状态（SRSE）。RSE或SRSE中癫痫发作通常是非惊厥性的，因此，治疗的同时EEG监测是必不可少的。EEG的作用包括抗癫痫治疗的疗效监测，麻醉/镇静药物的滴定，节律性和周期性模式趋势的监测，癫痫终止的确认和复发检测[6,7]。

麻醉/镇静深度监测

在麻醉/镇静期间，EEG可以辅助床旁意识评估。EEG可以确定在药物诱导昏迷（如戊巴比妥昏迷）期间脑电暴发抑制（RSE通常需要的镇静深度）是否达标或脑电是否完全抑制[6,7]。

发作性临床事件考虑癫痫

发作性运动异常（如眼睑扑动、眼球震颤、咀嚼、肌阵挛、抽搐、震颤、寒战和姿势异常）、阵发性自主神经功能异常（如呼吸暂停、心率和血压变化）或不明原因的颅内压升高在危重症患者中较为常见。EEG有助于检测这些异常是否由癫痫导致[6]。

药物性肌松治疗期间的监测

神经肌肉阻滞[例如，在体外膜肺氧合（ECMO）或亚低温治疗（TH）]期间患者运动功能受到抑制，EEG可用于检测是否存在癫痫发作[6]。

心脏停搏(CA)后

有1/3昏迷的患者心脏停搏后会发生癫痫发作（通常是非惊厥性发作）。推荐在亚低温治疗和复温期间进行EEG监测。此外，EEG可以区分皮质肌阵挛和皮质下肌阵挛，有助于预测神经功能预后[6,7]。

脑死亡

EEG可作为确认脑死亡诊断的辅助检查。但不能单独应用EEG对脑死亡进行判定[9]。

重症脑电监测的局限性

与神经生理学实验室的受控环境相比，在重症监护环境（如ICU、急诊室、过渡病房和医院普通病房）进行EEG监测存在一系列挑战：

1. 伪差：病房内各种设备（例如，静脉注射泵，透析机，甚至床！）的电子噪声可能导致伪差干扰。重症监护室也是设备、患者和工作人员频繁移动的繁忙场所，使得EEG监测容易受到各种其他伪差的影响。

2. **电极放置：** 电极放置受到头皮损伤（如血肿、感染或肿胀）和手术伤口和敷料（如开颅手术）的影响。电极被血液或分泌物污染。甚至皮肤出汗也会导致伪差。

3. **患者活动：** 患者活动（例如，个人护理、转运或自主活动）可能会使记录紊乱并导致伪差。危重患者容易出现诸多异常动作或发作性异常，需要同癫痫发作相鉴别。激惹或谵妄的患者可能会扯掉电极或完全切断EEG记录。

4. **便携式脑电图机：** 便携式脑电图机可能被（不当）操作，在转运过程中电缆可能意外断开。摄像头可能会在不经意间偏离患者。

5. **长时程监测：** 持续数天的长时程记录可能导致电极完整性破坏，侵蚀皮肤。严重的情况下可能会导致头皮水疱或压疮。

尽管存在这些局限性，重症EEG监护仍具有巨大的临床价值。通过充分的训练，读者将能够轻松地识别各种伪差并做出准确的床旁解读[6,7,10]。

持续脑电图与常规脑电图的比较

重症监护病房中常用的EEG主要有以下2类：连续监测和常规监测。建议使用相同的流程对这两种形式的EEG进行床旁判读。两者均可使用视频监测辅助判断临床事件的相关性。两者的区别在于监测持续时间和电极使用。急救人员应熟悉两者的利弊，为患者申请适当的检查。

持续脑电图（CEEG） 是指对住院患者进行长时程的（数小时至数天）EEG记录。可包括图像显示的定量脑电图（QEEG）趋势。EEG电极通常采用火棉胶固定，或使用牢固的头套。CEEG通常被称为“长时程监测”（LTM）。

常规脑电图（REEG） 每次监测通常只有20~60min。REEG电极通常采用胶水或胶带粘贴固定。如果没有CEEG，或患者不能耐受CEEG，也可以进行多次REEG检查。使用便携式机器进行常规EEG采集，因此，REEG也可称为“便携式脑电图”。

监测方式的最优选择

对于大多数危重患者，首选CEEG。持续时间至少24~48h的连续记录可识别出80%~95%的NCS患者。相比之下，REEG仅能识别45%~58%的NCS患者[11]。

此外，CEEG还可以对节律性和周期性模式（RPP）的演变（进行性改变）、癫痫发作症状学、抗癫痫药物的治疗反应、麻醉/镇静的滴定以及发作事件的捕捉和表征进行最佳监测。配备QEEG的CEEG有助于检测昏迷的蛛网膜下腔出血（SAH）患者是否发生DCI。然而CEEG较为昂贵，需要大量人力，在专业医疗中心之外也不容易获得。

REEG耐受性较好（特别是在谵妄或躁动患者中），容易获得，资源占用较少。由于REEG时程较短，因此也可以避免吸痰或体位改变等活动导致的伪差，提高检查质量。REEG可用于短时程的初次评估及随访评估。

如果存在CEEG监测指征，但无CEEG设备，则应考虑在条件允许情况下转运到专科治疗中心进行后续监测[6,7]。

EEG监测时长

对于大多数适应证，至少24h的CEEG监测足以排除NCS/NCSE。然而，CEEG监测的持续时间应根据患者既往癫痫病史、临床查体、初始EEG结果和总体临床病程进行个体化调整。

1. 对于既往存在癫痫发作、昏迷、药物镇静和初始EEG存在高危EEG表现[如周期性放电（GPD、LPD）、偏侧节律性δ活动（LRDA）和短暂发作样节律性放电（BIRD）]的患者，EEG监测持续时间应延长（48~72h），这些患者可能出现迟发NCS/NCSE[12]。

2. 对于之前没有癫痫发作的非昏迷患者，30~60min的REEG监测未发现癫痫发作（高危）的EEG模式，则在接下来的72h内癫痫发作的预测风险低于5%。然而，如果检测到高危EEG，则应延长监测时间至48~72h[13]。

3. 癫痫发作控制后，由于癫痫复发风险较高，一般应持续记录至少24h。

同理，在静脉注射抗癫痫药物期间应持续监测，并在停药后（至少）再记录24h（如果药物的半衰期很长，则需要更长的监测时间）。

4. 对于SAH后的昏迷患者，进行CEEG监测的推荐时机为血管痉挛风险最高之前（通常是SAH后第3天），并持续到血管痉挛风险消失后再停止监测（SAH后第14天）。对于心脏停搏后的昏迷患者，EEG应在亚低温治疗期间开始并持续至复温后[6,7]。

床旁EEG解读的优势

床旁脑电图机的数字界面可以方便地在记录的同时进行查看和读取。虽然只是全部记录的一个简短片段，但床旁解读为评估大脑功能和实时识别重要的EEG模式提供了宝贵的机会。

此外，读图医师可以选择暂停记录并回顾全部脑电记录，或在选定的区间进行更详细的评估。

我们将这些做法称为床旁EEG解读。

优势：为何阅读本书？

1. 床旁EEG监测是神经科查体的有力补充。读图医师可及时获取客观和富有价值的信息来指导他们的临床推断，如确诊脑病以及NCS/SE的诊断和治疗。此外，QEEG有助于发现EEG模式随时间的变化趋势。

2. 一个熟练的读图医师可以通过EEG获得丰富的补充信息，如潜在的病因、病情严重程度和预后。连续监测的对比可以发现脑功能的改善/恶化。

3. 可以在床旁进行脑电反应性（EEG-R）测试，并为预后价值提供依据（见第3章）。

4. 配合神经科查体，床旁EEG解读是评估麻醉/镇静深度的实时工具。

5. 即使在专业中心，远程解读也无法随叫随到，急救人员（熟练的读图医师）更少依赖远程解读。

6. 此外，急救人员床旁解读是对脑电图报告医师所出具报告的重要补充，原因如下：

- 干扰重症脑电记录的伪差来源在床旁易于识别。
- 反之，可能被误诊为“伪差”的生理异常（如眼球震颤）甚至癫痫，可在床旁重新评估。
- 在某些特殊情况下，同步视频记录可能不可靠，例如，患者临床表现轻微，未进行有助于评估患者的意识状态的临床互动，或者摄像头偏离患者。

因此，床旁EEG解读对急救人员来说是一项有用的技能。熟练的读图医师可以减少诊断延误，及时进行治疗，并有可能改善患者的预后[14,15]。

局限性

急救人员不应该使用床旁解读代替专业脑电图报告医师所出具的报告。根据对脑电记录短暂读图获得的解读不能代替对整个EEG记录的详细回顾（特别是对于CEEG）。如果存在疑问，急救人员应该寻求经验丰富的脑电图报告医师的解读，特别是在做出临床决策时。

然而，知道什么时候应寻求帮助（床旁解读的一个好处）与做出寻求帮助的行为同样重要！

参考文献

1. Towne AR, Waterhouse EJ, Boggs JG, et al. Prevalence of nonconvulsive status epilepticus in comatose patients. *Neurology*. 2000 Jan 25;54(2):340.
2. Trinka E, Cock H, Hesdorffer D, et al. A definition and classification of status epilepticus-Report of the ILAE Task Force on Classification of Status Epilepticus. *Epilepsia*. 2015 Oct;56(10):1515-23.
3. Betjemann JP, Lowenstein DH. Status epilepticus in adults. *The Lancet Neurology*. 2015 Jun 1;14(6):615-24.
4. Young BG, Jordan KG, Doig GS. An assessment of nonconvulsive seizures in the intensive care unit using continuous EEG monitoring: An investigation of variables associated with mortality. *Neurology*. 1996 Jul 1;47(1):83-9.
5. Punia V, Bena J, Krishnan B, Newey C, Hantus S. New onset epilepsy among patients with periodic discharges on continuous electroencephalographic monitoring. *Epilepsia*. 2018 Aug; 59(8):1612-20.
6. Herman ST, Abend NS, Bleck TP, et al. Consensus statement on continuous EEG in critically ill adults and children, Part I: Indications. *Journal of Clinical Neurophysiology*. 2015 Apr;32(2):87.

7. Claassen J, Taccone FS, Horn P, Holtkamp M, Stocchetti N, Oddo M. Recommendations on the use of EEG monitoring in critically ill patients:Consensus statement from the neurointensive care section of the ESICM. Intensive Care Medicine. 2013 Aug;39(8):1337–51.

8. DeLorenzo RJ, Waterhouse EJ, Towne AR, et al. Persistent nonconvulsive status epilepticus after the control of convulsive status epilepticus. *Epilepsia*. 1998 Aug;39(8):833–40.

9. American Clinical Neurophysiology Society. Guideline 3: Minimum Technical Standards for EEG Recording in Suspected Cerebral Death. *Journal of Clinical Neurophysiology*. 2006 Apr;23(2):97–104.

10. White DM, Van Cott CA. EEG artifacts in the intensive care unit setting. *American Journal of Electroneurodiagnostic Technology*. 2010 Mar 1;50(1):8–25.

11. Claassen J, Mayer SA, Kowalski RG, Emerson RG, Hirsch LJ. Detection of electrographic seizures with continuous EEG monitoring in critically ill patients. *Neurology*. 2004 May 25;62(10):1743–8.

12. Gaspard N, Manganas L, Rampal N, Petroff OA, Hirsch LJ. Similarity of lateralized rhythmic delta activity to periodic lateralized epileptiform discharges in critically ill patients. *JAMA Neurology*. 2013 Oct 1;70(10):1288–95.

13. Crepeau AZ, Fugate JE, Mandrekar J, et al. Value analysis of continuous EEG in patients during therapeutic hypothermia after cardiac arrest. *Resuscitation*. 2014 Jun 1;85(6):785–9.

14. Lybeck A, Cronberg T, Borgquist O, et al. Bedside interpretation of simplified continuous EEG after cardiac arrest. *Acta Anaesthesiologica Scandinavica*. 2020 Jan;64(1):85–92.

15. Legriel S, Jacq G, Lalloz A, et al. Teaching important basic EEG patterns of bedside electroencephalography to critical care staffs: A prospective multicenter study. *Neurocritical Care*. 2021 Feb;34:144–53.

第3章 实时床旁EEG解读

- EEG解读前须知
- 床旁EEG解读的简易三步法
- 如何分析EEG背景
- 异常波
- 如何测试脑电反应性
- 脑病的量化评估

在使用持续脑电图（CEEG）评估患者时，仔细审阅EEG记录，然后回答两个基本问题：

- 患者是否存在脑病？
- 如果存在脑病，是由癫痫活动（癫痫发作）引起的吗？

本书帮助回答这两个基本问题，然后读者可结合EEG表现和临床病史，评估是否有临床意义。当然，简短的床旁解读不能代替有经验的脑电图师的报告。一定要参考脑电图师的报告，如果存在疑问，寻求专业人员的帮助！

EEG解读前须知

EEG床旁分析应结合患者的病史、神经科查体、实验室和神经影像学检查结果。此外，还要明确患者正在使用的药物，以及是否存在颅骨缺损。

镇静剂会导致脑病；一些药物甚至可能诱发癫痫发作。

颅骨缺损（如开颅手术或骨折）导致正常的“信号衰减”消失。因此，与周围区域相比，颅骨缺损部位的EEG活动可能显得更高、更快、更尖（缺口效应）。应避免对颅骨缺损区域的尖波过度解读。

现在可以开始阅读EEG了！

床旁 EEG 解读的简易三步法

首先核对记录参数（顶栏），包括导联、灵敏度、记录（走纸）速度和滤波。这些参数在第 1 章“EEG 基础”中已经介绍过。在记录过程中，这些参数通常保持不变，但仍需核查，因为这些参数的微小变动可能会改变 EEG 的波形形态，影响读图医师的判读。

多数 EEG 都以纵向双极导联的组合显示，灵敏度为 7~10μV/mm。谨记，每条竖线表示 1s 的记录时间；根据屏幕大小，每屏显示的记录时间为 10~15s。

接下来步入正题，评估背景活动和任何突出背景或反复出现的波形。通常，这些“引人注目”的波形要么是伪差，要么是异常波。我们通过简易三步法对床旁 EEG 进行解读：

- 第 1 步：分析背景活动
- 第 2 步：寻找异常波（如果有）
- 第 3 步：（识别）伪差

使用这一简易三步法，您可以在床旁快速地对 EEG 进行分析。

第 1 步：分析背景活动

背景活动指的是基线脑电活动。EEG 背景提示电极对应的大脑皮质的功能状态。分析背景活动可以明确脑病并有助于对脑病的严重程度分级。

评估背景的连续性、对称性、电压（振幅）和优势频率。问问自己，是否存在后部优势节律（PDR）？

第 2 步：寻找异常波

异常波突出于周围的背景活动。根据异常波的形态，可以分为慢波或尖波。慢波通常提示非特异性局灶性脑功能障碍，而尖波是癫痫风险增加的标志。自我查问：有没有看到慢波或尖波？如果看到了，它们是散在的还是重复性 / 节律性的（以规律间隔出现）？

第3步：识别伪差

伪差的来源不是大脑。这些脑外来源的波是由外部干扰（如呼吸机）或其他器官（如眼睛、肌肉、心脏）产生的。识别伪差可以避免将它们误认为是异常皮质活动，包括癫痫。自我查问：是否认识一些常见的伪差？

本章的后续内容提供了有关背景活动分析和异常波识别（第1步和第2步）的进一步指导，而第4章则侧重于识别伪差（第3步）。

如何分析背景活动

背景活动分析是成功进行床旁EEG解读的第1步。分析背景活动可以提供脑病的客观证据并对其严重程度进行分级。此外，背景活动的不对称可能提示局灶性脑功能障碍（如卒中、肿瘤或癫痫发作后脑功能障碍）。

根据连续性、对称性、电压、优势频率和PDR是否存在对EEG背景活动进行评估。

什么是连续性？

评估EEG是否连续[即基线EEG活动无平坦期（抑制期）]。正常的EEG背景活动总是连续的。

EEG背景活动不连续是指基线脑电活动中间断出现抑制期。EEG背景活动不连续是脑病的众多EEG表现之一。随着意识障碍进一步加深，EEG不连续性增加，之后EEG演变为暴发抑制（整个EEG记录超过50%是平坦的），随后是完全抑制。

在简短分析中可能看不到偶发的不连续活动，但在床旁很容易识别暴发抑制或完全抑制。图3.1显示暴发-抑制EEG，而图3.2显示完全背景活动抑制的EEG。

什么是对称性？

对称性是指双侧半球活动的对比。这在纵向双极导联中很容易观察，左侧（奇数）“电极链”（颞区和矢旁区）通常与右侧（偶数）链交替排列。如前文

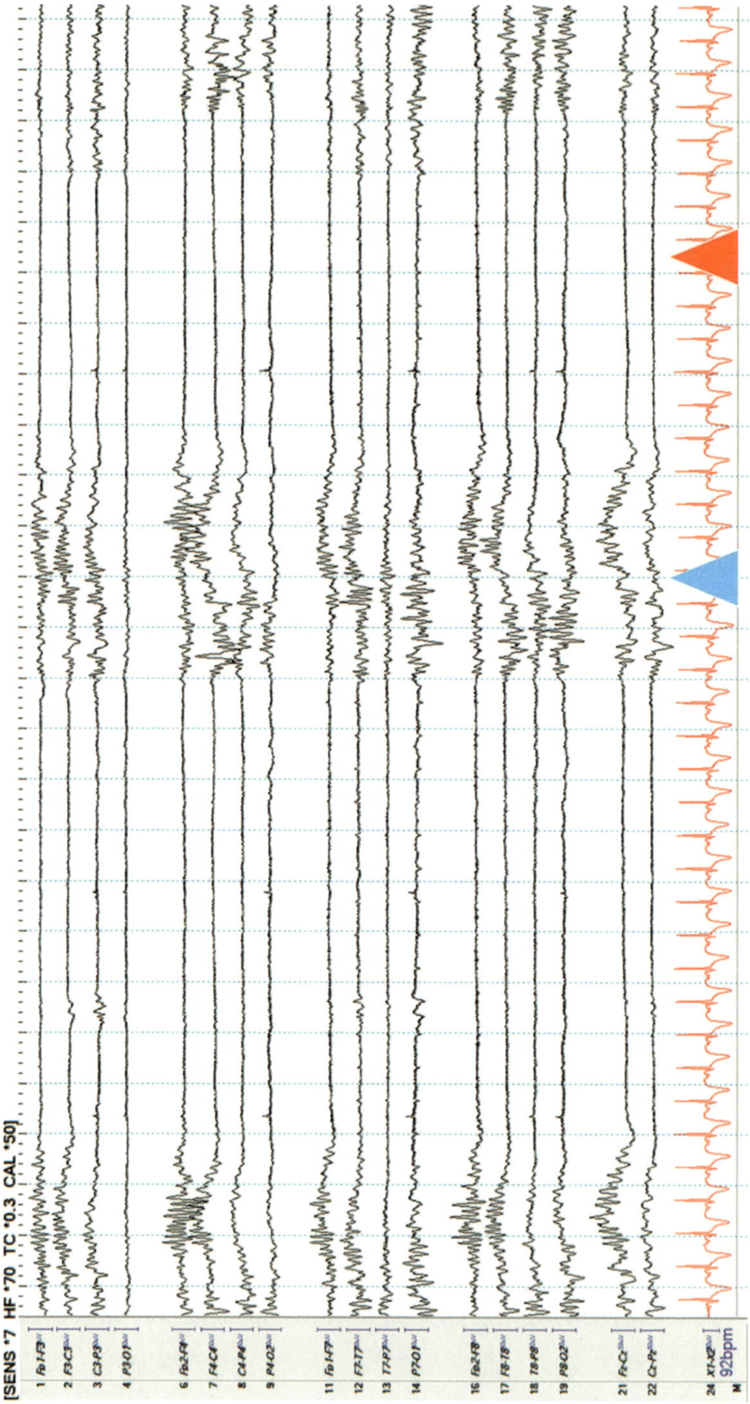

图 3.1 暴发-抑制。蓝色箭头代表“暴发”，红色箭头代表暴发间抑制。注意时间轴经过压缩。

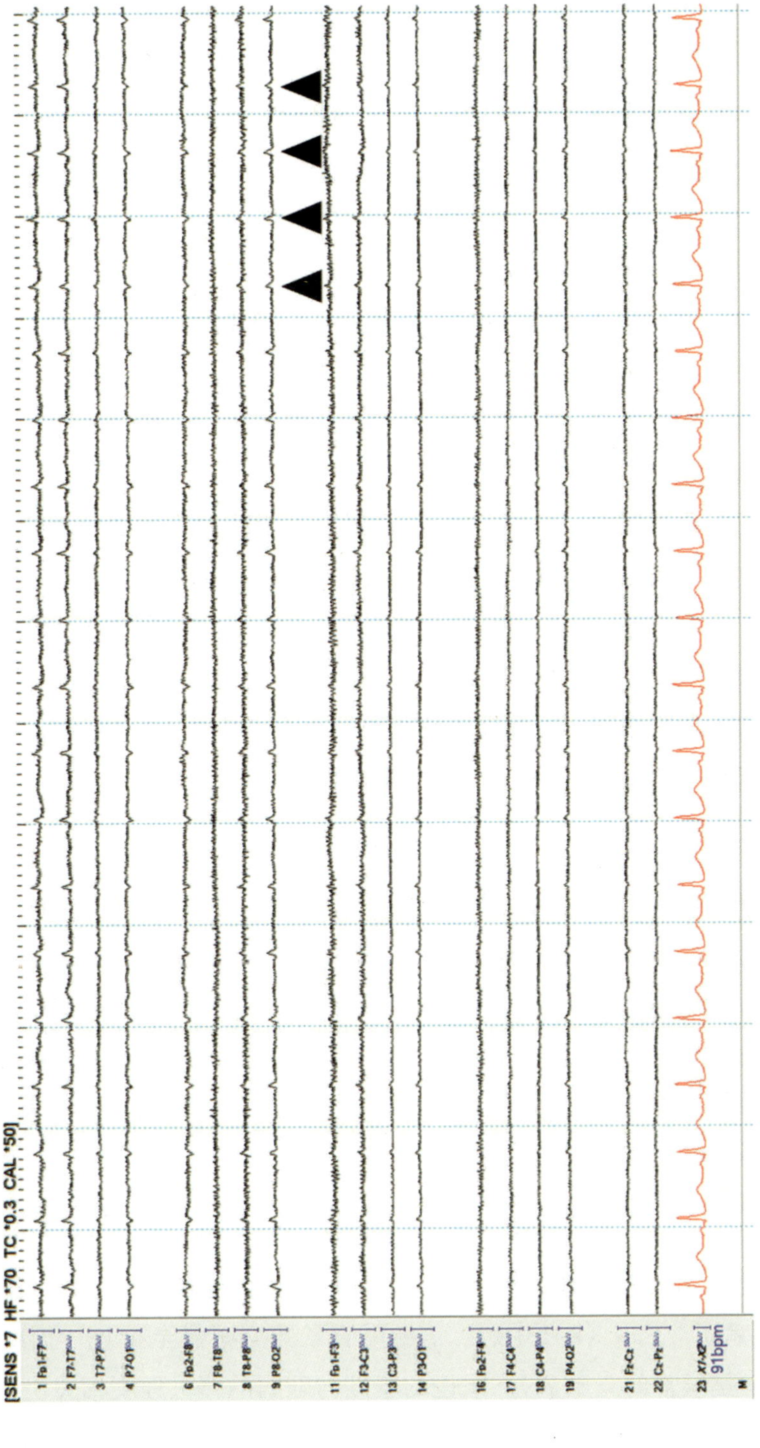

图3.2　背景活动抑制的EEG表现。可以看到心电伪差（黑色箭头所示）。

所述，“电极链”是指从前头部向后头部依次排列的一组通道组合。这使我们能够分别对左右颞区和矢旁区进行比对。

具体而言，评估电压（评估高度或振幅）和频率的对称性。

正常情况下，双侧半球的电压和频率分布是相似的。明显的双侧不对称通常是异常表现。

EEG双侧不对称的可能类型有以下2种：

- 电压降低和（或）频率减慢（抑制）（例如，大面积脑卒中或硬膜下血肿）；或
- 电压升高和（或）频率增快（增强）（例如，开颅术后的缺口效应，有时与癫痫活动相关）。

因此，EEG不对称可能提示一侧半球活动减弱（例如，结构性或生理性功能障碍）或活动增强（例如，开颅术后的缺口效应）。

有时缺口效应同侧半球可能同时存在局部病变（例如，脑肿瘤开颅手术），导致EEG出现同侧半球慢波增加及电压更高、频率更快、波形更尖的脑电活动。尽管在床旁实施较为困难，但仔细比较两侧半球的背景活动能够识别这种缺口效应合并局部病变的情况。图3.3显示了背景活动的不对称。

什么是电压？

根据脑电活动从波峰到波谷的高度来评估背景电压，如图3.4所示。如果EEG背景为暴发抑制（不连续），则评估暴发期脑电活动的电压。

正常脑电活动的电压应大于20μV。抑制期是指大多数脑电活动电压小于10μV的阶段，衰减期是指大多数脑电活动在10~20μV之间的时期。通常持续的电压降低（衰减）提示脑病。电压越低，脑病的严重程度越重。图3.4显示了一个低电压的衰减背景。

优势节律是什么？

测量典型的背景活动频率（2条竖线之间每秒波的大致数量）。清醒时的正常活动背景频率通常为α（8~13Hz）。清醒时背景频率减慢至θ（4 ~ 7Hz）或δ（<4Hz）通常是异常的（脑病）。减慢的程度与脑病的严重程度相关。正

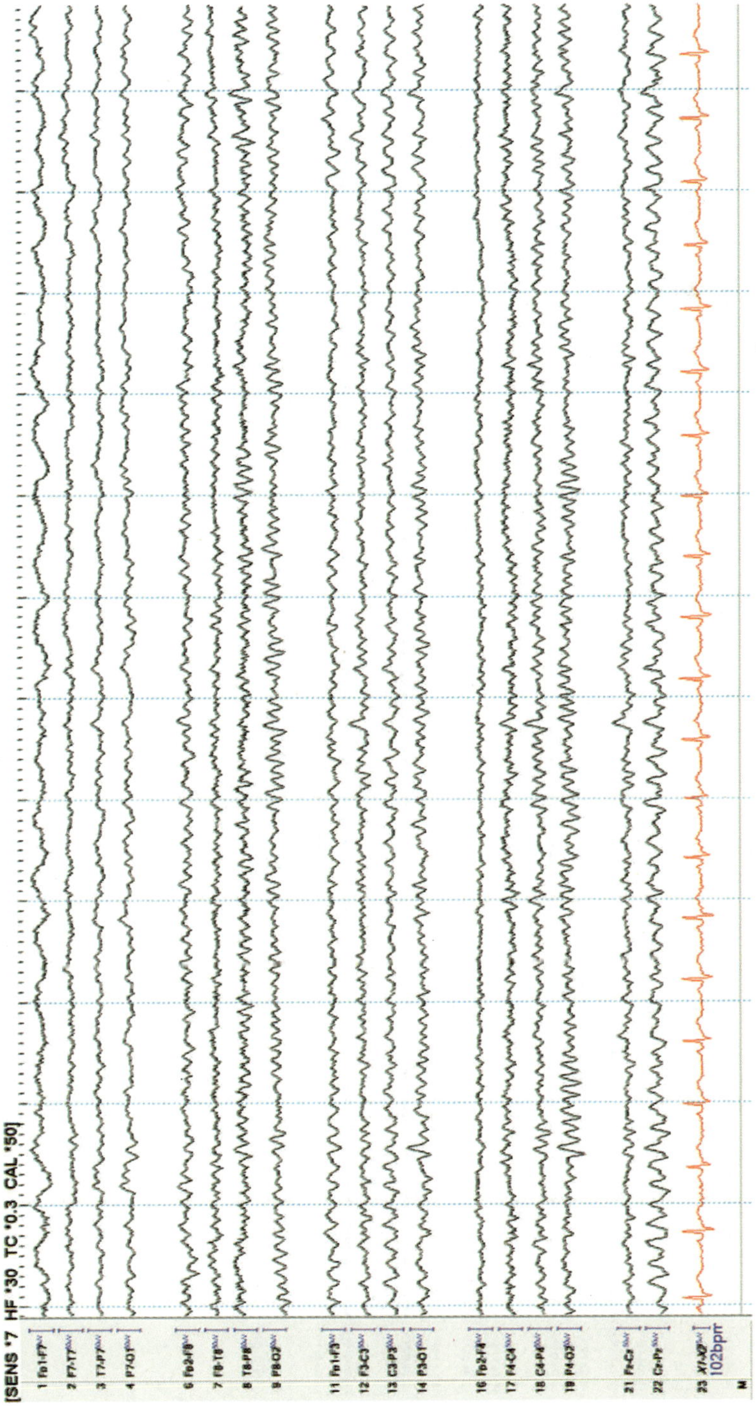

图3.3　背景活动不对称：左侧半球局部慢化，颞区最明显。注意左侧半球慢波活动增加，快波活动减少。

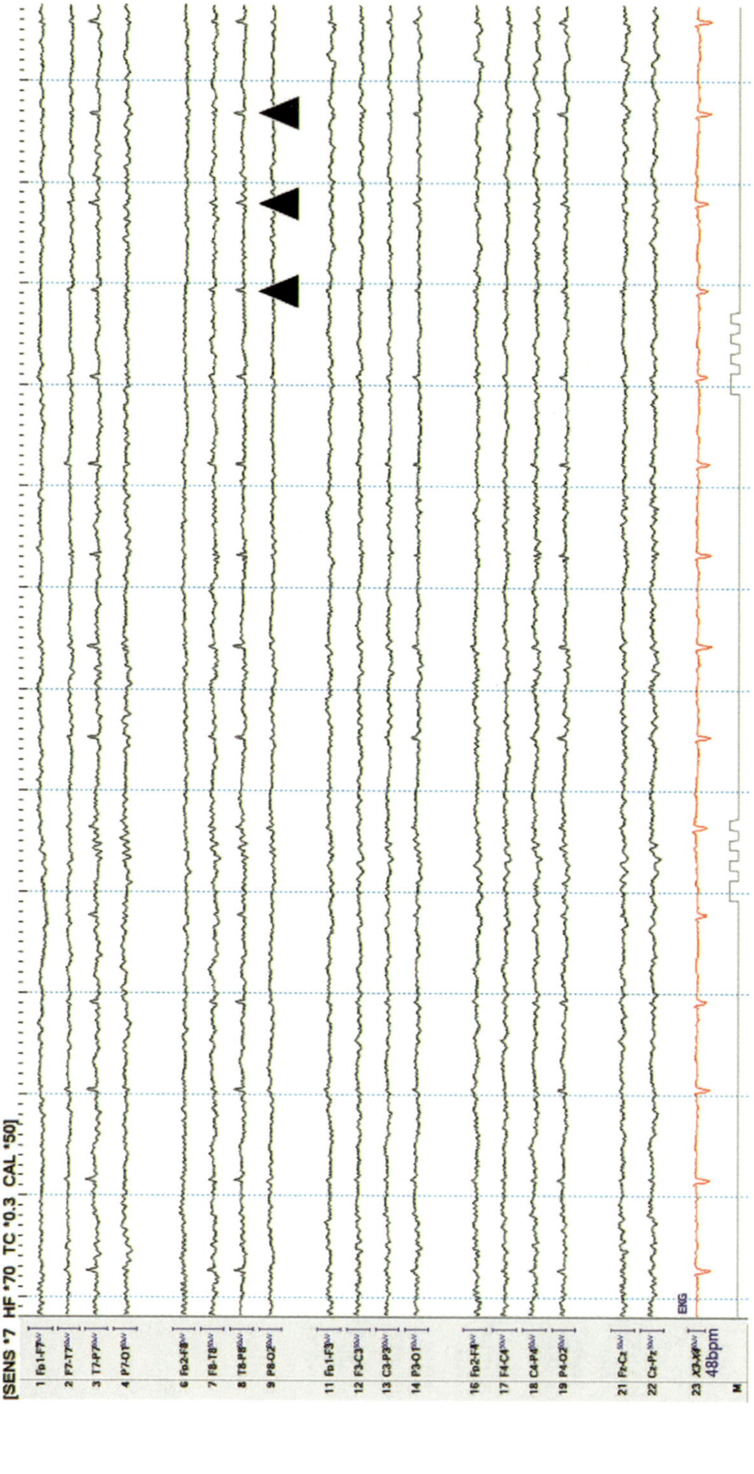

图3.4 电压衰减（低电压）背景活动：大部分或全部背景活动小于20μV；注意心电图伪差（黑色箭头）。

常的背景活动减慢在困倦和睡眠时出现。此外，寻找PDR。正常情况下，PDR为后头部占优势的α节律（8.5~13 Hz），特征为睁眼时明显减弱（反应性）。PDR减慢，继而PDR消失是轻度脑病的特征[1]。图3.5显示PDR频率减慢，提示轻度脑病，而图3.6显示PDR消失。

异常波

异常波突出周围的背景活动，通常破坏背景活动，因此容易识别。下面依据形态、位置和出现频率对异常波进行描述。

形态

异常波可以表现为钝形（慢波）或尖形（尖波）。最尖锐的波是棘波。如果多个棘波（或尖波）同时成簇状出现，称为多棘波。棘波或尖波后常伴慢波，这种复合波通常被称为尖慢波或棘慢波放电。尖波或棘波通常与癫痫发作风险相关（癫痫样放电），而慢波提示潜在的局灶性脑功能障碍。

位置

异常波可以对称地出现在双侧半球（全面性），或以一侧半球为主（偏侧性）。

出现方式

异常波以散在孤立的或以重复的方式出现。重复波通常具有相对一致的形态。如果异常波以近乎规律的间隔连续出现，为周期性波；如果异常波以规律的间隔连续出现，波间没有背景活动，为节律性波。由于周期性波通常是尖波，被称为周期性放电（PD），而节律性波通常是δ波，被称为节律性δ活动（RDA）。

上述简化的定义基于美国临床神经生理学会发布的《重症监护EEG标准化术语》[1]。图3.7显示了常见的异常波模式。

如何测试脑电反应性

脑电反应性（EEG-R）是指在患者接受刺激后的几秒钟内，EEG背景活

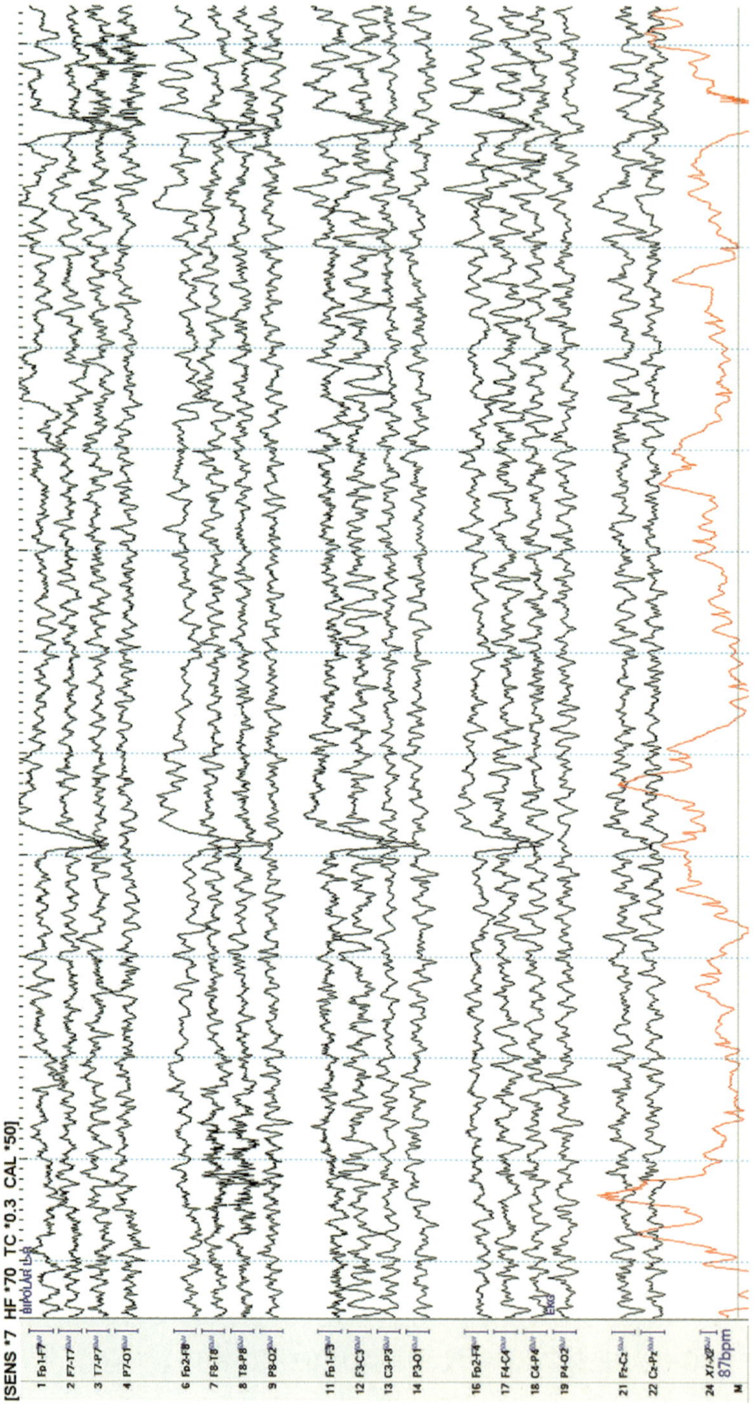

图3.5 PDR减慢至6.5~7Hz，同时不存在典型前后（AP）梯度。

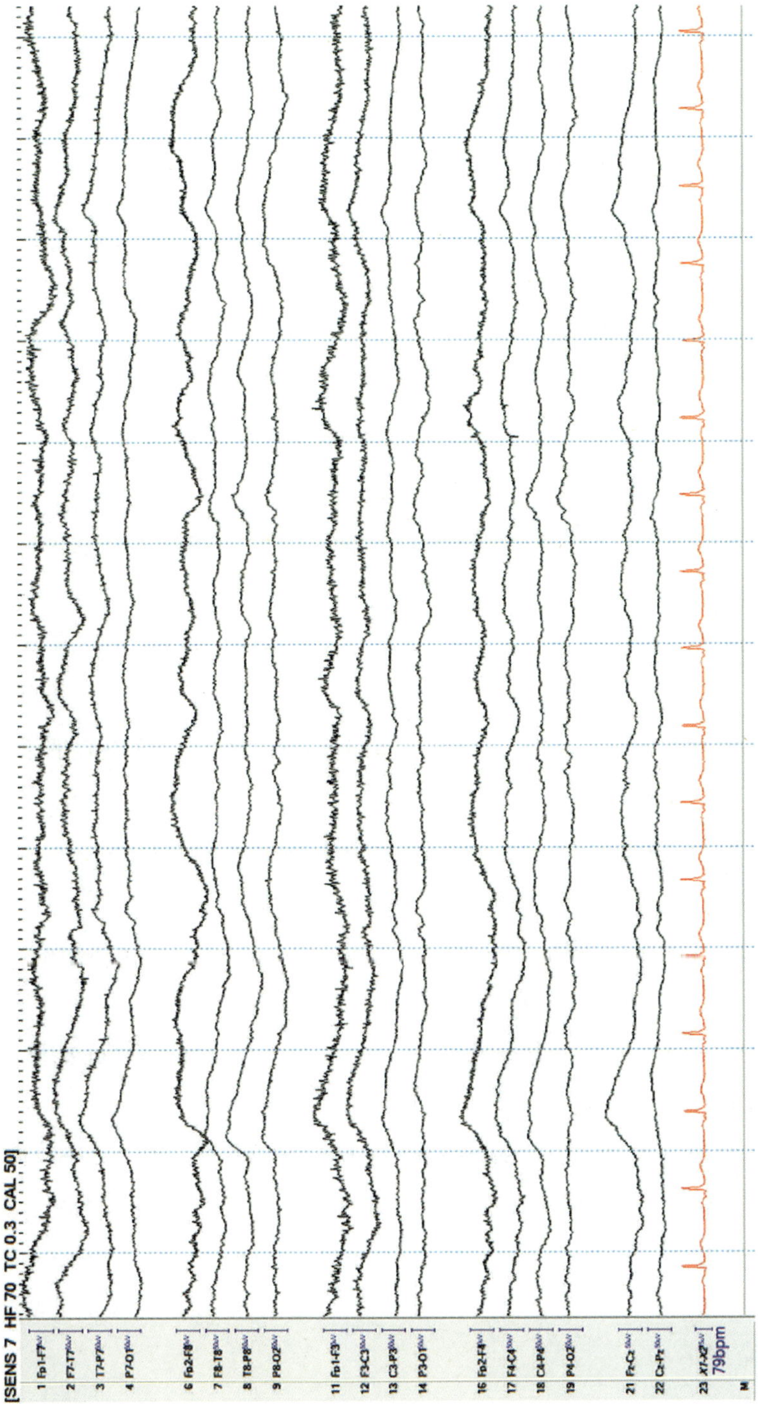
[SENS 7 HF 70 TC 0.3 CAL 50]
1 Fp1-F7
2 F7-T7
3 T7-P7
4 P7-O1
6 Fp2-F8
7 F8-T8
8 T8-P8
9 P8-O2
11 Fp1-F3
12 F3-C3
13 C3-P3
14 P3-O1
16 Fp2-F4
17 F4-C4
18 C4-P4
19 P4-O2
21 Fz-Cz
22 Cz-Pz
23 X1-X2
79bpm

图3.6 PDR消失。

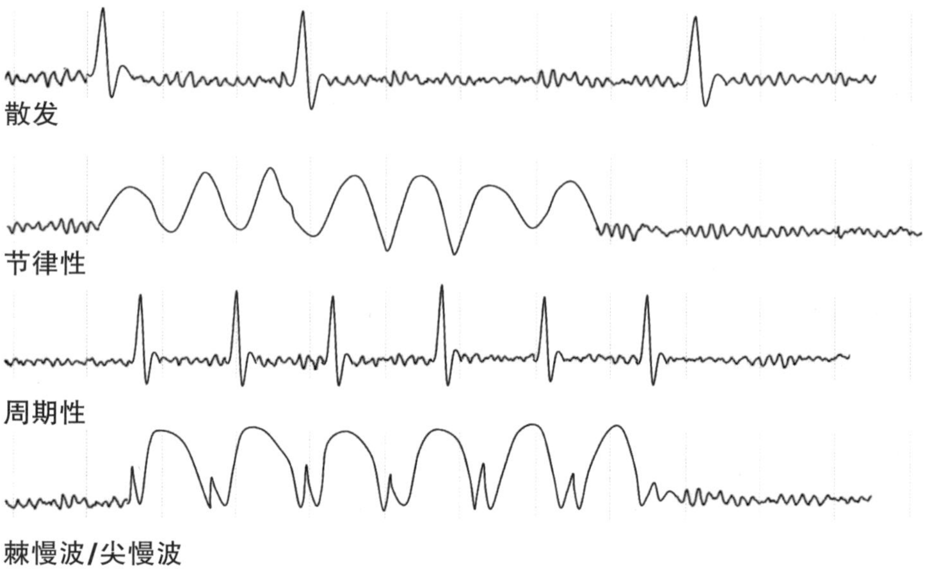

图3.7 异常波的模式。

动出现明确的、可重复的改变。EEG-R测试可用于昏迷患者的床旁EEG解读，并提供富有价值的评估信息。

回顾基线脑电记录后测试EEG-R。下面是推荐的标准化检测方法：

1. 去除干扰因素后对患者进行分级刺激。从拍手或叫他们的名字等听觉刺激开始，然后是按压外周甲床等伤害性刺激。此外，还可以使用被动睁眼或闪光刺激等视觉刺激，或按压胸骨或斜方肌等躯干部位进行疼痛刺激。

2. 每次刺激应持续约5s，并至少重复3次，直至引出EEG反应或终止测试。

3. 若EEG反应存在，至少重复一次相同的刺激以二次确认。

4. 刺激诱发的伪差（如肌肉、眨眼或脊柱运动），或节律性、周期性放电和（或）脑电发作不属于EEG-R。EEG背景活动出现变化才符合EEG-R。

刺激的开始和终止需要准确的标注。此外，还要考虑镇静、镇痛和全身神经肌肉阻断的程度[2]。图3.8显示一例存在EEG-R的患者刺激前的背景活动，图3.9为刺激后的背景活动。

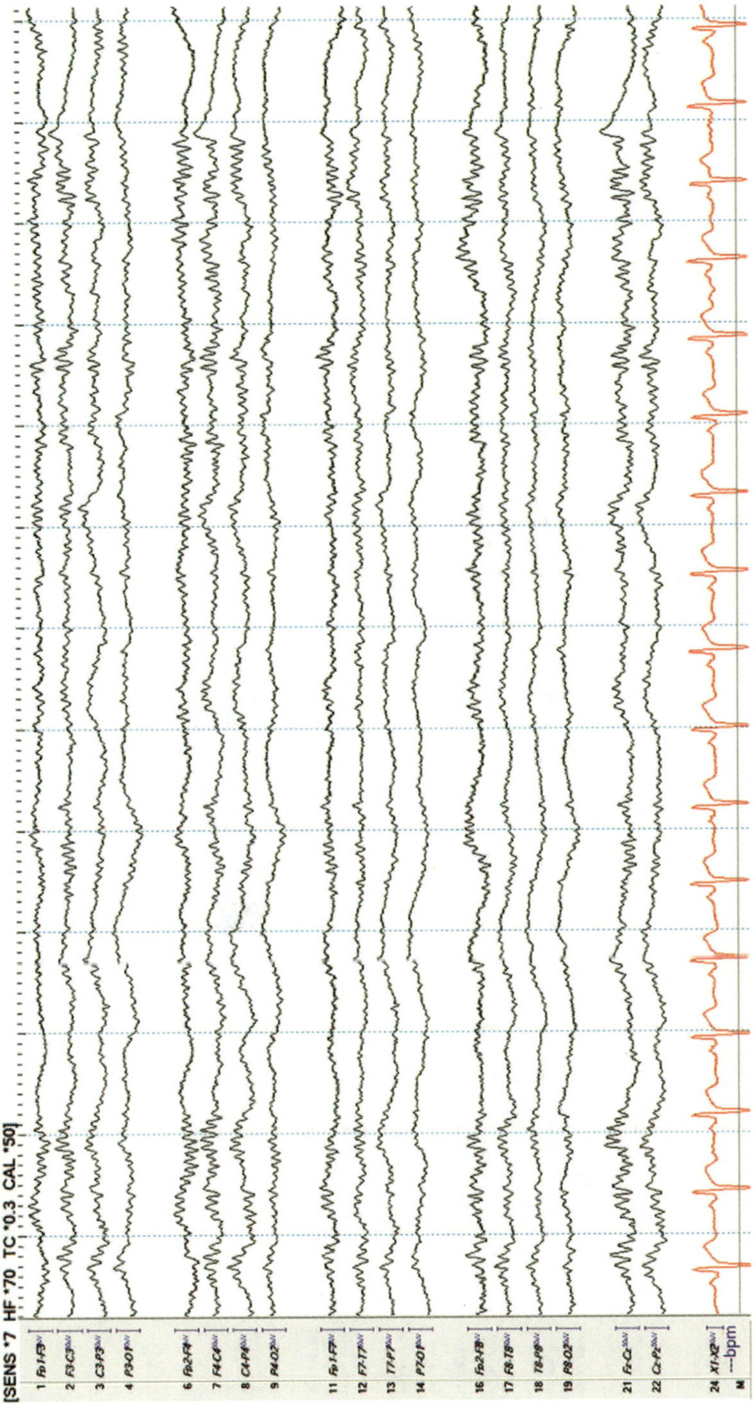

图3.8　脑病患者的慢化背景活动叠加明显尖波活动（脑电反应性测试前）。

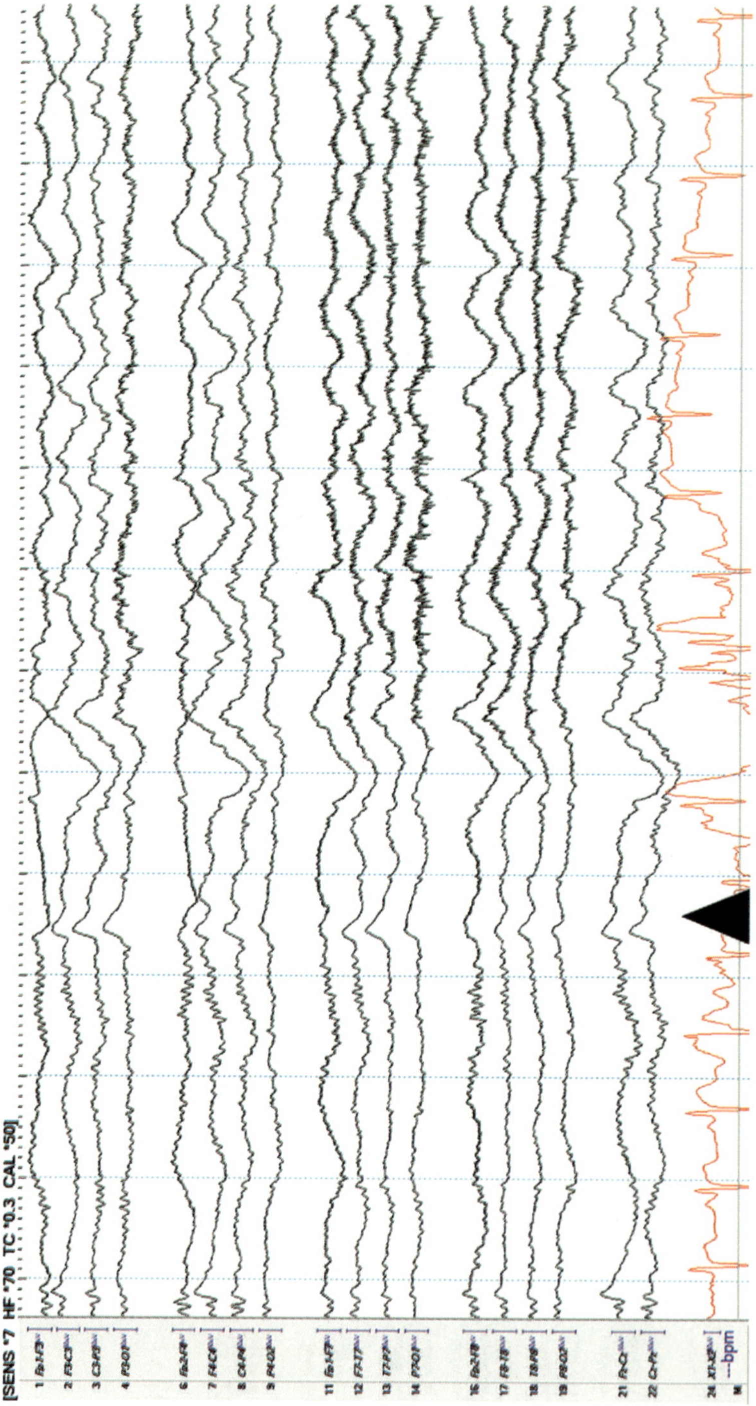

图 3.9 同一患者经过脑电反应性测试（大声呼唤，黑色箭头所示）后，EEG 显示快波活动减少，高波幅节律性慢波活动增加，叠加肌肉伪差。

EEG-R的临床价值

EEG-R丧失可以诊断重度脑病。此外，EEG-R还可以作为昏迷（包括心脏停搏后）患者的众多预后评估指标之一。

与听觉刺激相比，伤害性刺激在诱发EEG-R方面更有效。另外，这两种刺激使用不同但互补的神经通路，测试期间两种方式都应该尝试。

听觉刺激评估听觉通路的功能完整性，而伤害性（感觉）刺激评估疼痛投射通路。视觉刺激（效果最差）评估从视网膜到视觉皮层的视觉通路。总而言之，EEG-R评估脑干－丘脑环路和皮质－丘脑环路中皮质和皮质下结构的功能完整性。

进行EEG-R测试的最佳时间（例如，心脏停搏后）尚未明确，建议每日检测或连续检测EEG-R。不管病因如何，与EEG无反应的患者相比，EEG-R正常的患者更可能出现良好预后。

当作为多模式预后评估的一部分，与其他EEG模式一起用于心脏停搏后昏迷患者的评估时，EEG-R丧失是预后不良敏感而特异的预测因子。然而，单独的EEG-R正常可能不能作为预测心脏停搏后良好预后的可靠指标[3-5]。

脑病的定量评估

EEG背景活动可以评估脑病（全脑功能障碍）的严重程度。随着脑病的严重程度逐渐加重，主要评估指标如全面性慢化、PDR消失、反应性丧失（外部刺激或状态变化诱发）依次出现。

- 轻度脑病的特点是PDR减慢（8Hz或更低），其他脑区出现大量慢波，EEG正常结构丧失（EEG“干净”），甚至出现背景不连续。图3.10为轻度脑病的EEG表现。
- 中度脑病以PDR完全消失为特征。全面性慢化程度加重，但EEG-R仍然存在。刺激诱发（SI）或状态依赖的节律性或周期性模式也可能出现。图3.11为中度脑病的EEG表现。
- 重度脑病以脑电反应性丧失为特征。背景活动通常(并非总是)不连续的，

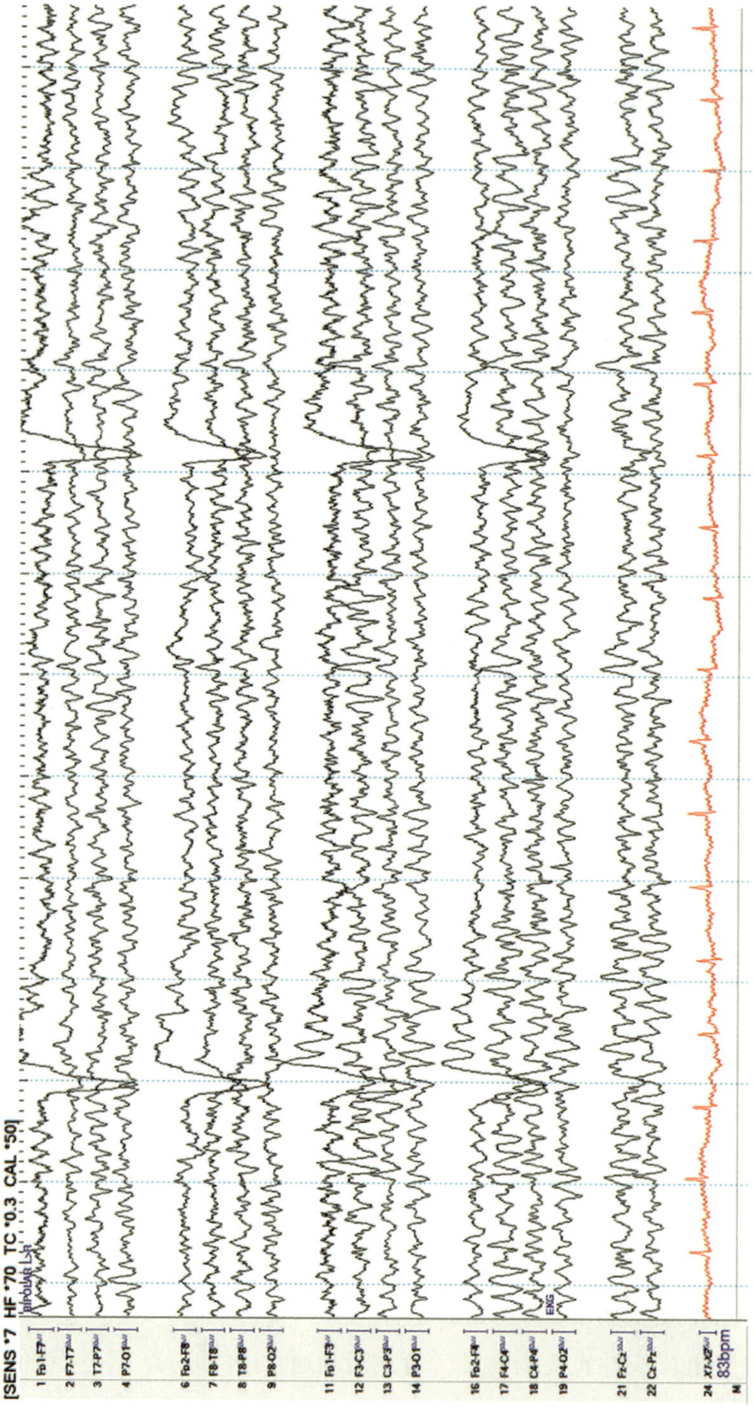

图3.10 轻度脑病，PDR减慢。

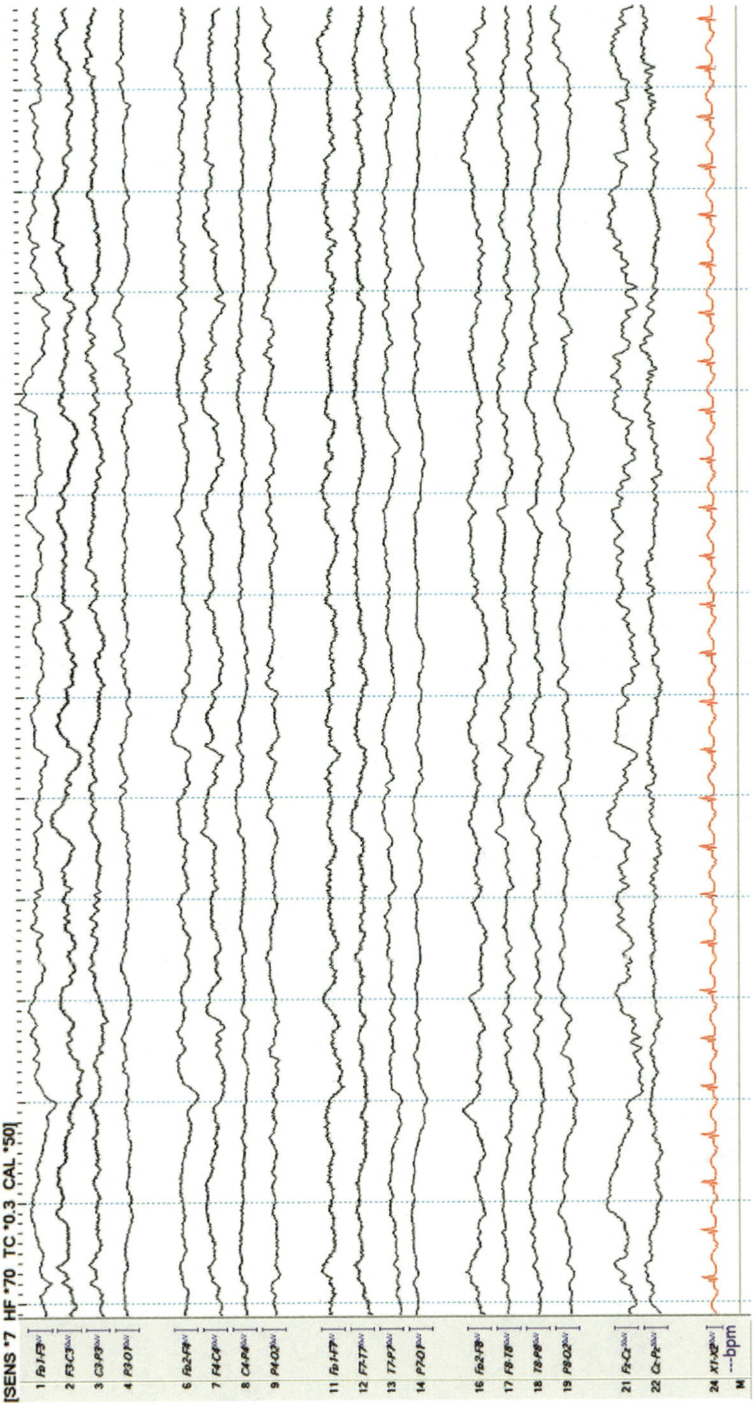

图3.11　中度脑病，PDR消失。

伴暴发抑制或完全抑制的EEG表现。少见情况下可出现EEG连续但反应性消失的模式，如α昏迷或纺锤波昏迷。

这些EEG趋势的逆转提示EEG改善而不一定是临床改善，临床改善可能会延迟。此外，脑病严重程度的评估不应与预后判断相混淆，因为多数EEG特征并不具有病因特异性（例如，麻醉后昏迷患者的EEG表现可能与缺氧缺血性脑损伤患者的EEG表现难以区分，两者都是严重的脑病，但预后明显不同）[6]。

最后，始终将EEG结果与病史、查体、实验室和神经影像学结果相结合。自我查问：EEG结果与其他临床表现的吻合程度如何？

如果出现意料之外或不一致的EEG表现，临床医生应寻找其他可能的解释。应当总是参考EEG报告，如果存在疑问，与经验丰富的专家讨论你的发现。

参考文献

1. Hirsch LJ, Fong MW, Leitinger M, et al. American Clinical Neurophysiology Society’s Standardized Critical Care EEG Terminology: 2021 version. *Journal of Clinical Neurophysiology*. 2021 Jan 1;38(1):1–29.
2. AdmiraalMM, Van Rootselaar AF, Horn J. International consensus on EEG reactivity testing after cardiac arrest: Towards standardization. *Resuscitation*. 2018 Oct 1;131:36–41.
3. Azabou E, Navarro V, Kubis N, et al. Value and mechanisms of EEG reactivity in the prognosis of patients with impaired consciousness: A systematic review. *Critical Care*. 2018 Dec;22(1):1–5.
4. Benghanem S, Paul M, Charpentier J, et al. Value of EEG reactivity for prediction of neurologic outcome after cardiac arrest: Insights from the Parisian registry. *Resuscitation*. 2019 Sep 1;142: 168–74.
5. Admiraal MM, van Rootselaar AF, Hofmeijer J, et al. Electroencephalographic reactivity as predictor of neurological outcome in postanoxic coma: A multicenter prospective cohort study. *Annals of Neurology*. 2019 Jul;86(1):17–27.
6. ZafarS,Doria J, Karceski S. Should west and ardize the EEG classification of mild,moderate, and severe cerebral dysfunction? *Epilepsy&Behavior:E&B*. 2020Nov1;112:107332.

第4章 识别伪差和药物作用

- 什么是伪差
- 内源性伪差
- 外源性伪差
- 常见药物作用
- 静脉内麻醉的EEG模式
- 吸入麻醉的EEG模式

什么是伪差

伪差是EEG电极记录到的脑外来源的波。伪差的来源可能是生理性的（如来自其他身体器官——内源性伪差），也可能是非生理性的（如周围环境因素——外源性伪差）。

识别伪差非常重要，因为伪差可能形似异常波或对EEG造成干扰。如前所述，繁忙的急救场所会使EEG记录易受到伪差的影响。任何外部或内部来源的、电子或机械设备都可能产生潜在的伪差，通过安全地转移或关闭这些仪器来消除伪差并不总是可行。因此，读图医师必须学会识别伪差。

幸运的是，对于读图医师来说，外源性伪差（例如，输液泵的嗡鸣声）与EEG上的伪差具有时间同步性，在床旁很容易识别。

因此，如果你在EEG上发现伪差，请仔细在床旁寻找可能的来源。以下是一些常见的伪差来源。

常见的内源性伪差：

1. 眼源性（眼球运动）
2. 舌动（舌运动）
3. 心源性（心电伪差）
4. 肌源性（肌电伪差）

5. 皮肤（出汗漂移伪差）

常见的外源性伪差：

1. 电极（包括60 Hz伪差）
2. 呼吸机
3. 吸痰
4. 床震动
5. 胸外按压
6. 仪器设备

内源性伪差

眼源性伪差

眼球是一个电偶极子，角膜为正电位，而视网膜相对为负电位。在标准的10-20系统电极排列中，额极电极（Fp）位于眼睛上方，额区电极（F）位于眼睛侧方；因此，垂直眼动在额极电极（Fp1/2）引起眼动伪差，而水平眼动在额区电极（F7/8）引起眼动伪差。

产生眼源性伪差的运动包括瞬目、眼睑扑动、垂直眼动和水平眼动（包括眼球震颤）。

这些眼球运动在床旁易于识别，并与EEG上的伪差相对应。

仔细观察患者的眼睛：

(a) 瞬目。闭眼时角膜随着眼睑的闭合向上转动，即贝尔现象。这导致额极（Fp1/2）出现一个巨大的向下（正相）偏转。睁眼表现相反，在额极导联出现一个巨大的向上（负相）偏转。图4.1显示了瞬目和睁眼的EEG表现。

(b) 眼睑扑动。快速眨眼或眼睑扑动导致双侧性、节律性、高振幅的慢波伪差，额极导联最为明显。眼睑扑动伪差形似全面性节律性δ活动（GRDA）。图4.2显示眼睑扑动的EEG表现。

(c) 眼球运动：

(i) 垂直运动。眼球向上运动导致额极电极（Fp1/2）向下（正相）偏转，

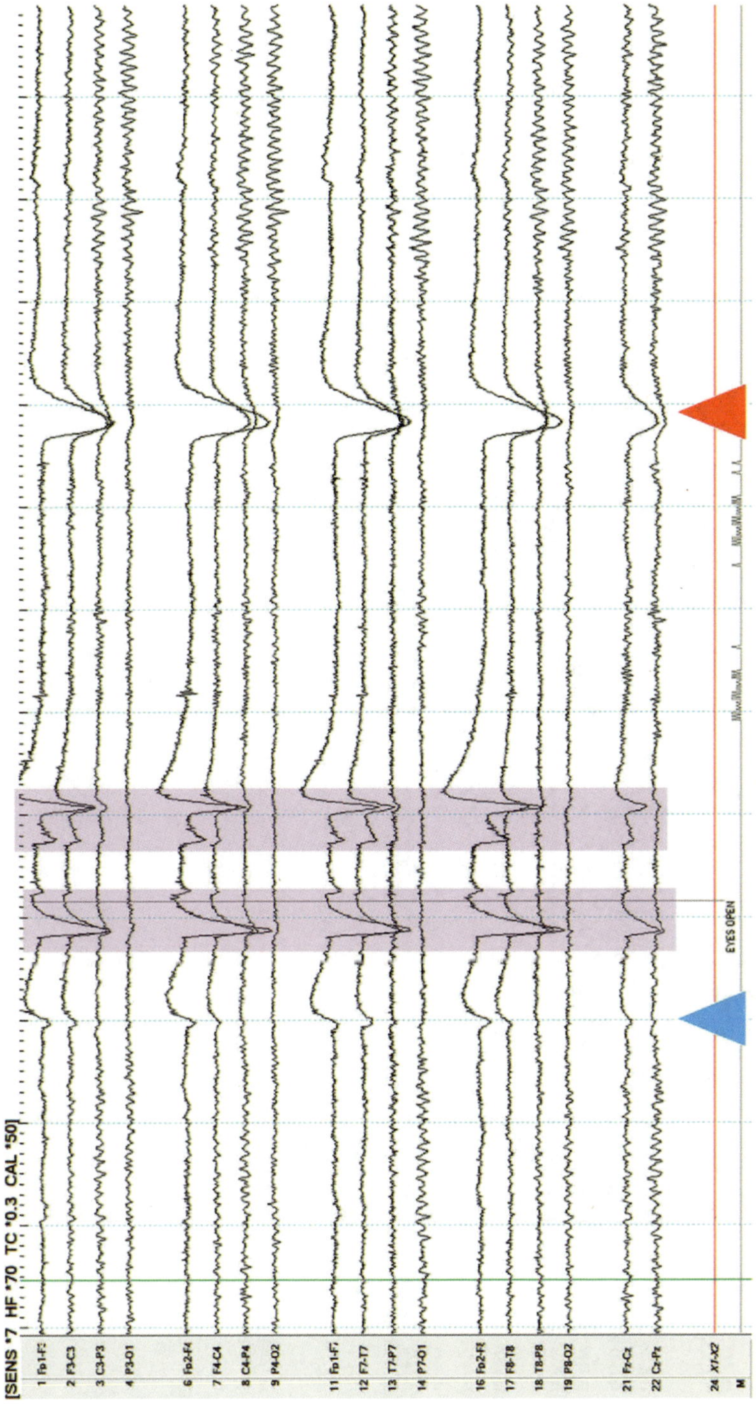

图 4.1　瞬目伪差（紫色高亮所示），睁眼（蓝色箭头所示）和闭眼（红色箭头所示）后的EEG表现。

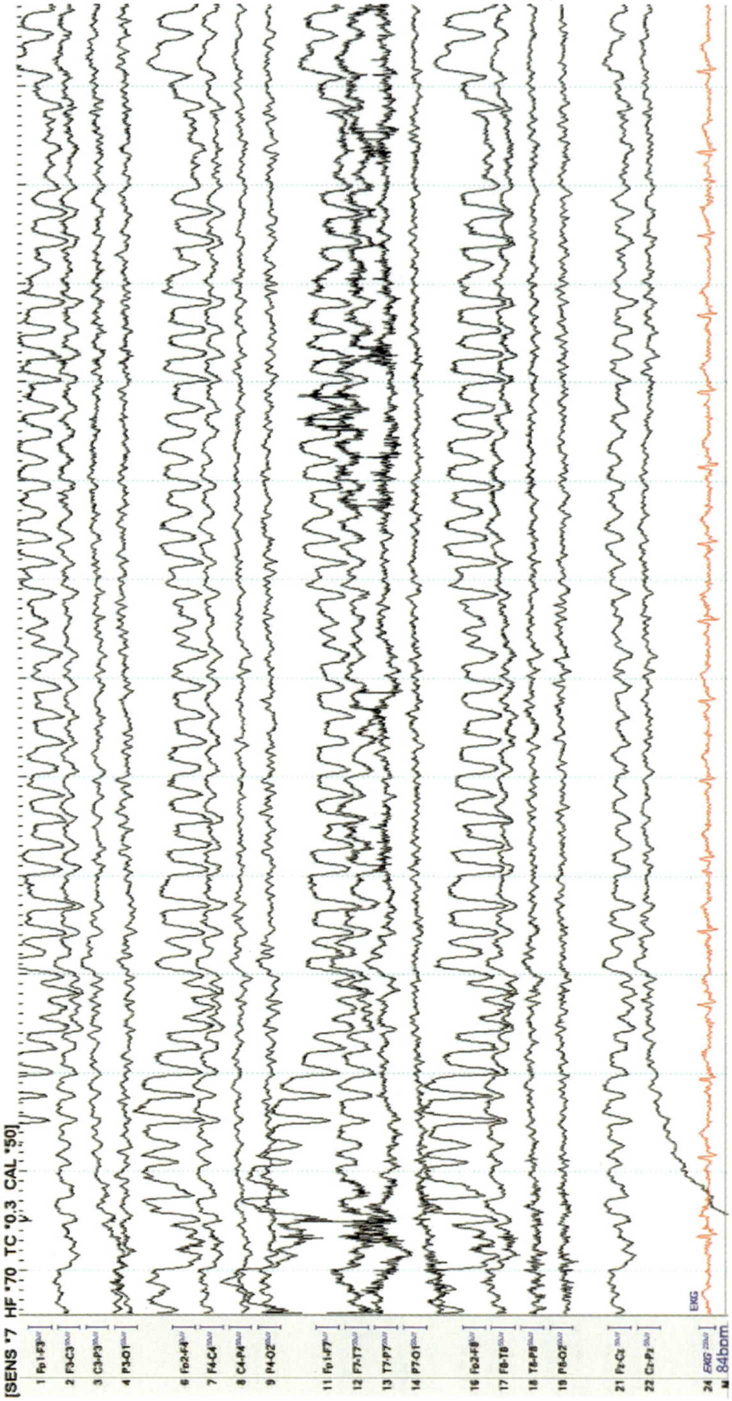

图 4.2 眼睑扑动伪差。

而眼球向下运动产生相反的偏转。垂直性眼震（眼球跳动）的EEG表现为急剧的向上（负相）偏转，对应于眼球快速向下运动和缓慢的复位。图4.3显示了垂直眼动的EEG表现。

（ii）水平运动。当眼睛向左转动时，角膜会向左运动，引起F7向下（正相）偏转。当眼睛向右转动时，F8出现向下（正相）偏转。通常，在眼球侧向运动伪差前可能出现一个小的棘波伪差（外直肌棘波）。困倦时缓慢的水平眼动是正常的，并在F7/F8处形成正弦波。侧向眼震也可能在这些EEG通道中形成类似的波形。图4.4显示了水平眼动的EEG表现。

舌动伪差

舌尖相对于舌底带负电荷。舌部运动，如说话、吞咽或啜饮，会带来明显的以额部区域为主的全面性暴发性高振幅δ频率的伪差，舌动伪差分布范围广，通常呈方形并叠加肌电伪差。舌动伪差也形似GRDA。图4.5显示了舌动伪差的EEG表现。

心源性伪差

心脏的电信号和心脏搏动会导致与QRS波同步的伪差。心律不齐可能导致伪差不规律出现。心源性伪差的常见类型有3种，包括心电伪差、脉搏伪差和心搏伪差。

a）心电伪差表现为与QRS波相对应的周期性窄棘波。心电伪差可以为全面性或偏侧性。常见于脖子较粗短的个体。心电伪差形似周期性放电。图4.6为心电伪差的EEG表现。

b）脉搏伪差：搏动的动脉上放置电极会导致脉搏伪差。动脉搏动产生一个局灶性、节律性、圆形的伪差，与QRS波同步，并且局限于一个电极，这个电极可能阻抗较高。常见于中央区和颞区通道，脉搏伪差形似局灶性节律性慢波。图4.7显示了脉搏伪差的EEG表现。

c）心搏伪差是由心脏的机械搏动引起的，表现为弥漫性、周期性慢波伪差，与QRS波同步。心搏伪差常见于体形瘦削的患者；使用左心室辅助装置

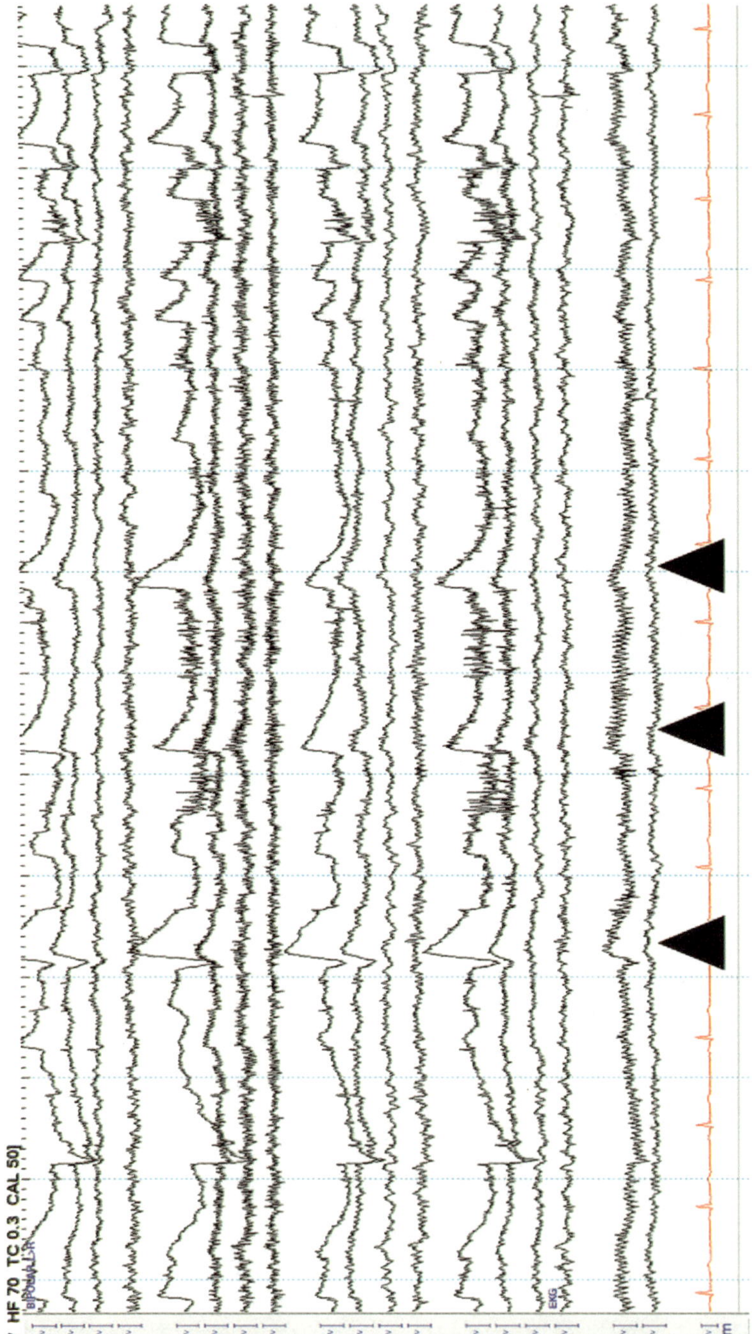

图 4.3 垂直眼动伪差（黑色箭头所示）。

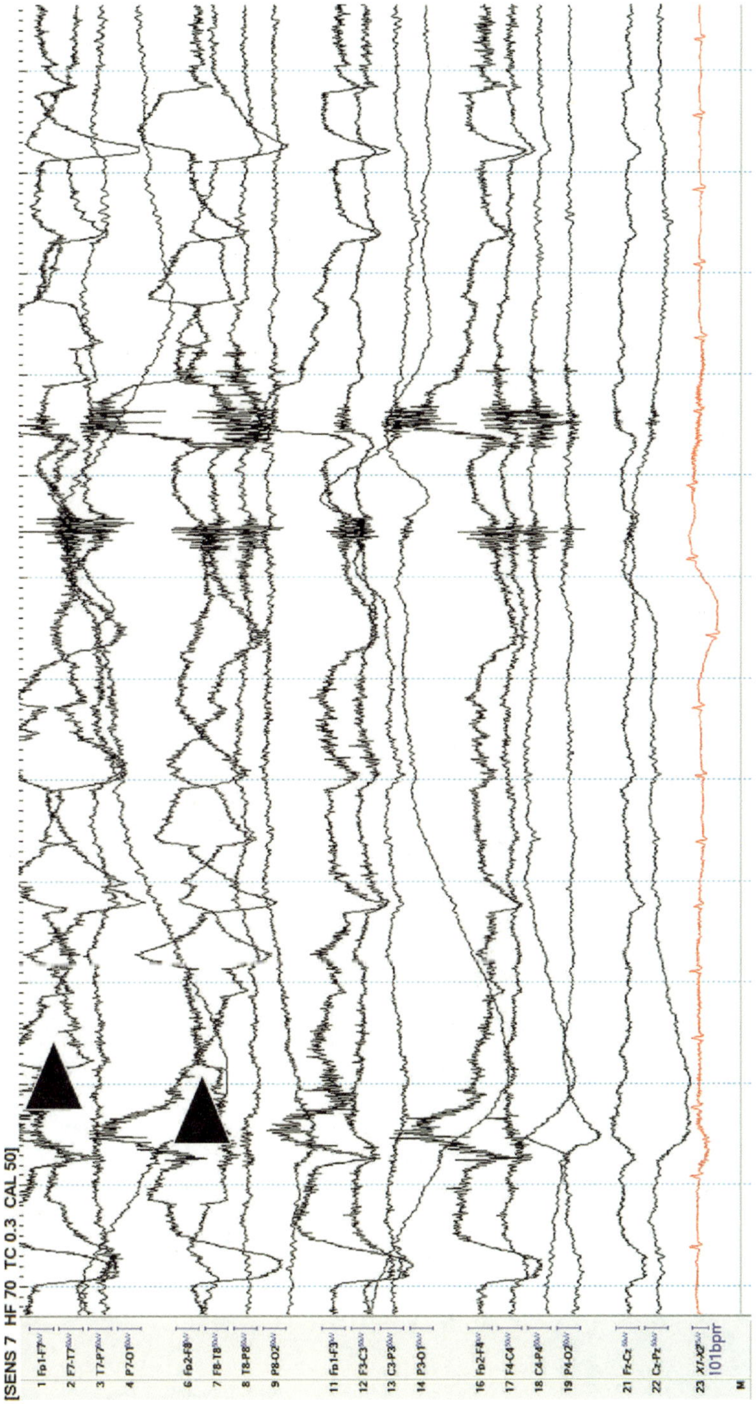

图 4.4　水平眼动伪差（黑色箭头所示）。

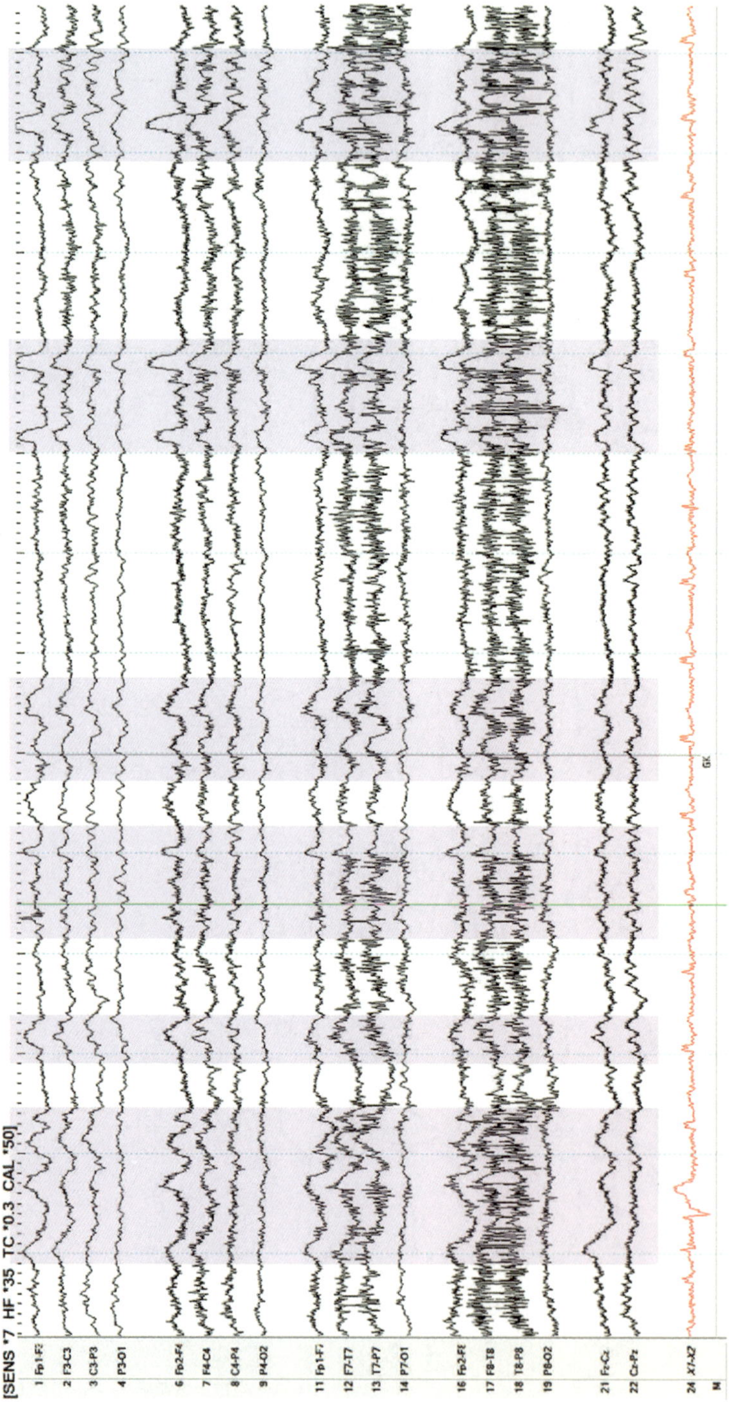

图 4.5　舌动伪差（紫色高亮所示）。

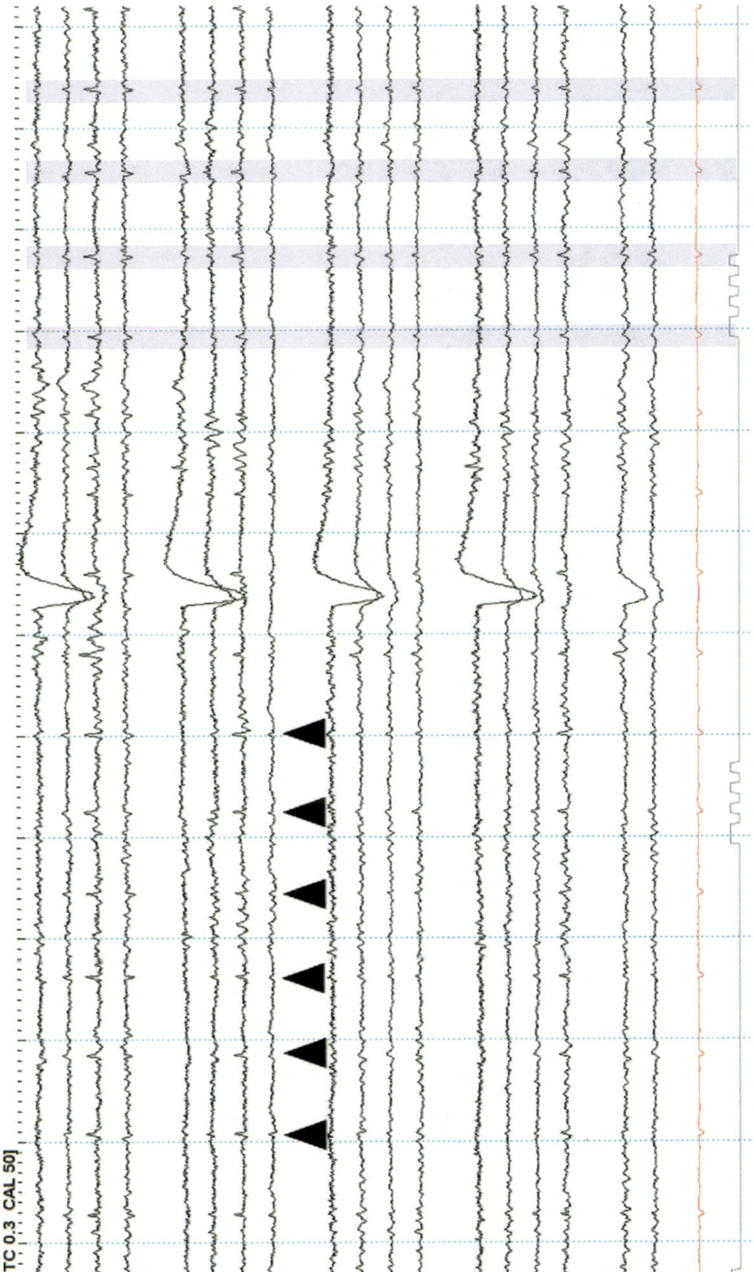

图 4.6 心电伪差（黑色箭头，紫色高亮所示）。

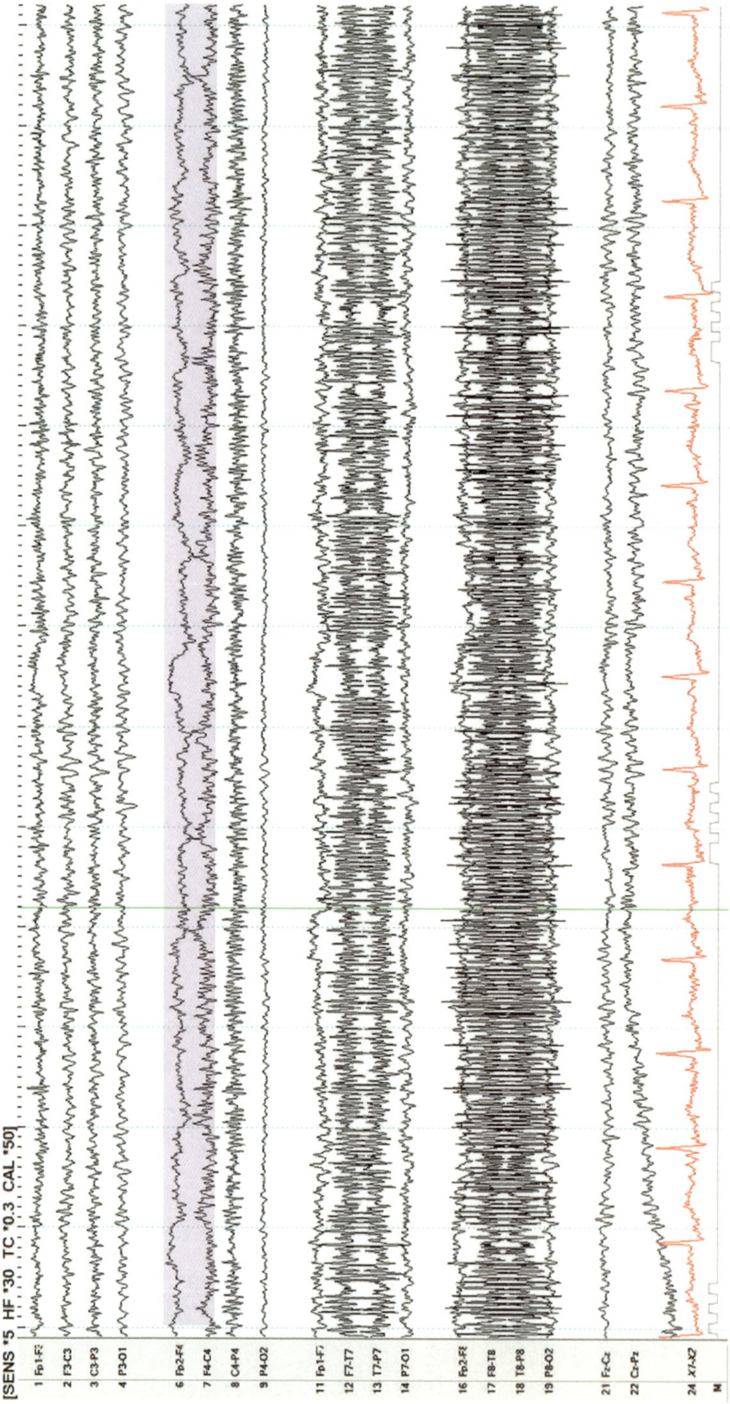

图 4.7 脉搏伪差（紫色高亮所示）。

（LVAD）时心搏伪差会增大。心脏停搏后，在弥漫性缺氧缺血性脑损伤中也可见到心搏伪差。图4.8显示心搏伪差的EEG表现。

肌源性伪差[肌电图(EMG)]

头颅肌肉活动表现为高振幅、快速的棘样伪差，可能掩盖原始脑电活动。由于头颅中线通常没有肌肉组织，中线通道（Fz-Cz和Cz-Pz）一般不存在肌电伪差。在大量肌电伪差的情况下，这些通道为读图医生提供了观察脑电活动的潜在窗口。高频滤波（HFF）也可能有所帮助。牙关紧闭会加重肌电伪差，而放松下颌可以减轻肌电伪差。图4.9显示了大量肌电伪差的EEG表现。

有时需要使用神经肌肉阻滞剂以识别肌电伪差掩盖之下的脑电活动，如缺氧后肌阵挛[1]。

咀嚼伪差表现为全面性、规则的或阵挛性的肌电伪差。图4.10显示了咀嚼伪差。

皮肤(出汗)伪差

皮肤出汗导致电极之间形成盐桥。这可导致影响单个或多个通道的、缓慢的不规则伪差（漂移）。

弥漫出汗伪差表现与GRDA类似。擦去头皮上的汗液，则伪差消失。图4.11显示了“出汗漂移”伪差。

外源性伪差

电极伪差

电极接触不良导致阻抗变化产生电极伪差，表现为尖锐的节律性或周期性波，可能形似癫痫样放电甚至脑电发作。与脑电活动不同，伪差仅限于受累电极，不存在生理性电场分布。

60Hz伪差：在接触不良的电极中，电子设备中的交流电可能干扰EEG记录，导致60Hz伪差。当多个通道同时受影响时，可能产生少见的EEG模式。

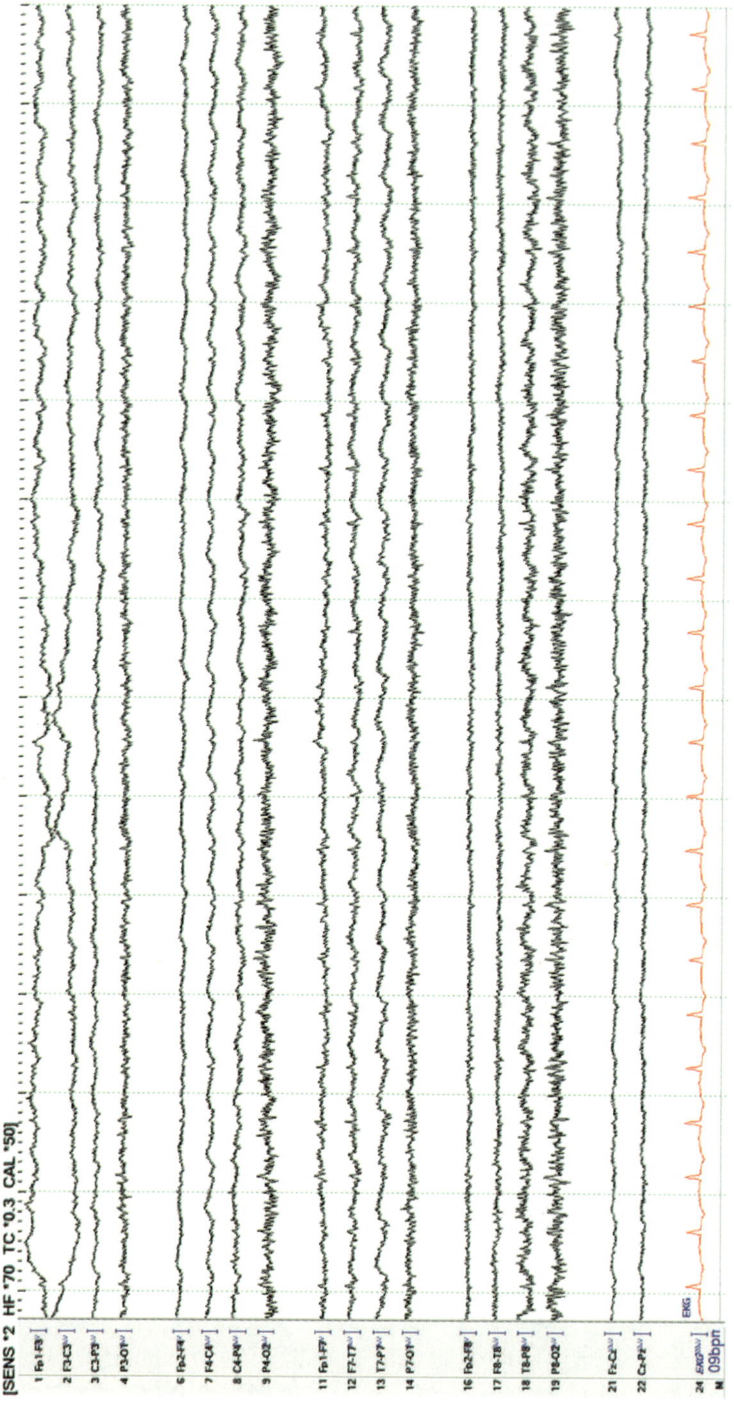

图 4.8 心脏搏动伪差。

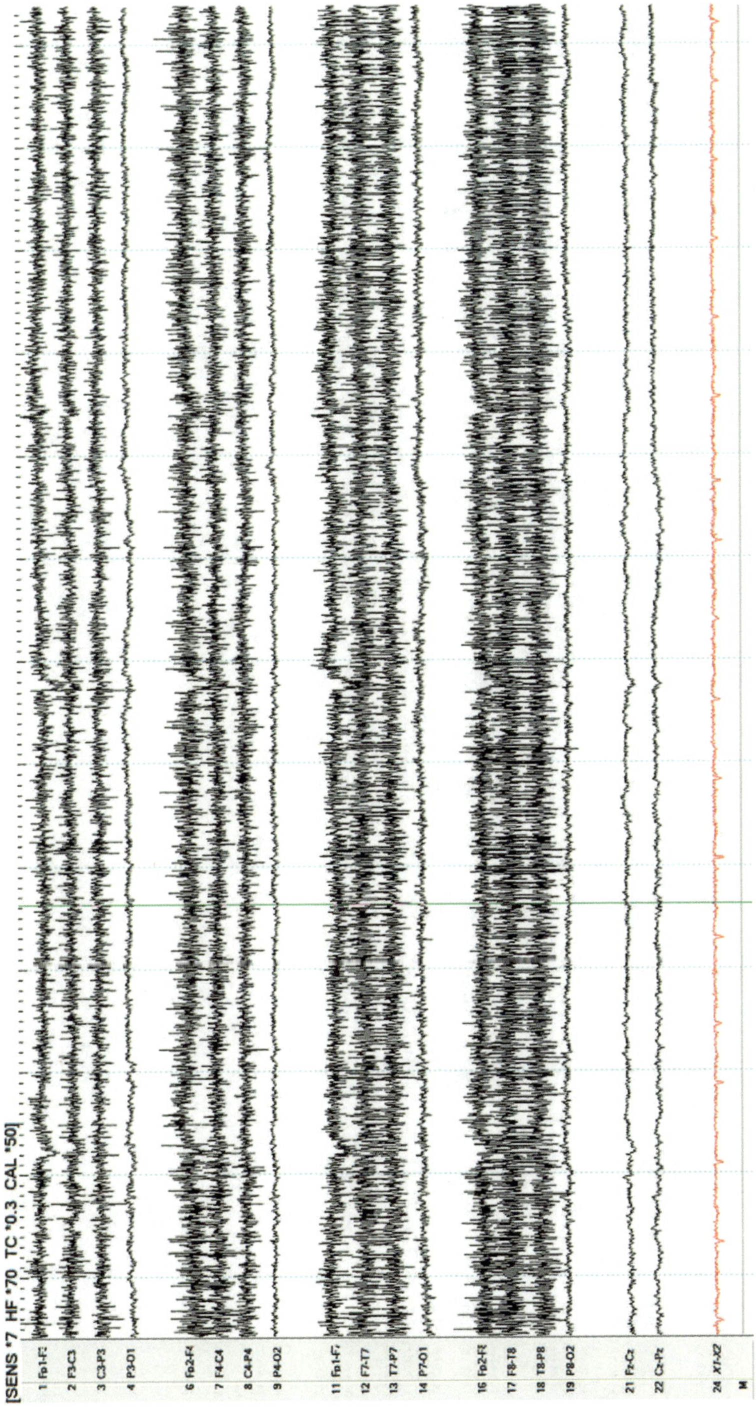

图 4.9　大量 EMG（肌电）伪差。

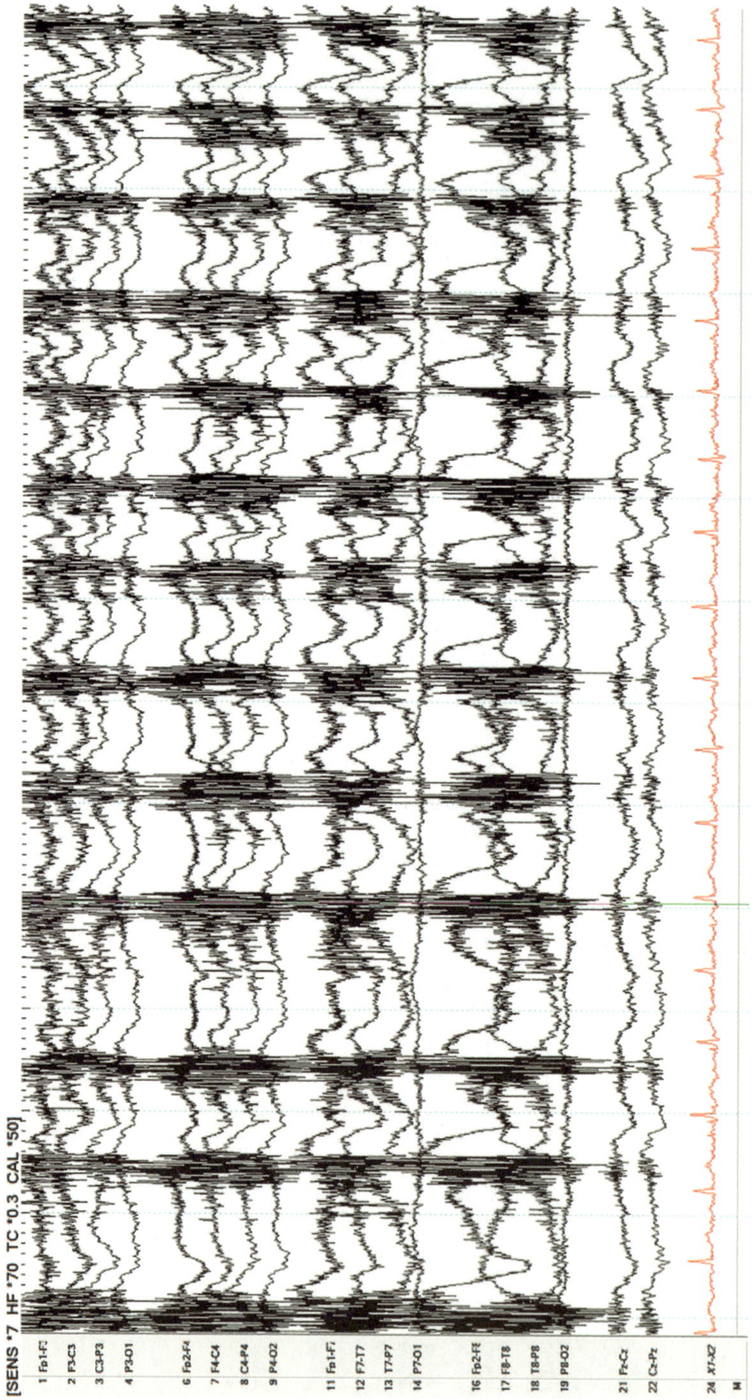

图 4.10 咀嚼伪差。

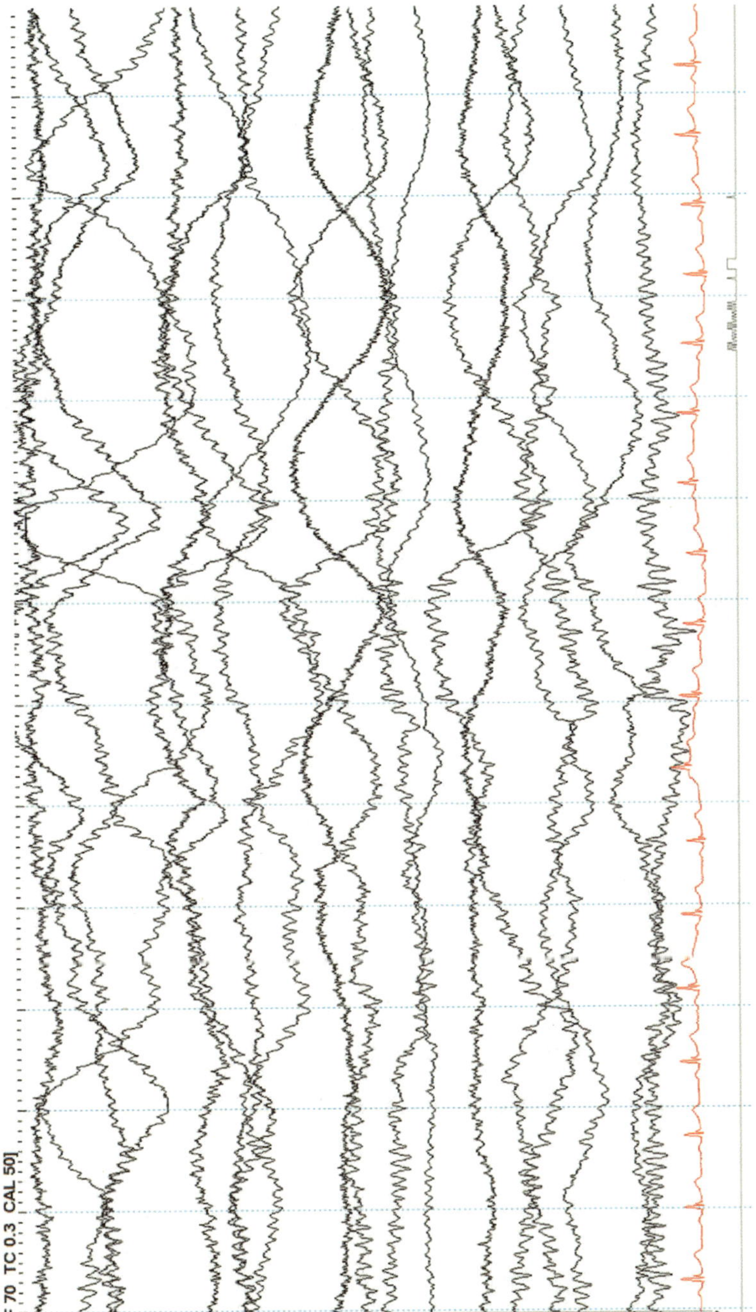
SENS 7 HF 70 TC 0.3 CAL 50
1 Fp1-F7
2 F7-T7
3 T7-P7
4 P7-O1
6 Fp2-F8
7 F8-T8
8 T8-P8
9 P8-O2
11 Fp1-F3
12 F3-C3
13 C3-P3
14 P3-O1
16 Fp2-F4
17 F4-C4
18 C4-P4
19 P4-O2
21 Fz-Cz
22 Cz-Pz
23 X1-X2
86bpm

图4.11　“出汗漂移”伪差。

通过关闭60 Hz陷波滤波可以很容易地识别60Hz伪差。重新固定故障电极，并将邻近的电子设备从患者头部转移，则伪差消失。（请注意60Hz伪差适用于北美，但世界上许多其他地区，包括东半球的大部分地区，使用50Hz交流电，交流电伪差为50Hz而不是60Hz。）

图4.12为电极“自发放电”伪差（无电场分布）；图4.13显示了60 Hz陷波滤波关闭之前（a）和之后（b）的60 Hz伪差。

呼吸机来源伪差

典型的呼吸机伪差是以颞区或枕区为主的全面性周期性慢波伪差，与呼吸运动频率相同。少数情况下可为呼吸频率的2倍（吸气和呼气）。呼吸机伪差是由呼吸运动本身以及呼吸机管道中的冷凝水（“气过水声”）引起的，有时出现尖锐、复杂或不规则的波形。图4.14为呼吸机伪差的EEG表现。

一种特殊类型的节律性呼吸机伪差是由气管插管中的积水振荡引起的。这会导致以额叶为主的节律性α、θ或β波暴发，EEG表现可能类似癫痫发作。将气管插管内冷凝水抽吸干净后伪差消失。图4.15显示了由气管插管内积水而产生的EEG伪差。

吸痰

吸痰会产生典型的半节律性、不规则的θ波和δ波活动。波形可以是正方形的，通常突发突止。

床振动

床振动通常会导致后头部为主的、节律性低振幅伪差，伪差从θ波起始，并以更快的频率结束。伪差部位可能随着患者运动而发生扩散，需要同脑电癫痫发作鉴别。图4.16为床振动伪差。

胸外按压

胸外按压引起后头部为主的高波幅节律性伪差。

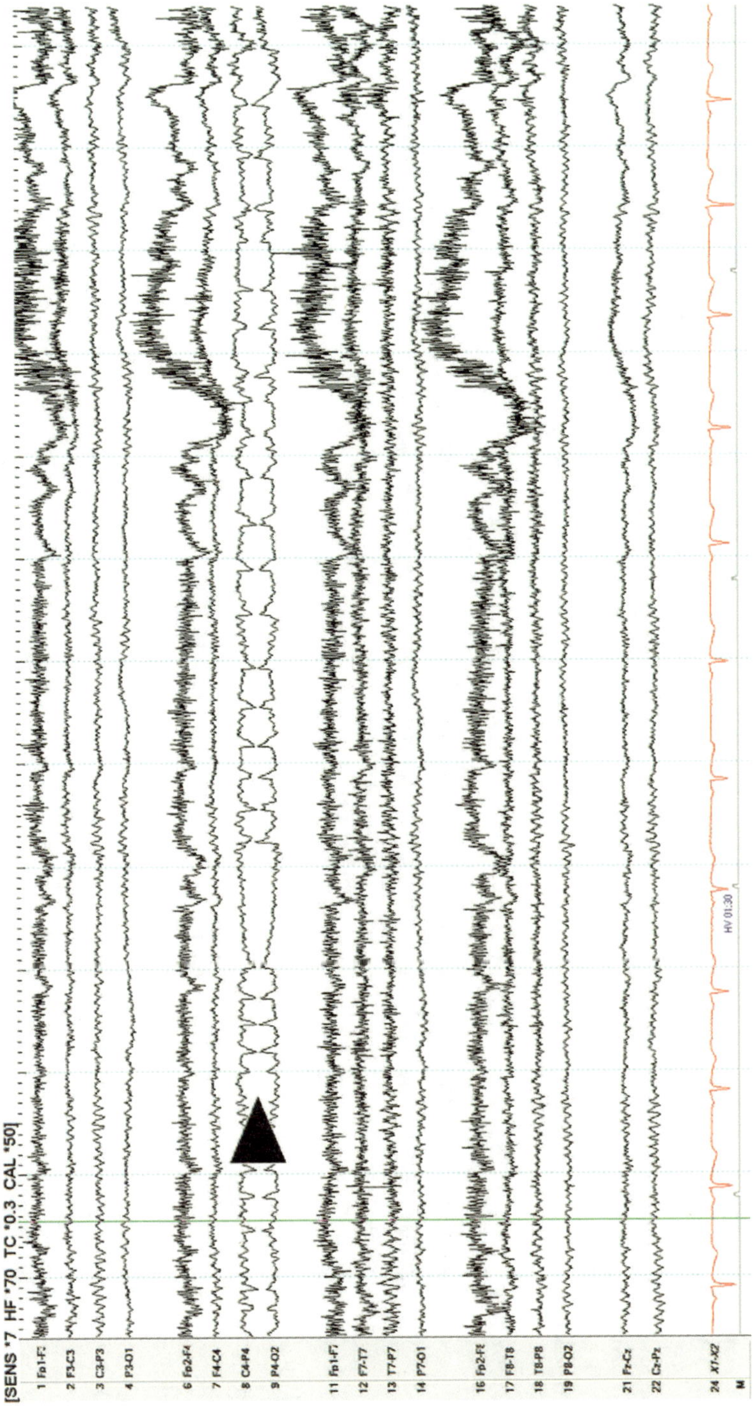

图 4.12　电极“自发放电”伪差（黑色箭头所示）。

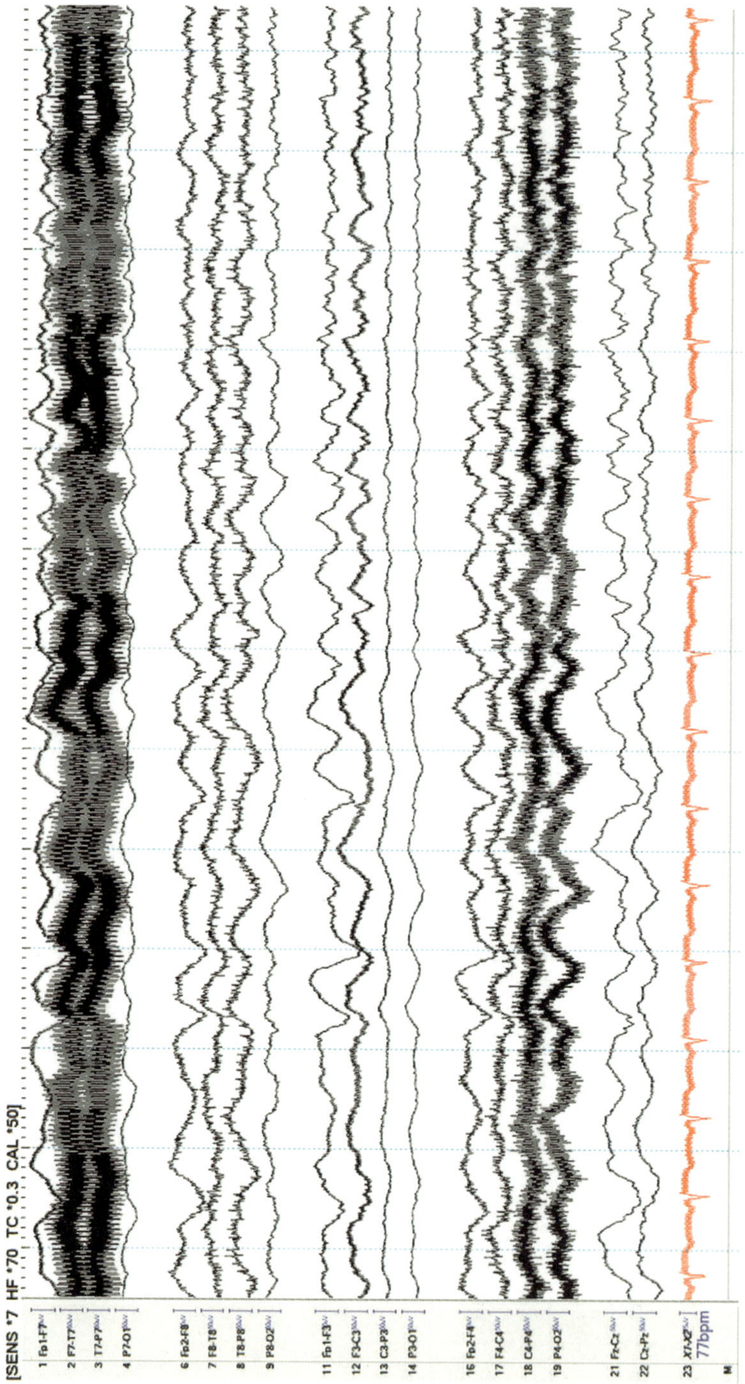

a

图 4.13 （a）60Hz伪差，T7，P4最明显。（待续）

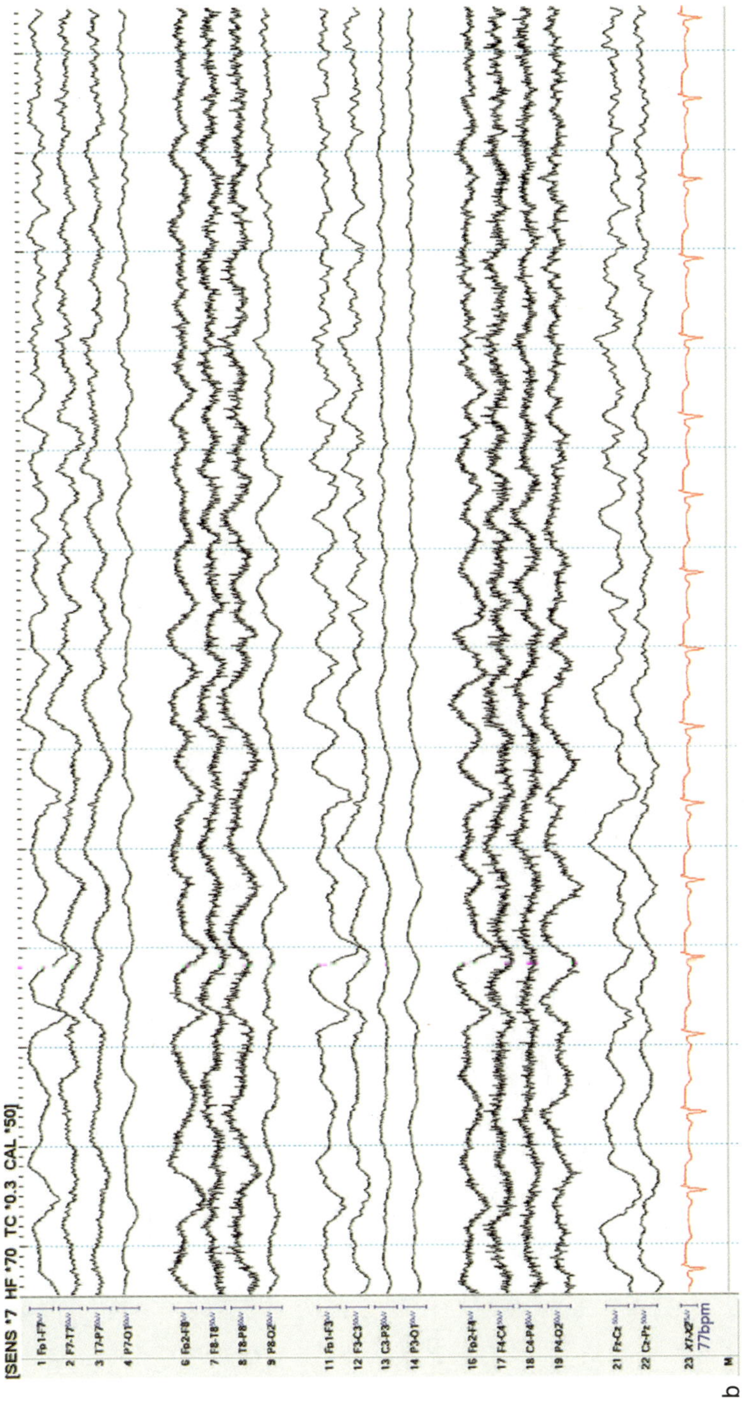

图4.13（续） （b）图4.13（a）开启60Hz陷波滤波后。

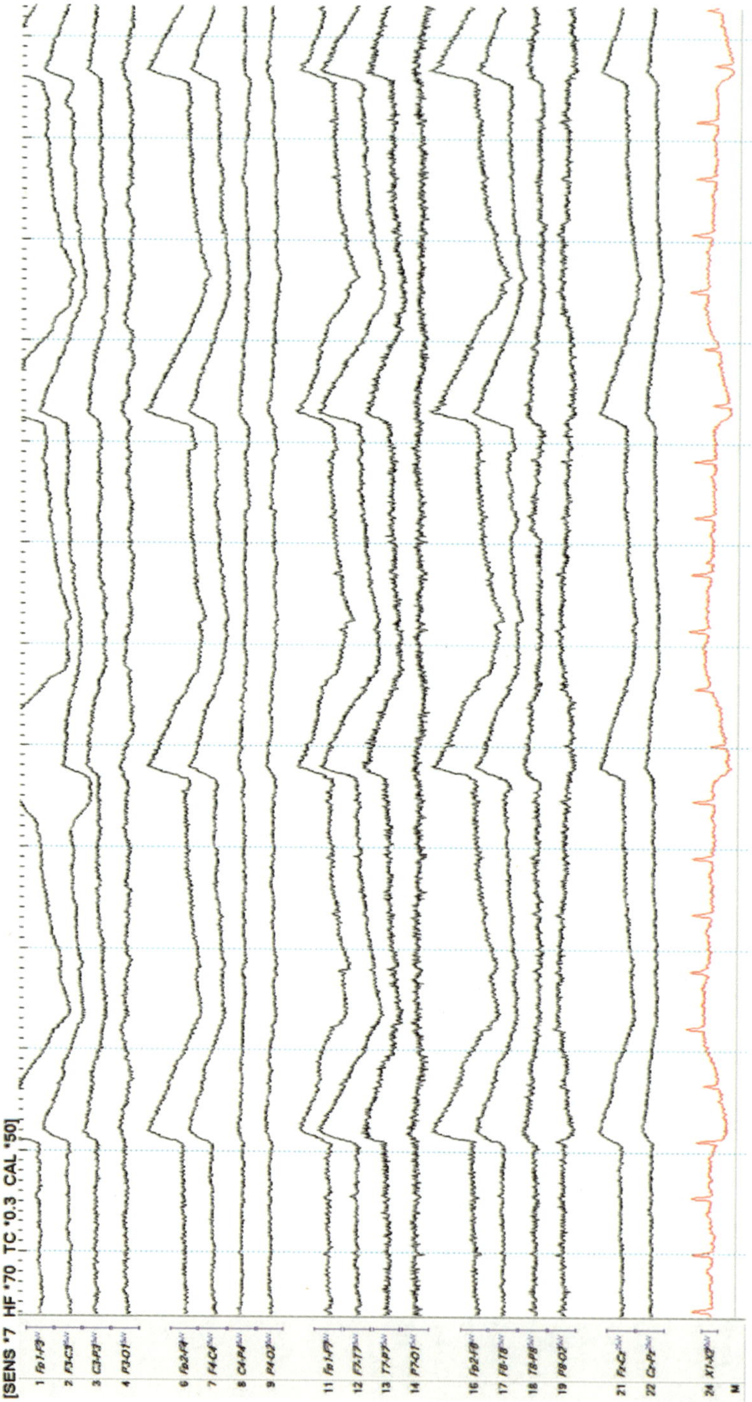

图 4.14 呼吸机运动伪差。

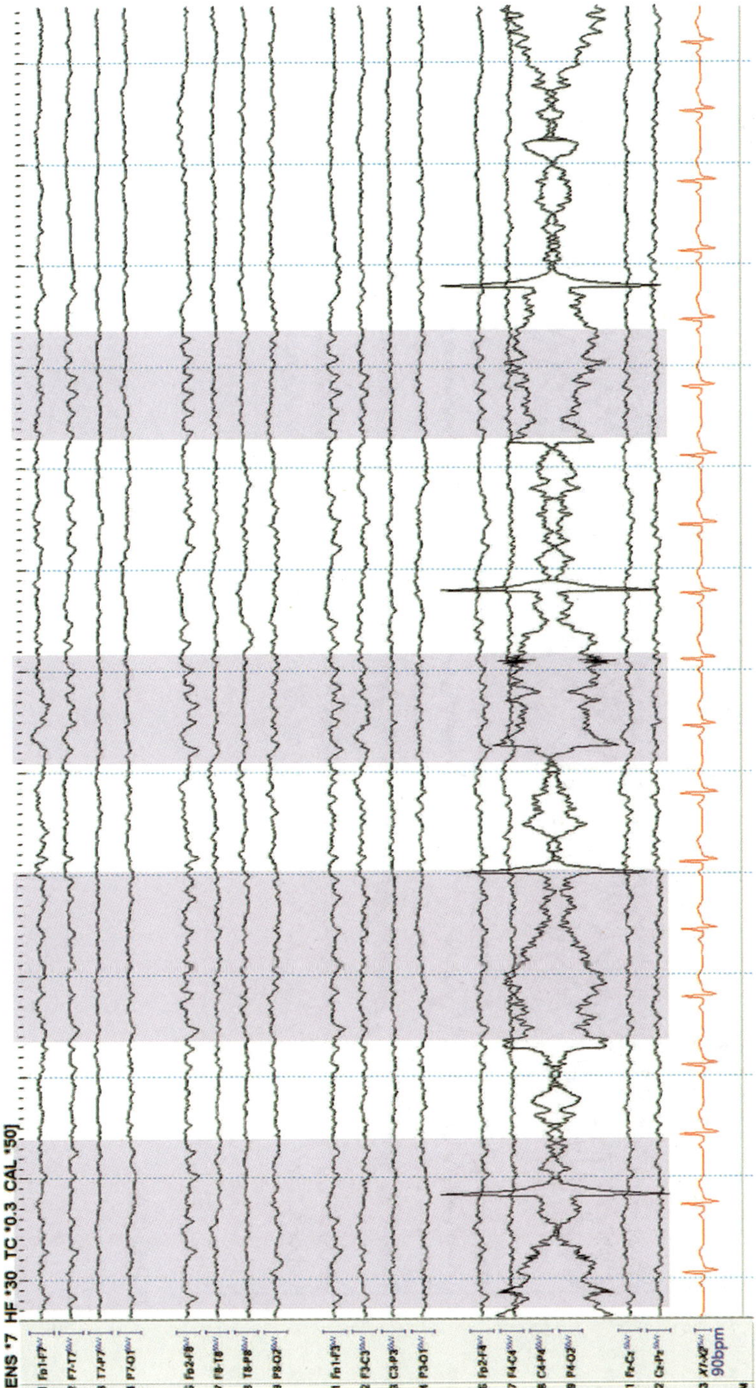

图 4.15 呼吸机“气过水声”伪差（紫色高亮所示）。

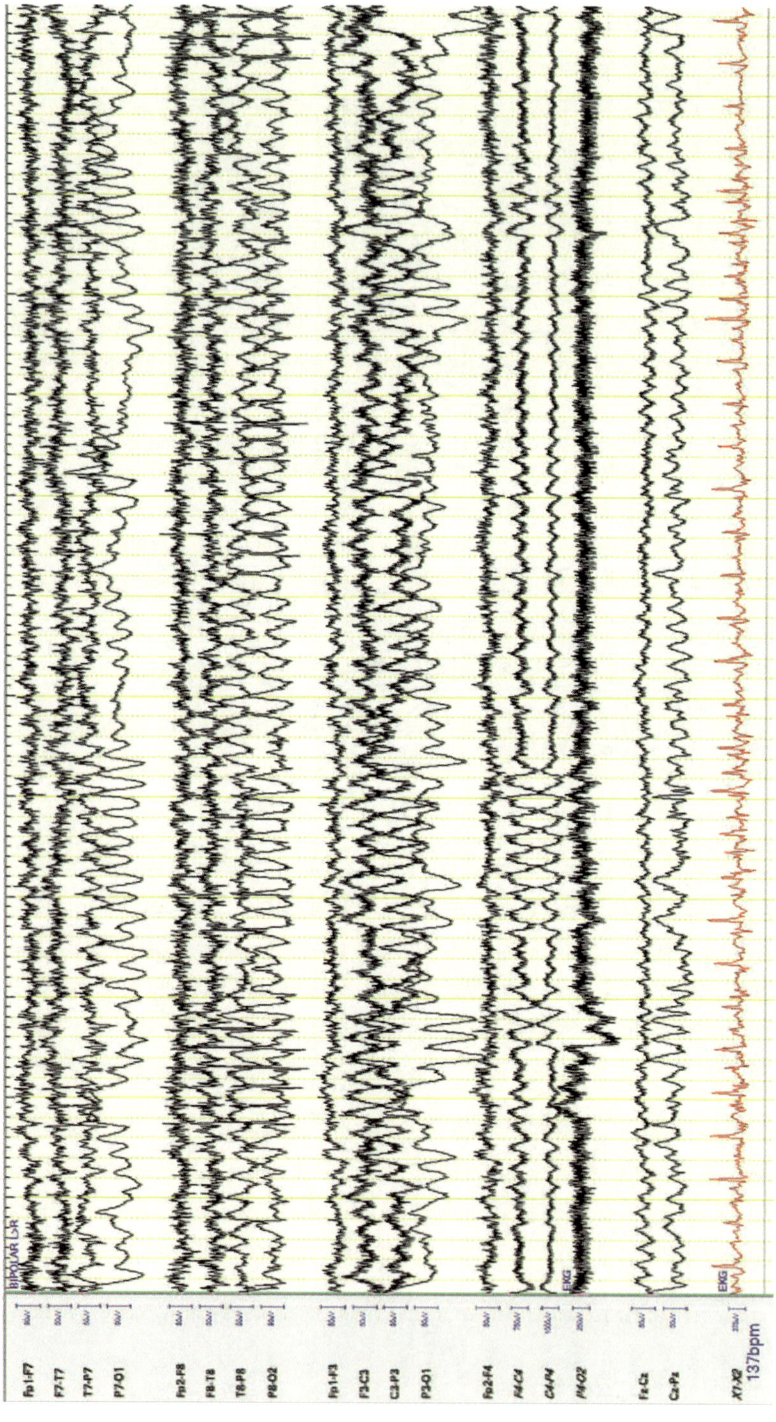
Fp1-F7
F7-T7
T7-P7
P7-O1
Fp2-F8
F8-T8
T8-P8
P8-O2
Fp1-F3
F3-C3
C3-P3
P3-O1
Fp2-F4
F4-C4
C4-P4
P4-O2
Fz-Cz
Cz-Pz
X1-X2
137bpm
EKG
BIPOLAR L>R

图 4.16　床振动伪差。

外部医疗设备

体外膜肺氧合（ECMO），连续性静脉-静脉血液滤过（CVVH）和血液透析（HD）等设备可产生异常的节律性伪差。

同样，这些伪差很容易在床旁识别[2]。

常见药物作用

许多常用药物可导致EEG改变。

这些脑电改变包括过量α和β活动，θ和δ慢波，癫痫样异常波，以及可能是脑电发作或癫痫持续状态的节律性或周期性模式。这些药物作用在老年人、认知障碍患者和肾功能不全患者中较为常见。药物作用通常是全面性和对称性的；不对称可能提示存在潜在的病灶。

过量的α和β活动。巴比妥类药物和苯二氮䓬类药物引起大量全面性或额区为主的β活动。酒精戒断、中枢神经系统兴奋剂（可卡因、安非他明、哌甲酯）和三环抗抑郁药也可能导致过量的α和β活动。图4.17显示了过量的β活动的EEG表现。

θ和δ慢波可能与苯妥英、卡马西平、卡马西平环氧化物（10,11）和丙戊酸盐等抗癫痫药物的毒性作用有关。氯氮平、三环类抗抑郁药物和锂剂也可导致弥漫性θ和δ慢波增加。

尖波/棘波：使用安非拉酮、氯氮平、锂、吩噻嗪类药物（如氯丙嗪、氟奋乃静、丙氯拉嗪）、选择性5-羟色胺再摄取抑制剂和三环抗抑郁药等精神类药物时，可能出现棘波/尖波。中毒剂量下更容易出现尖波/棘波。抗癫痫药物减量也可能出现癫痫样放电增多。继而导致临床发作或脑电发作。图4.18显示与氯氮平相关的棘波表现。

节律性和周期性模式（RPP），包括代表癫痫和（或）癫痫持续状态的模式，可能在某些药物中毒的情况下出现。常见的EEG模式包括具有三相形态（也称为三相波）的全面性周期性放电（GPD）和全面性节律性δ活动（GRDA）。

常见病因包括抗生素（尤其是头孢吡肟）相关脑病，以及化疗药物/免疫

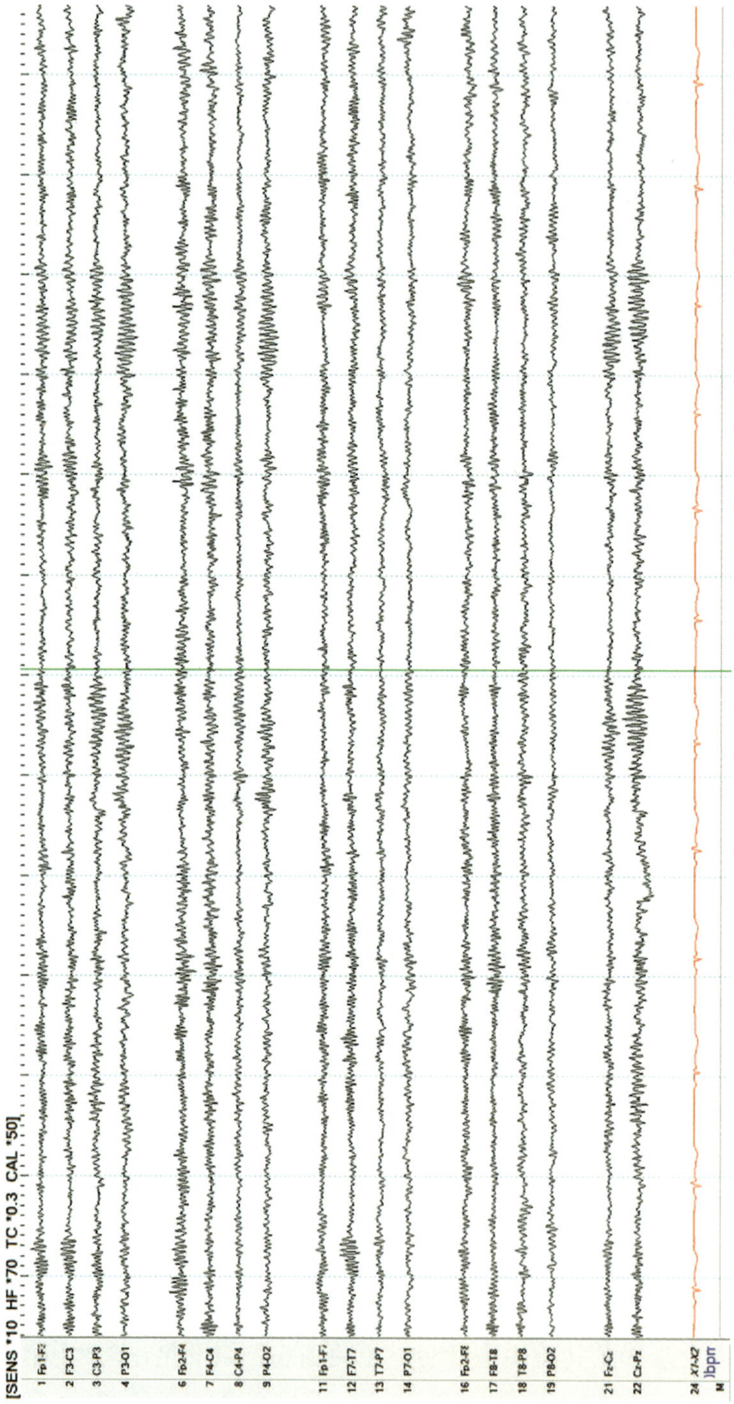
[SENS *10 HF *70 TC *0.3 CAL *50]
1 Fp1-F3
2 F3-C3
3 C3-P3
4 P3-O1
6 Fp2-F4
7 F4-C4
8 C4-P4
9 P4-O2
11 Fp1-F7
12 F7-T7
13 T7-P7
14 P7-O1
16 Fp2-F8
17 F8-T8
18 T8-P8
19 P8-O2
21 Fz-Cz
22 Cz-Pz
24 X1-X2

图 4.17 大量β快波。

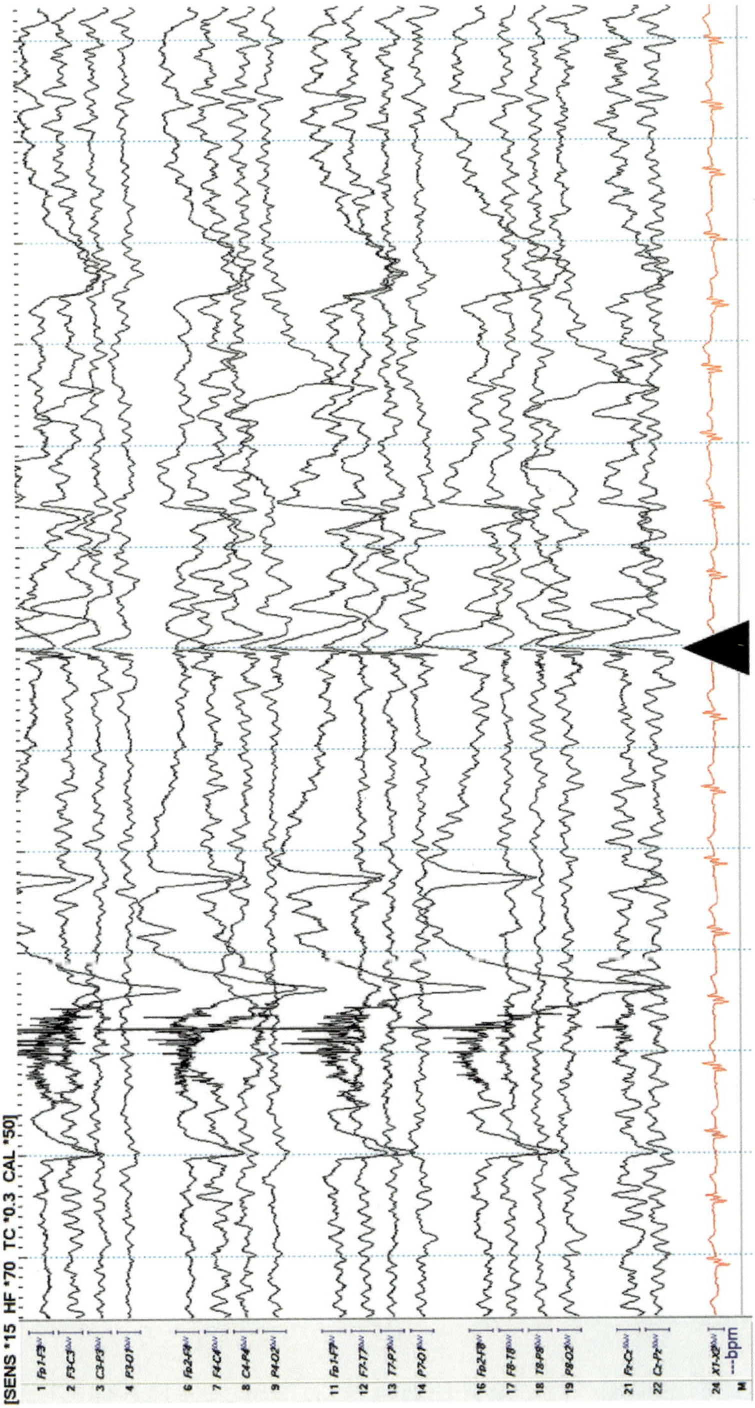

图 4.18　氯氮平使用相关棘波（黑色箭头所示）。

抑制剂的药物作用（如化疗药物贝伐珠单抗、环孢素、阿糖胞苷、多柔比星、依托泊苷、异环磷酰胺、门冬酰胺酶和长春新碱；免疫抑制剂如他克莫司）。巴氯芬、左旋多巴、锂剂、阿片类药物和戊巴比妥的毒性/戒断也可能引起GPD。较少见的病因包括丙戊酸相关高氨血症脑病[3,4]。

图4.19显示了头孢吡肟（抗生素）相关脑病的GPD，具有三相形态（既往称为三相波）。

静脉麻醉剂的EEG模式

丙泊酚通过激活γ-氨基丁酸（GABA-A）受体发挥皮质、丘脑和脑干的抑制作用。使用丙泊酚镇静与弥漫性过量的α和（或）β活动相关。当丙泊酚团注用于麻醉诱导时，可能会出现高波幅的δ慢波。无意识期间EEG表现为低波幅、δ慢波伴近乎连续的额叶α频率纺锤波活动（类似于睡眠纺锤波）。麻醉深度进一步加深（药物诱导昏迷）导致暴发抑制，随后是完全抑制。丙泊酚麻醉苏醒的特征性表现是频率较快然后逐渐恢复。

丙泊酚输注也可能导致反常兴奋，少见情况下与肌阵挛相关[5]。图4.20为丙泊酚的EEG纺锤波。

氯胺酮选择性的与脑和脊髓抑制性中间神经元上的NMDA受体（谷氨酸）结合，引起神经元兴奋，导致脑代谢和皮质血流量增加。在低剂量药物作用下解离、欣快感和幻觉较为常见。EEG显示过度的β活动。在高剂量药物作用下兴奋性神经元也被阻滞，引起意识丧失。图4.21显示了氯胺酮的药物作用。

右美托咪定是一种镇静剂和麻醉辅助用药，常用于ICU和手术室。它是蓝斑突触前α-2受体的选择性激动剂。蓝斑的超极化导致下丘脑抑制丧失，引发非快动眼睡眠样状态。患者在镇静状态下很容易被唤醒，呼吸抑制的风险很小。EEG显示睡眠纺锤波和半节律性高波幅δ慢波模式，与慢波睡眠非常相似。图4.22显示右美托咪定药物作用的EEG表现。

吸入麻醉剂的EEG模式

七氟醚、异氟醚和地氟醚（醚衍生物）通过激活GABA受体使其抑制作用

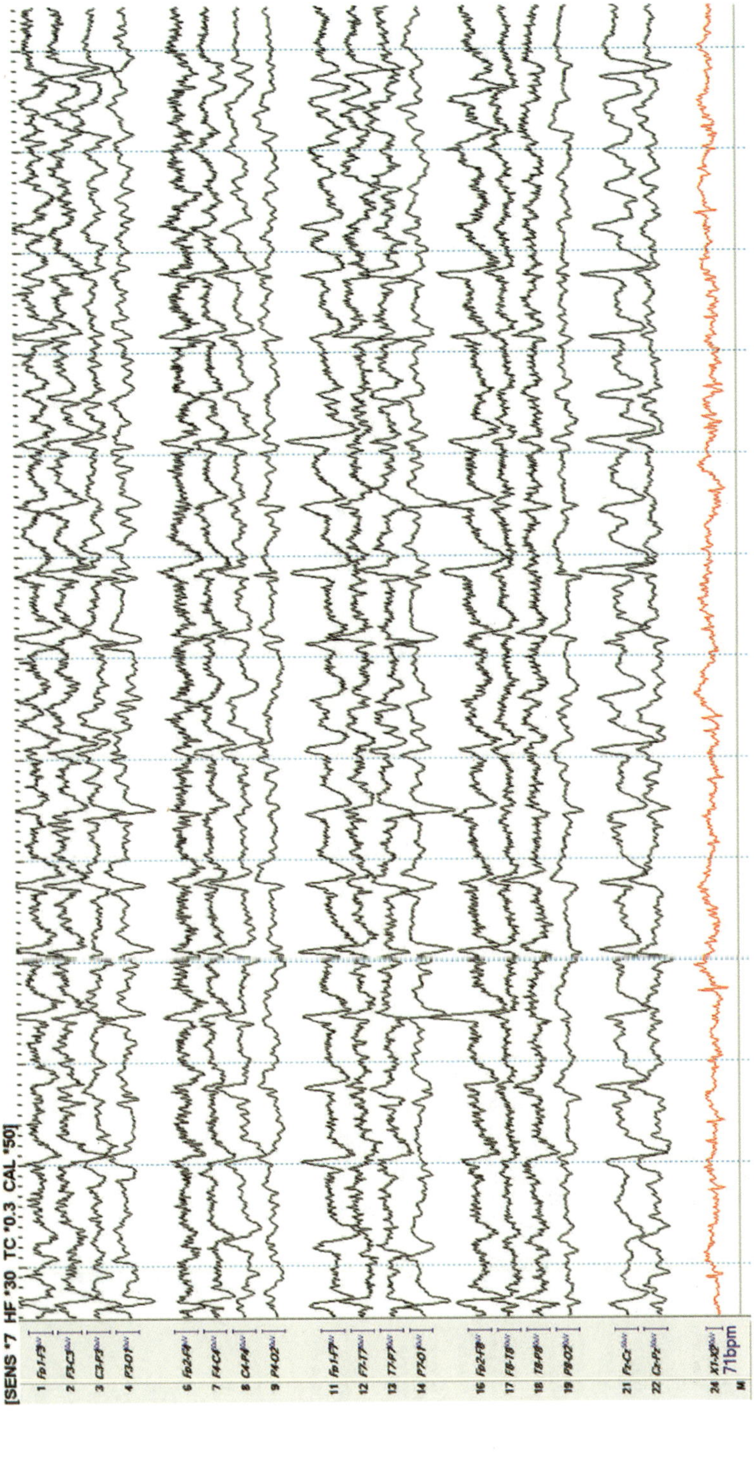

图4.19 头孢吡肟（抗生素）相关脑病，表现为全面性周期性放电伴三相波。

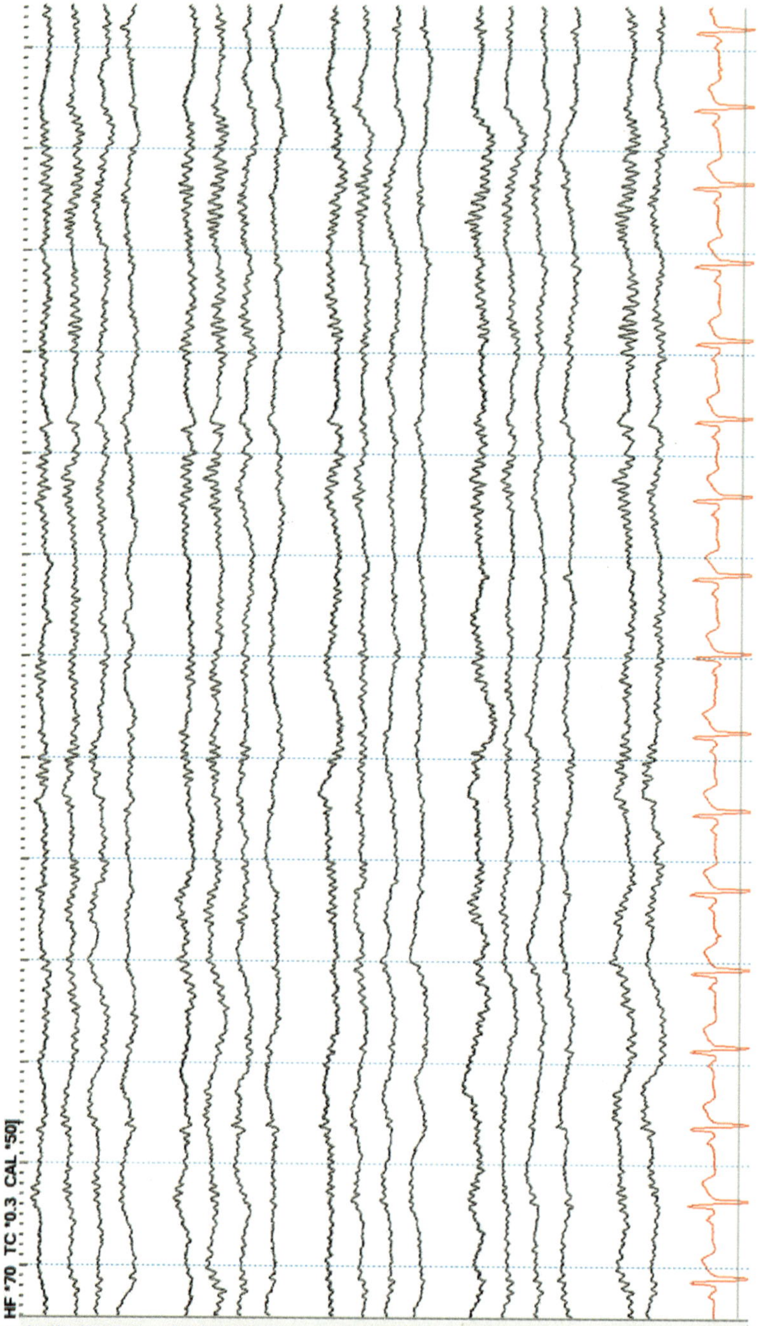

图 4.20 丙泊酚药物作用。

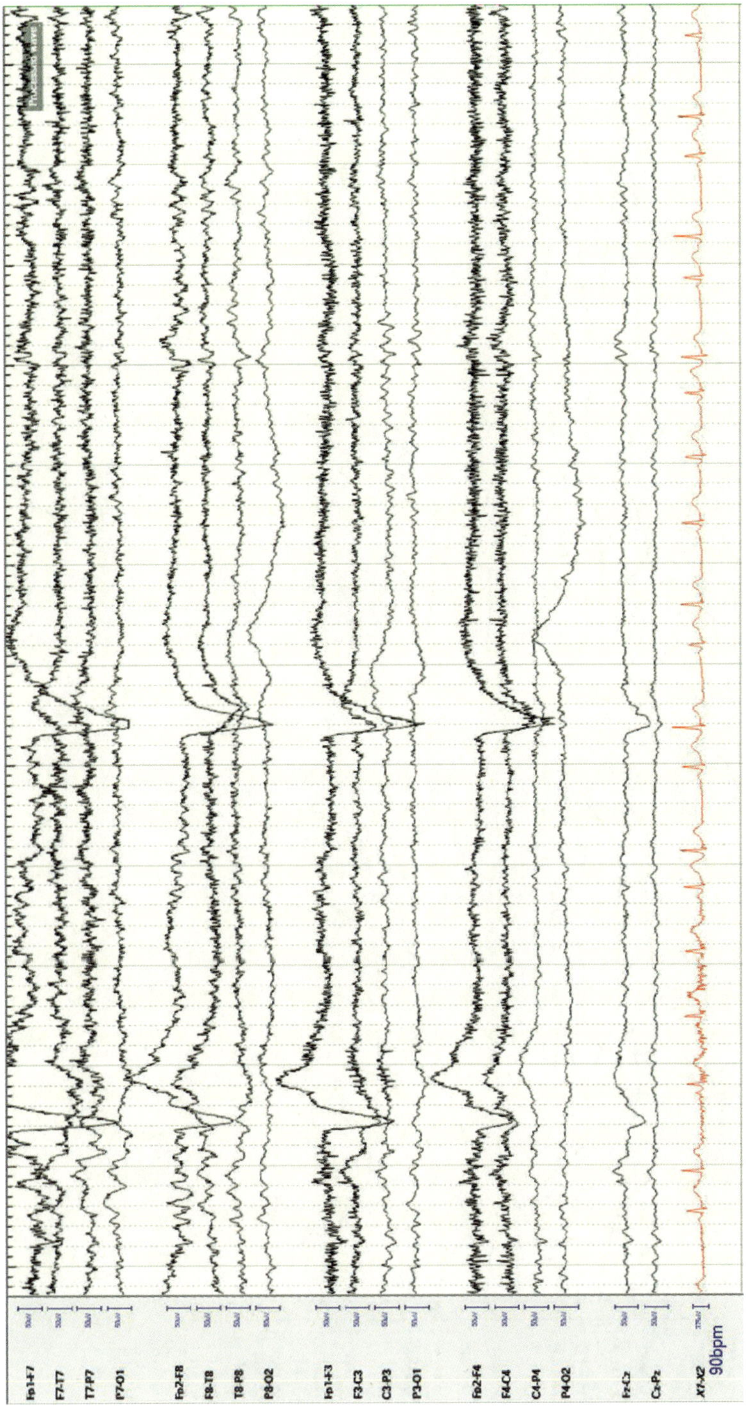

图4.21　氯胺酮药物作用。

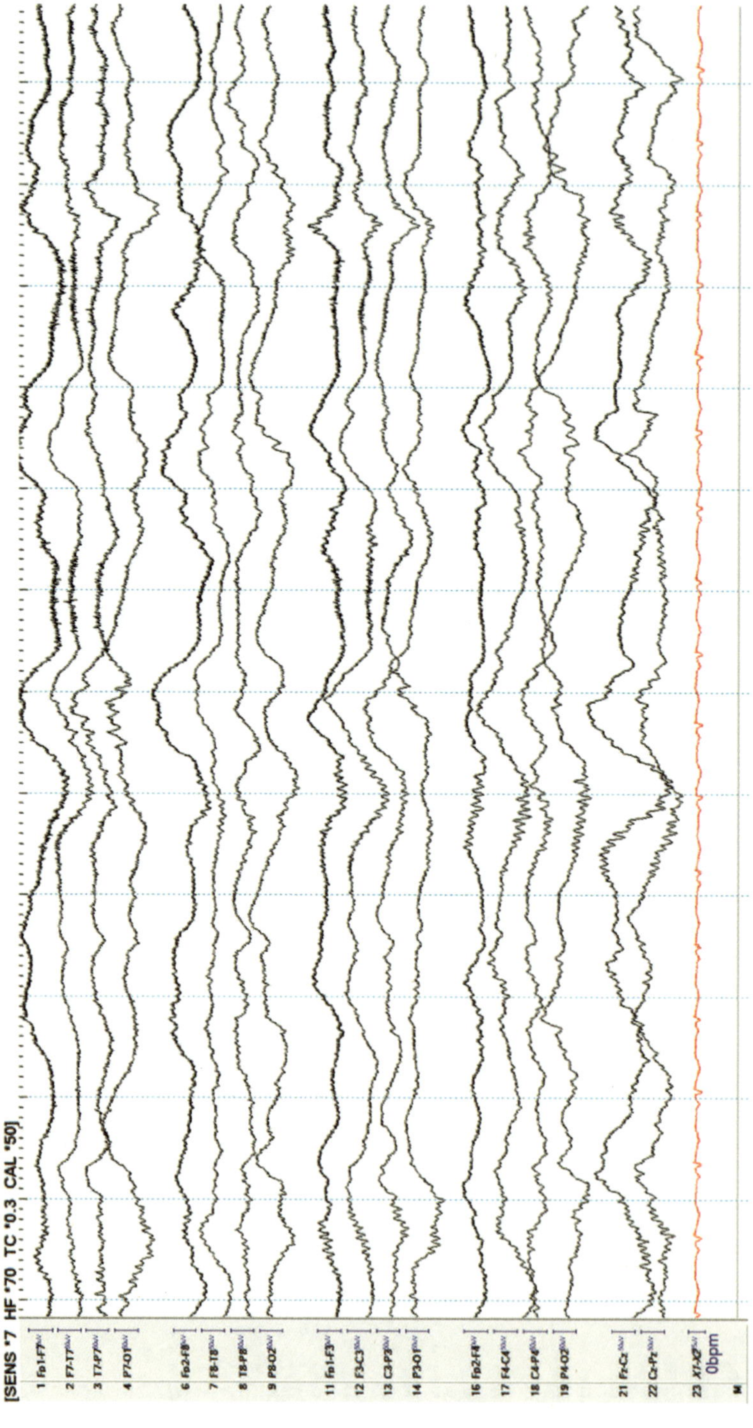

图 4.22　右美托咪定药物作用。

增加，再加上一系列作用产生全身麻醉效果。在最低肺泡浓度（MAC）之下，EEG出现类似应用丙泊酚后出现的δ慢波伴α活动暴发。维持在MAC或以上的水平会导致θ活动出现，提示深度麻醉。更高剂量时可出现暴发抑制或完全抑制的EEG波形。

一氧化氮是一种麻醉辅助药物，它通常与EEG上过度的快波活动相关。乙醚麻醉维持后过渡到高流量一氧化氮可引起短暂的全面性高波幅δ慢波，最终随着过量快波活动的恢复而消失[6]。

参考文献

1. Newey CR, Hornik A, Guerch M, Veripuram A, Yerram S, Ardelt A. The benefit of neuromuscular blockade in patients with postanoxic myoclonus otherwise obscuring continuous electroencephalography (CEEG). *Critical Care Research and Practice*.2017 Feb 6;2017.
2. White DM, Van Cott CA. EEG artifacts in the intensive care unit setting. *American Journal of Electroneurodiagnostic Technology*. 2010 Mar 1;50(1):8–25.
3. Blume WT. Drug effects on EEG. *Journal of Clinical Neurophysiology*. 2006 Aug 1; 23(4):306–11.
4. Bhattacharyya S, Darby RR, Raibagkar P, Castro LN, Berkowitz AL. Antibioticassociated encephalopathy. *Neurology*. 2016 Mar 8;86(10):963–71.
5. Hughes NJ, Lyons JB. Prolonged myoclonus and meningism following propofol.*Canadian Journal of Anaesthesia*. 1995 Aug 1;42(8):744–6.
6. Purdon PL, Sampson A, Pavone KJ, Brown EN. Clinical electroencephalography for anesthesiologists: Part I: Background and basic signatures. *Anesthesiology*. 2015 Oct;123(4):937–60.

第5章 癫痫样放电、癫痫发作和癫痫持续状态

- 癫痫样放电
- 癫痫发作
- 癫痫持续状态
- 癫痫发作的EEG标准
- 癫痫持续状态的EEG标准
- 短暂发作样节律性放电（BIRD）
- 难治性癫痫持续状态
- 超难治性癫痫持续状态

在多数情况下，持续脑电图（CEEG）的主要目标是对临床不明确的癫痫发作和癫痫持续状态进行诊断。如同临床癫痫发作，EEG上的癫痫发作（脑电发作）可以有各种各样的表现和含义。尽管癫痫持续状态是一种定义明确且众所周知的神经系统急症，但对于持续脑病或昏迷而病因不明确的患者，非惊厥性（隐匿性）癫痫持续状态这一病因仍存在一定比例的漏诊和误诊。CEEG对诊断和治疗至关重要。

癫痫样放电

癫痫样放电是短暂出现的（突发突止），具有特定的形态且通常是尖样波的EEG表现（见第3章：异常波）。需要注意的是，癫痫样放电≠癫痫发作！

癫痫发作由许多连续的癫痫样放电组成。单次癫痫样放电相对于癫痫发作来说，如同室性早搏（PVC）相对于室性心动过速，这一类比并不完美，但有助于读者理解。

癫痫样放电的形态多种多样，包括：

- 棘波：时限<70ms
- 尖波：时限为70~200ms
- 棘慢波：棘波继之以慢波

- 尖慢波：尖波继之以慢波
- 多棘波：连续多个棘波
- 阵发性快活动：无法解释的阵发性，通常为β频率范围的快活动

癫痫样放电尽管形态各异但临床意义相似：均提示皮质兴奋性增加（有时称为皮质过度兴奋），代表癫痫发作的风险增加。

癫痫样放电可以是局灶性的（起源于大脑的特定区域）或全面性的（整个头部同时出现）。癫痫样放电的类型有助于判断患者癫痫发作的起始部位并指导治疗。图5.1和图5.2显示了典型的局灶性和全面性癫痫样放电。

有些读图医师会使用“一过性尖波”这个术语。这个术语提示一过性波形缺乏明确的癫痫样放电的形态，其临床意义不明确。临床上如果对EEG报告存在疑问，请直接与脑电图报告医师沟通。

癫痫样放电本身通常不需要治疗或干预，但根据具体的临床情况，可能需要“预防性”使用抗癫痫药物（ASM）治疗。

癫痫发作

癫痫发作存在多种定义，来自国际抗癫痫联盟的常用定义是“由于大脑神经元异常过度或同步活动而导致的一过性症状和（或）体征”。并非所有的癫痫发作都能在EEG上被检测到。EEG检测到的癫痫发作被称为脑电发作或电临床癫痫发作[1]。

癫痫持续状态

癫痫持续状态存在多种不同版本的定义，但通俗地说，这种“最严重的癫痫发作”是指长时间的、无法控制的发作或连续多次发作，发作间期意识没有恢复正常[2]。

若患者的癫痫发作存在明显的临床症状，则可诊断癫痫持续状态，而不需要进行EEG监测，无须为等待EEG检查而延误治疗。然而，对于没有明显临床症状，或者表现为伴或不伴其他细微抽动的昏迷的患者，EEG对于癫痫持续状态的诊断和治疗是必不可少的。

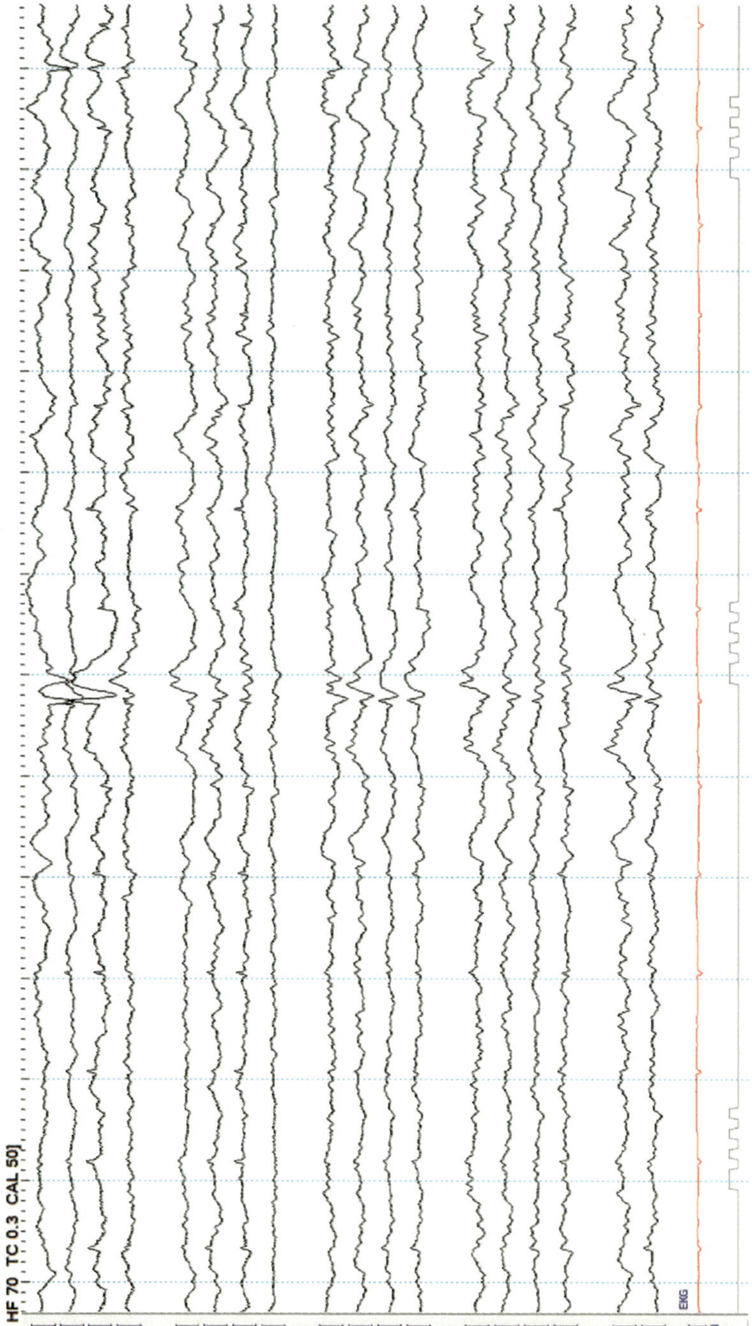

图 5.1 局灶性癫痫样尖波。

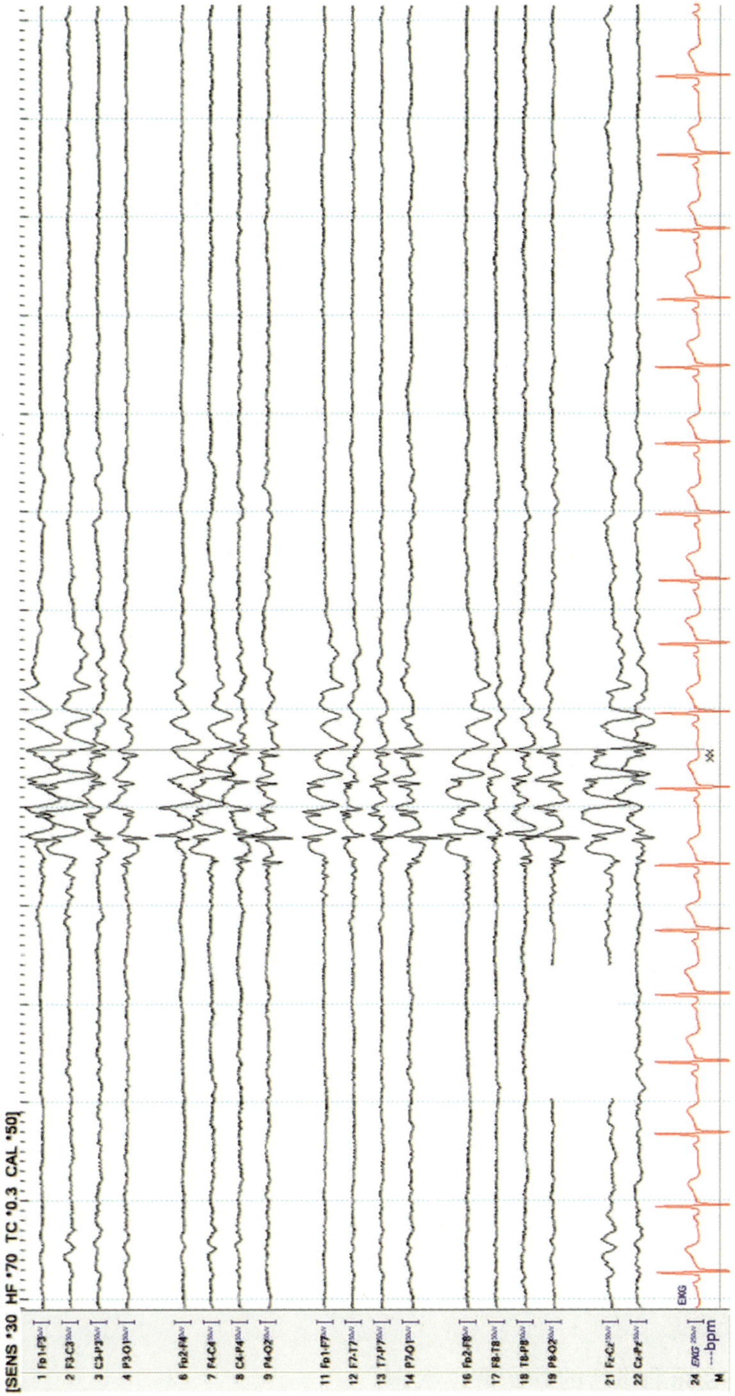

图 5.2　短暂的全面性棘慢波。

癫痫发作的EEG标准

在最新的美国临床神经生理学会（ACNS）《重症脑电监测标准术语》中[3]，癫痫发作的EEG诊断标准如下：

- 脑电发作（ESz）
  - 纯粹通过EEG标准诊断的癫痫发作。
  - ACNS定义：
    - “癫痫样放电平均频率>2.5 Hz，持续≥10s（10s内>25次放电）”
    - 任何有明确演变模式的且持续≥10s（关于演变的更深入扩展，请参考第9章）。
- 电临床癫痫发作（ECSz）
  - 结合EEG和临床标准一起诊断的癫痫发作，并不一定完全符合ESz的所有诊断标准。
  - ACNS定义：
    - 异常EEG模式（任何时程）与临床发作具有明确的锁时相关性。
    - “静脉注射抗癫痫药物后，EEG和临床均改善”。

如图5.3所示，可见脑电发作的不断演变。

需要再次强调的是，并非所有的癫痫都能通过头皮EEG检测到。多达2/3的亚临床或局灶性癫痫发作可能无法通过头皮脑电图发现[4]！在决定是否对可疑癫痫发作进行治疗时，始终应结合临床判断，而不仅仅依靠脑电图。

癫痫发作通常需使用抗癫痫药物治疗。本书第11章将对癫痫治疗进行更深入的探讨。

癫痫持续状态的EEG标准

根据ACNS 2021年发布的《重症脑电监测标准术语》[3]，并且主要基于早期的“萨尔茨堡标准”（参见第9章），癫痫持续状态的EEG诊断标准如下：

- 脑电发作持续状态（ESE）
  - 纯粹通过EEG标准诊断的癫痫持续状态。

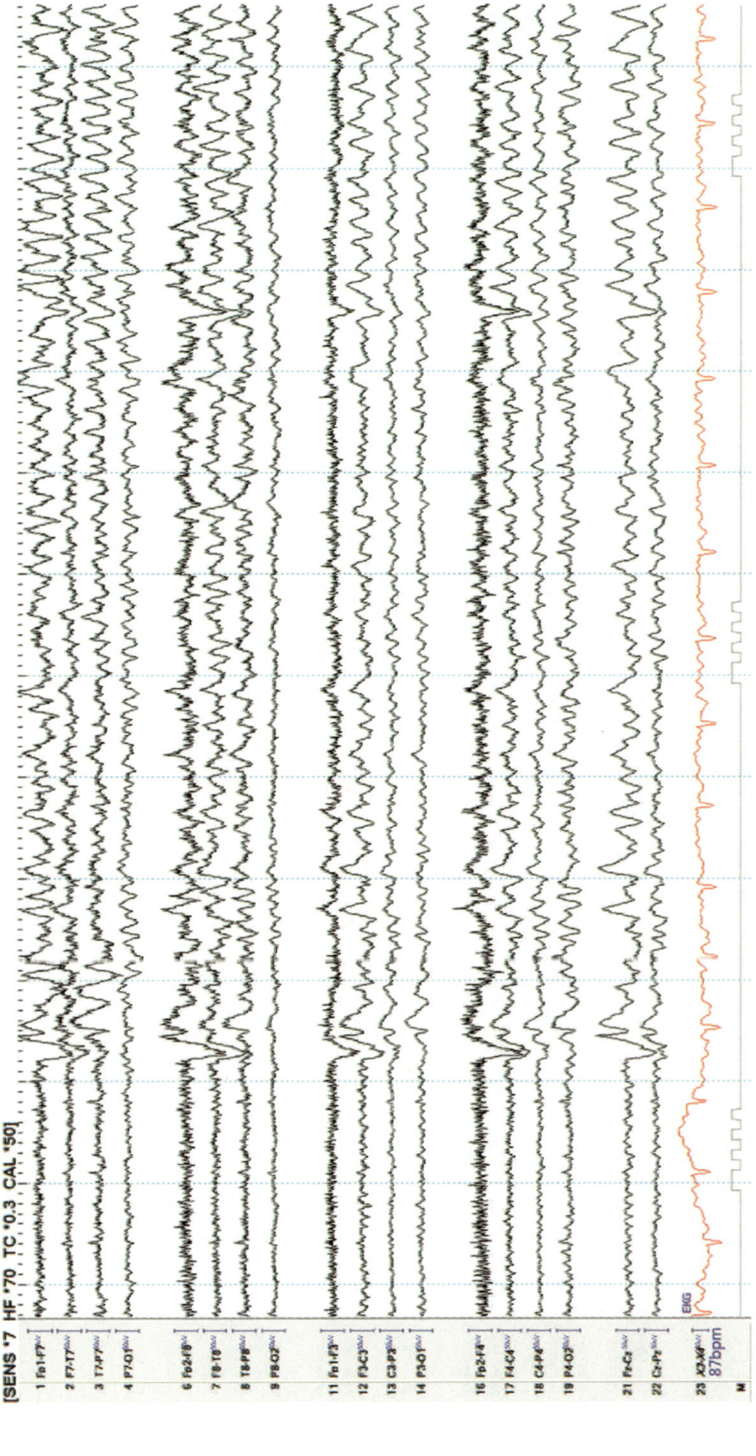

图 5.3　脑电发作伴演变。（待续）

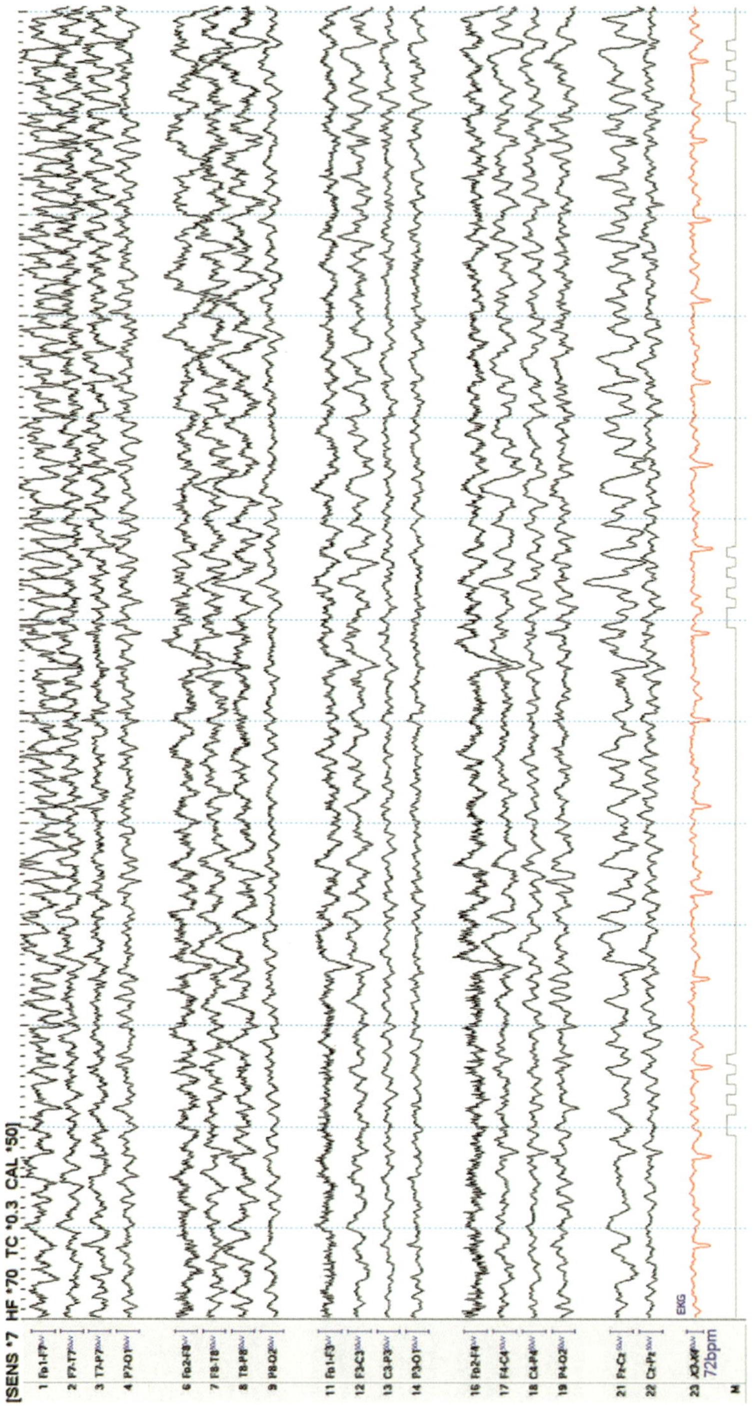

图 5.3（续） 脑电发作伴演变。（待续）

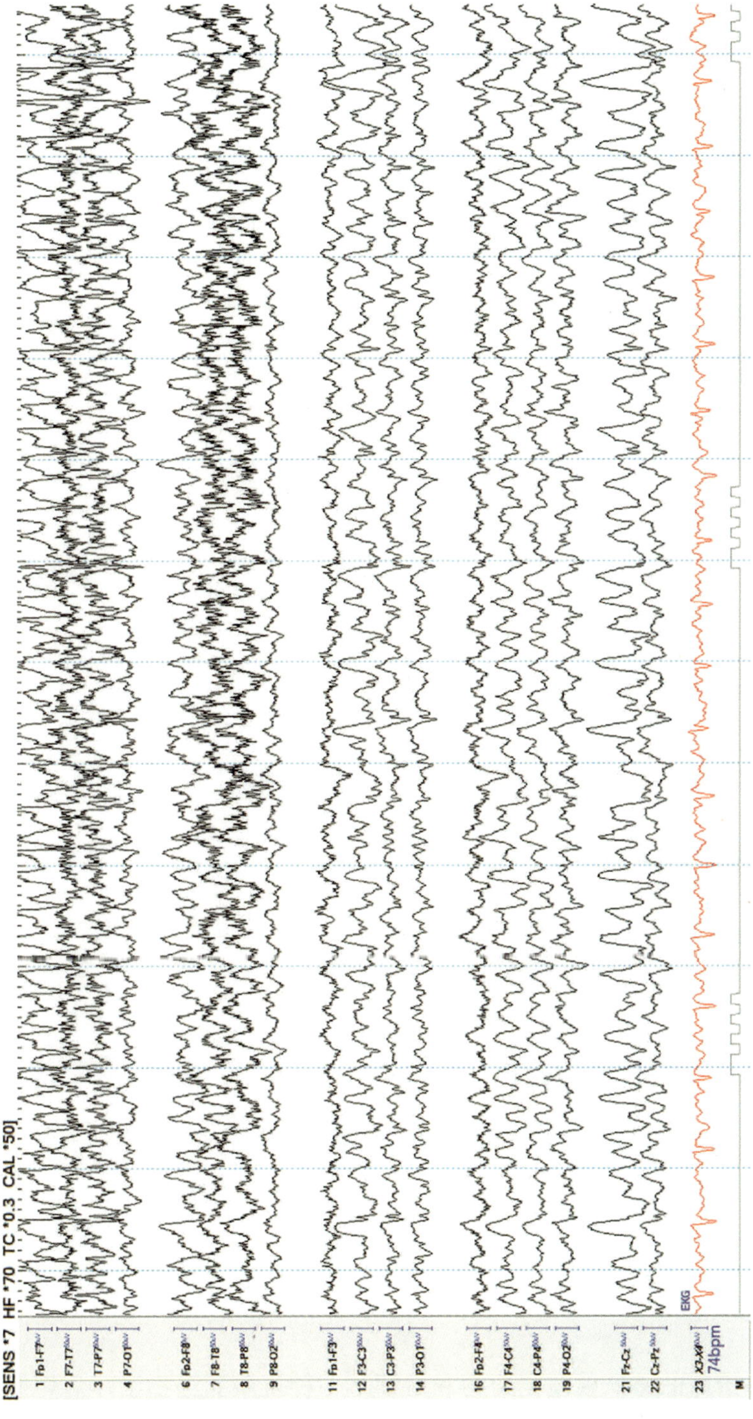

图5.3（续）脑电发作伴演变。

- ACNS定义：
  - 脑电发作（ESz）“持续时间≥10min，或任意60min EEG记录中ESz的发作时间总和≥20%”。
  - 存在明确演变且持续时间≥10min的任何EEG模式；关于演变的拓展内容参见第9章。
- 电临床癫痫持续状态（ECSE）
  - 结合EEG和临床症状共同诊断的癫痫持续状态，并不一定完全符合ESE的所有诊断标准。
  - ACNS定义：
    - 电临床癫痫发作（ECSz）“持续时间≥10min，或任意60min EEG记录中ECSz的发作时间总和≥20%”。
    - 对于全面性强直-阵挛发作（GTC）或继发双侧强直-阵挛发作（BTC），癫痫发作持续时间≥5min即符合ECSE的诊断标准。

图5.4显示了一例癫痫持续状态（ESE）患者的EEG表现。

关于发作期-发作间期连续体（IIC）和“可能的电临床癫痫持续状态”的拓展内容参见第5章和第10章。癫痫持续状态治疗的详细内容参见第9章。

短暂发作样节律性放电（BIRD）

根据ACNS的定义，当异常癫痫样放电或存在演变的癫痫样放电持续时间<10s，并且没有引起明显的临床症状或体征时，这些异常放电并不符合癫痫发作的定义。

这些异常的EEG放电直到最近才有了一个恰当的命名，目前被称为短暂发作样节律性放电（BIRD）[5-8]。通常情况下，BIRD提示癫痫发作风险较高，甚至使用头皮EEG可能难以检测到的真正的癫痫发作活动。图5.5为一例BIRD的EEG表现。

难治性癫痫持续状态

使用初始肠外给药的苯二氮䓬类药物和后续另一种抗癫痫药物治疗后癫痫

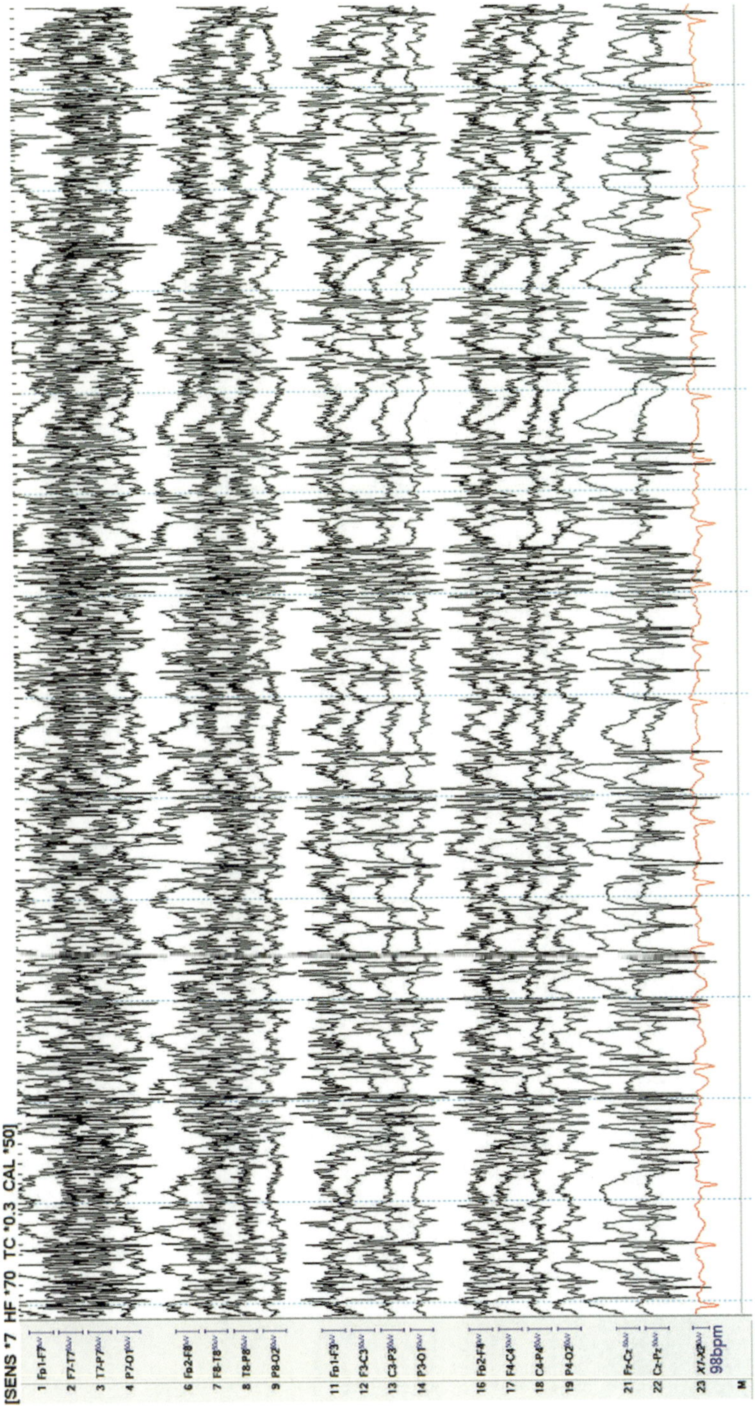

图5.4　癫痫持续状态（ESE）患者的EEG表现。

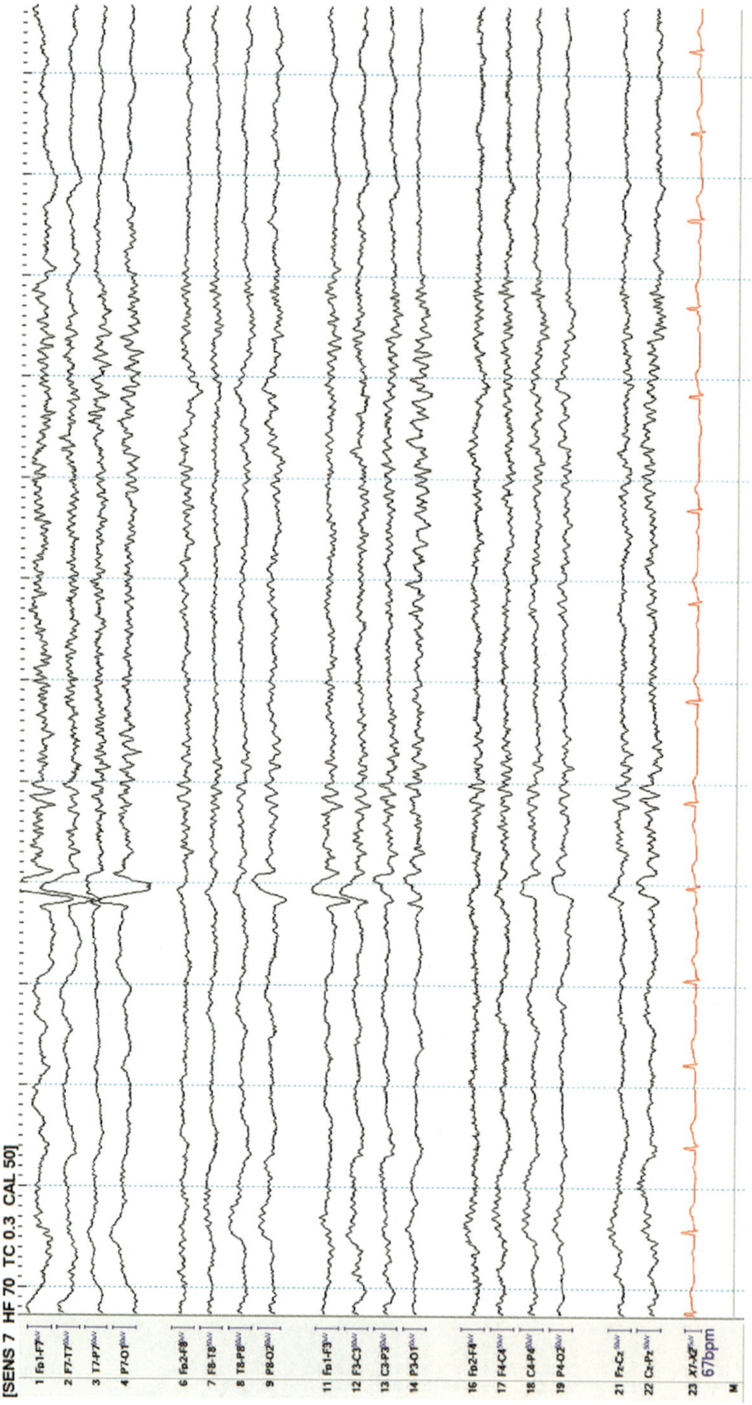

图5.5 短暂发作样节律性放电（BIRD）的EEG表现。

持续状态仍无法终止，称为难治性癫痫持续状态（RSE）。RSE通常需要通过药物诱导昏迷来治疗，关于RSE更深入的探讨请参考第9章。

超难治性癫痫持续状态

使用足量的静脉麻醉药物进行药物诱导昏迷治疗后，癫痫发作和其他癫痫样活动仍无法抑制，称为超难治性癫痫持续状态（SRSE）。SRSE的相关拓展内容，包括管理策略在内，请参考第9章的病例分析和讨论。

参考文献

1. Fisher RS, van Emde Boas W, Blume W, et al. Epileptic seizures and epilepsy: Definitions proposed by the International League Against Epilepsy (ILAE) and the International Bureau for Epilepsy (IBE). *Epilepsia*. 2005 Apr;46(4):470–2.
2. Trinka E, Kälviäinen R. 25 years of advances in the definition, classification and treatment of status epilepticus. *Seizure*. 2017 Jan;44:65–73.
3. Hirsch LJ, Fong MWK, Leitinger M, et al. American Clinical Neurophysiology Society’s Standardized Critical Care EEG Terminology: 2021 version. *Journal of Clinical Neurophysiology*. 2021 Jan 1;38(1):1–29.
4. Casale MJ, Marcuse LV, Young JJ, et al. The sensitivity of scalp EEG at detecting seizures–a simultaneous scalp and stereo EEG study. *Journal of Clinical Neurophysiology*. 2022 Jan 1;39(1): 78–84.
5. Yoo JY. BIRDs (brief potentially ictal rhythmic discharges) watching during EEG monitoring. *Frontiers in Neurology*. 2022 Aug 23;13:966480.
6. Yoo JY, Jetté N, Kwon CS, et al. Brief potentially ictal rhythmic discharges and paroxysmal fast activity as scalp electroencephalographic biomarkers of seizure activity and seizure onset zone. *Epilepsia*. 2021 Mar;62(3):742–51.
7. Yoo JY, Marcuse LV, Fields MC, et al. Brief potentially ictal rhythmic discharges [B(I)RDs] in noncritically ill adults. *Journal of Clinical Neurophysiology*. 2017 May;34(3):222–9.
8. Yoo JY, Rampal N, Petroff OA, et al. Brief potentially ictal rhythmic discharges in critically ill adults. *JAMA Neurology*. 2014 Apr;71(4):454–62.

第6章 节律性和周期性模式(RPP)和发作期–发作间期连续体(IIC)

- RPP的EEG标准术语
- RPP的常见类型
- RPP的常见病因
- 明确发作期和发作间期EEG模式的鉴别
- 癫痫发作的高危和病理性标志物
- 发作期–发作间期连续体（IIC）
- RPP和IIC模式的治疗

节律性和周期性模式（RPP）在重症患者中较为常见，其临床严重程度涵盖从一般到紧急的各种情况。在多数情况下，RPP的临床意义并不明确，介于存在癫痫发作风险和可能导致神经损伤的癫痫发作（明确癫痫）之间。这一概念被定义为发作期–发作间期连续体（IIC）。

顾名思义，RPP是以“节律性”或“周期性”模式出现的放电或波形组合。具体来说，“节律性”是指波形以相对规律的频率出现且波形间没有背景活动，而“周期性”是指以相对规律的频率出现放电且放电之间存在间隔背景活动。

RPP经常突出于背景，引起读图医师的关注与担忧。使用本文介绍的床旁EEG解读方法，急救人员可以确定RPP的危险程度，并可与神经科医生协商后确定下一步诊断和治疗措施。

RPP的EEG标准术语

以下术语出自美国临床神经生理学会2021年制定的《重症脑电监测标准术语》[1-3]：

首先，RPP根据偏侧性进行定义：

- 全面性（G）：节律性或周期性模式在两个半球同步对称出现。

- 偏侧性（L）：节律性或周期性模式主要出现在单侧半球（右侧半球或左侧半球）。
- 双侧独立性（Bi）：节律性或周期性模式在两个半球均出现，但是不同步，且频率通常不同。

然后，RPP根据放电或脑波的形态进行定义：

- 周期性放电（PD）：异常放电（形态上通常为尖波或棘波，但也可能为其他波形），放电之间存在明确的背景活动期。
- 节律性δ活动（RDA）：持续出现的、有节律性的，且通常形态单一的慢波（δ）。
- 棘慢波或尖慢波（SW）：与PD类似，但每次放电后接慢波以规律重复交替的模式出现。

对出现的附加特征进行评估：

- 附加快活动（+F）：每次放电都叠加快波。
- 附加棘波、尖波或尖样波（+S）：仅适用于RDA，当RDA中混杂有棘波或尖波时（以不规则形式出现）。
- 附加节律性δ活动（+R）：仅适用于PD，表现为PD出现的同时存在与PD不同步的节律性或近乎节律性的慢波活动。

最后，必须确定RPP的频率：

- 一般来说，较慢的频率（例如，<0.5~1Hz）提示癫痫发作风险低，更接近安全的EEG模式。
- 相对而言，较高的频率（例如≥1Hz）提示更高危险模式，癫痫发作风险更高（该模式或可能代表非典型癫痫发作，特别是存在相关临床症状如运动表现）。
- 频率≥2.5 Hz持续≥10s的RPP考虑为脑电发作（ESz），持续≥10min考虑为脑电发作持续状态（ESE）。

RPP还有许多其他次要特征，但这些特征在床旁解读较为困难。

例如，在许多情况下，特别是当EEG模式持续变化时，很难区分GPD+R、GSW及GRDA+S。

然而，与其纠结于EEG模式的具体名称，不如关注RPP频率等其他因素，可能对临床更为重要。

此外，那些难以区分为节律性或周期性的RPP最好标记为“周期性”模式。

RPP的常见类型

GRDA：全面性节律性δ活动。GRDA是与癫痫发作风险相关性最小的RPP模式。GRDA是一个相对非特异性的EEG表现，可见于各种弥漫性脑病、中线深部的皮质下功能障碍或颅内压升高（这点尤为重要）（图6.1）。

LRDA：偏侧节律性δ活动。尽管不存在尖波或棘波，但LRDA等同于癫痫样放电，提示癫痫发作风险增加。这种模式可见于确诊的颞叶癫痫患者（图6.2）。

GPD（和GSW）：全面性周期性放电。基于形态、频率和病因等因素的不同，GPD在形态特征和临床意义方面存在很大差异。GPD提示弥漫性皮质过度兴奋，癫痫发作风险增加（图6.3）。

三相波（又称具有三相形态的GPD）。这是一种特殊的GPD类型，通常与肝性脑病、尿毒症或感染等中毒代谢紊乱疾病相关。三相波的形态非常特别，表现出典型的“前后梯度延迟”[4,5]（图6.4）。

LPD（和LSW）：偏侧周期性放电。LPD提示局灶性皮质过度兴奋，LPD相应脑区的癫痫发作风险增加（图6.5）。

BiPD：双侧独立周期性放电。BiPD与LPD相似，但放电在两侧半球独立出现。BiPD通常提示病灶更加弥漫或位于双侧半球，代表癫痫发作风险更高（图6.6）。

UiPD：单侧独立周期性放电。UiPD与BiPD相似，但两个独立的病灶位于同一个半球。

MfPD：多灶性周期性放电。MfPD与BiPD相似，但有三个或更多不同的放电灶。

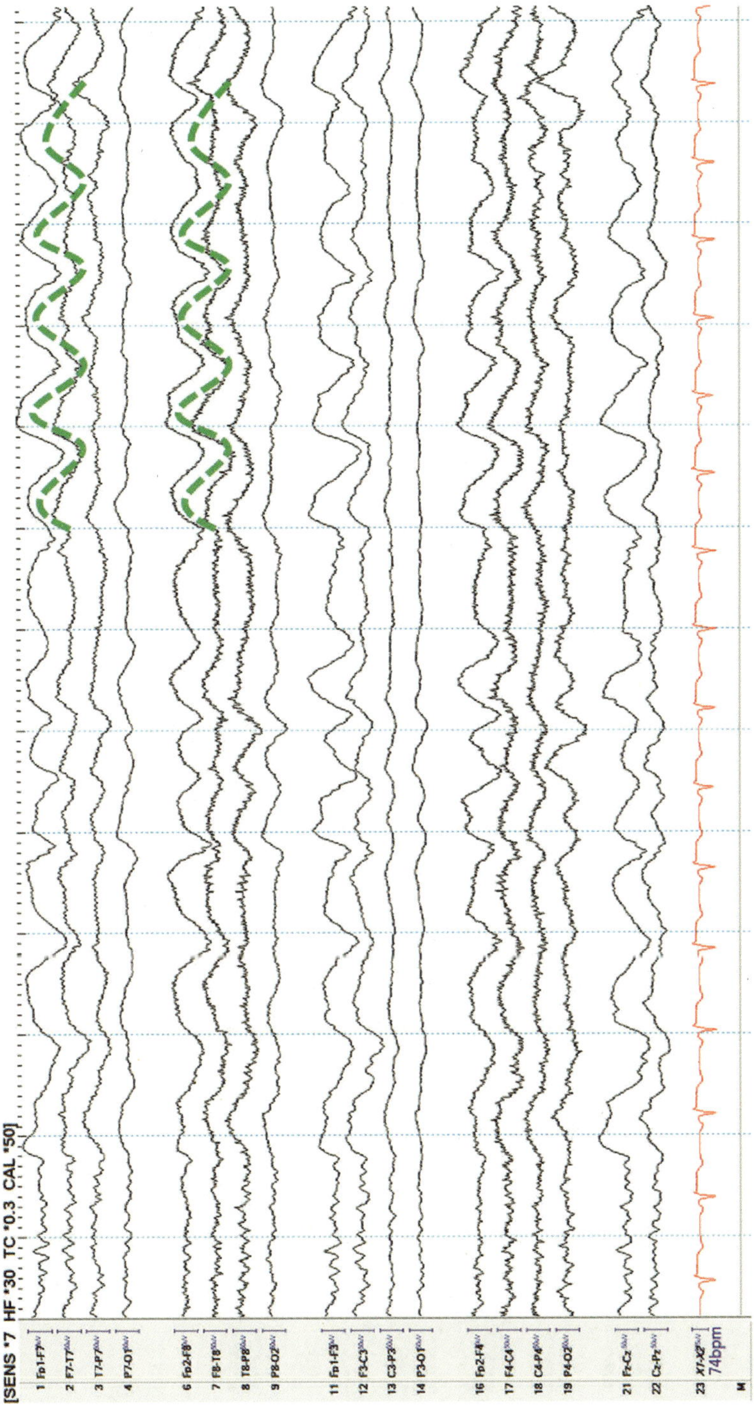

图6.1　频率为1~1.5Hz全面性节律性δ活动（GRDA）（高亮的绿线所示）。

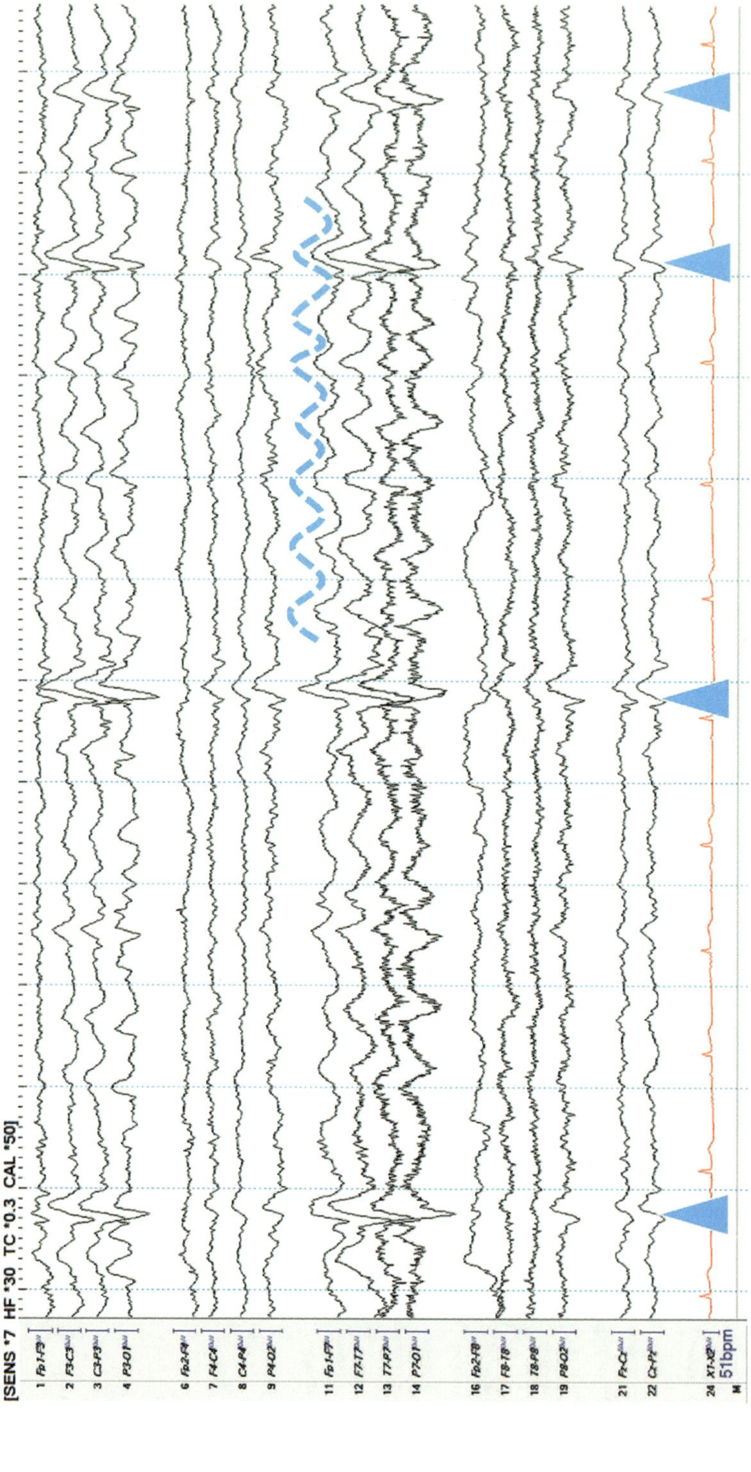

图6.2 频率为1.5~2Hz偏侧节律性δ活动（LRDA）（高亮的蓝线所示），这一例的EEG中附加尖波（蓝色箭头所示），为LRDA“+S”。

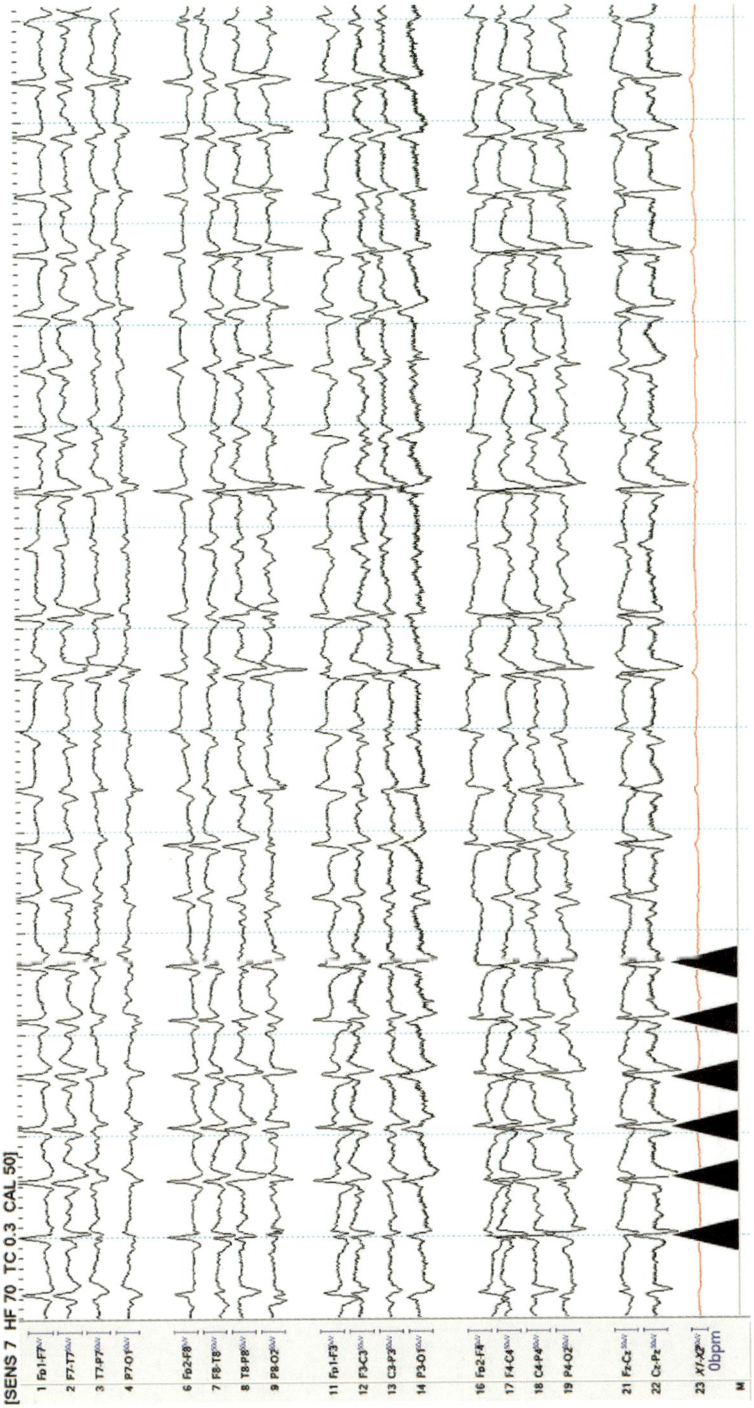

图6.3 频率为1.75~2Hz全面性周期性放电（GPD）（黑色箭头所示）。

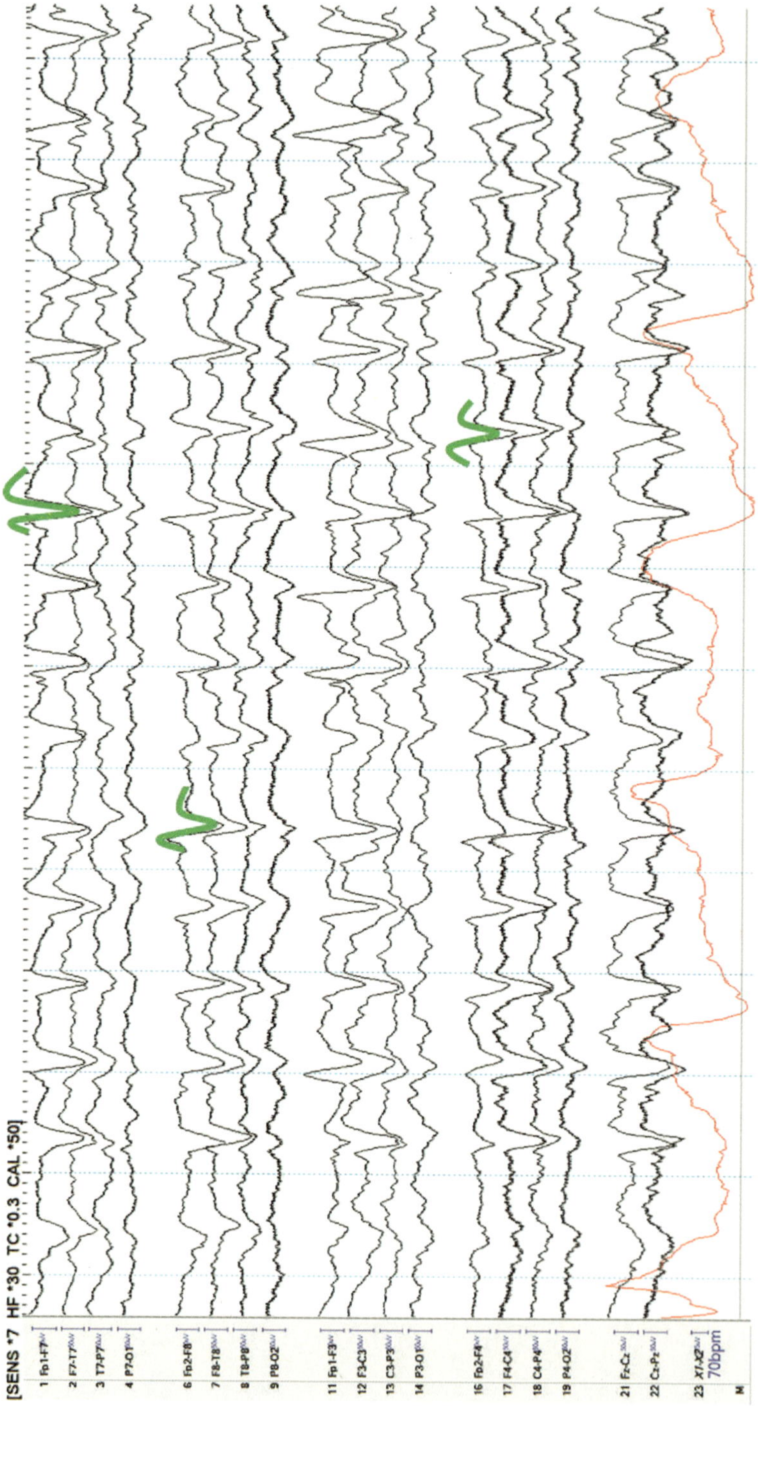

图 6.4　伴三相形态（绿线强化标注）的频率为1~1.5 Hz的全面性周期性放电（GPD），简称为“周期性三相波”。

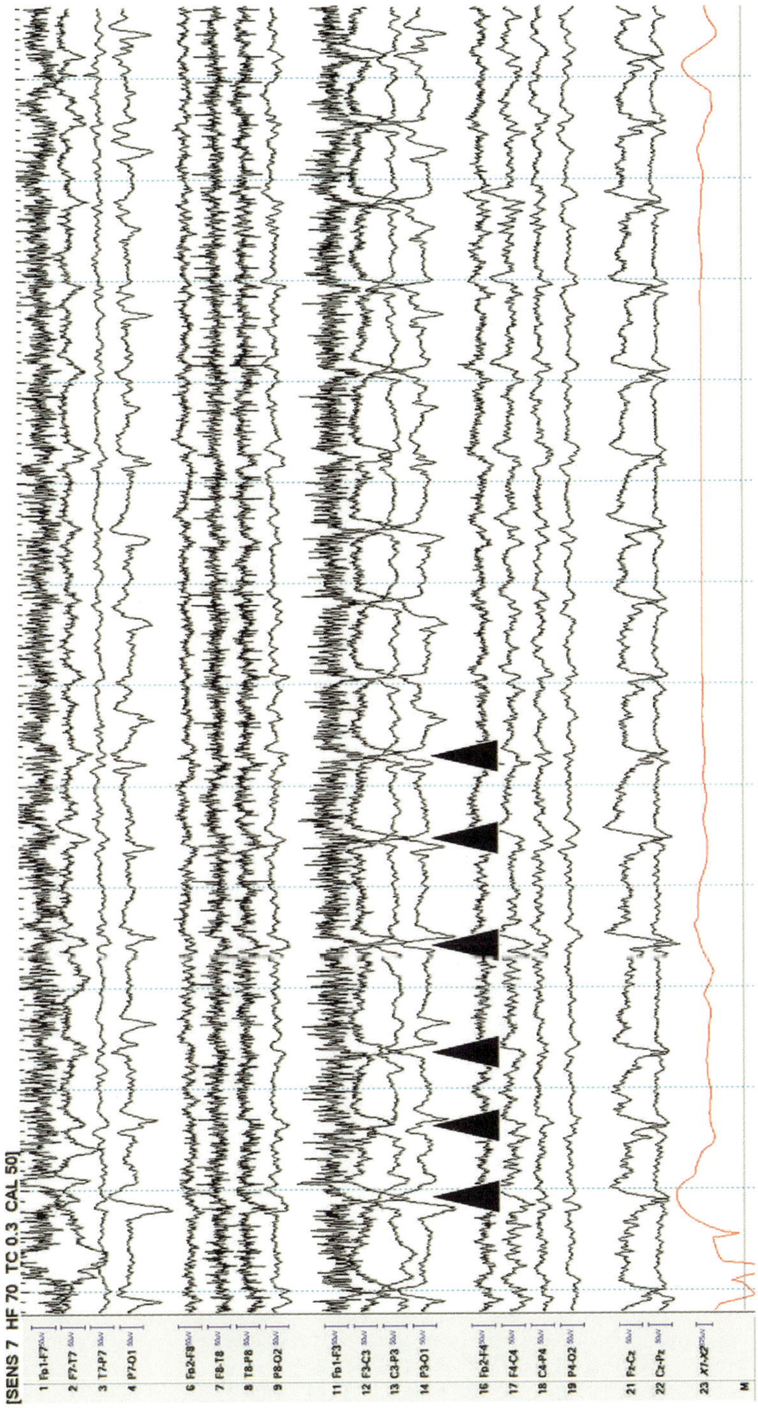

图6.5 频率约为1Hz偏侧周期性放电（LPD）（黑色箭头所示）。

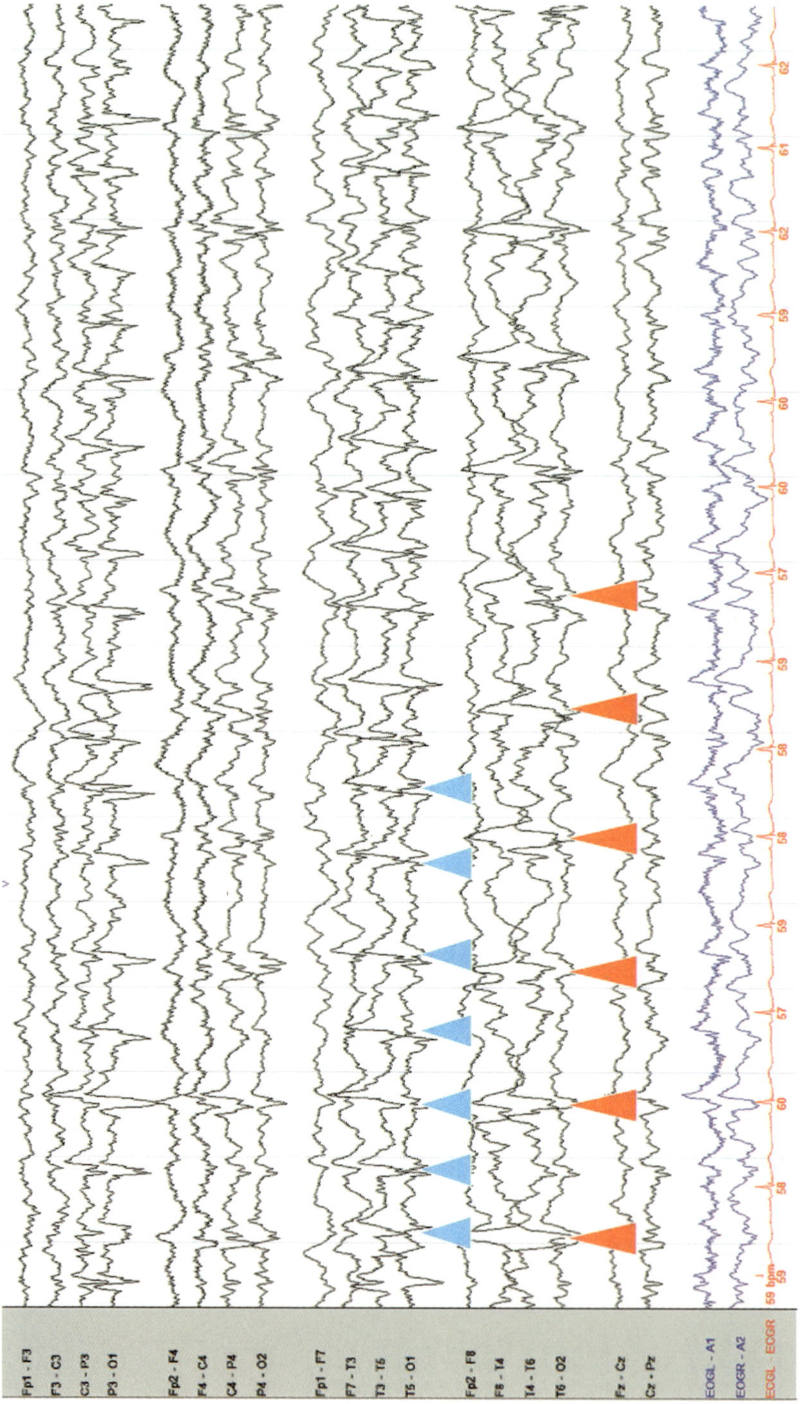

图6.6 双侧独立周期性放电（BiPD），左侧半球放电使用蓝色箭头标注，右侧半球放电使用红色箭头标注。

RPP的常见病因

GRDA：非特异性脑病，中线深部皮质下功能障碍，颅内压升高。

LRDA：颞叶癫痫、卒中、脑肿瘤、硬膜下血肿、脑出血、蛛网膜下腔出血、局灶性感染性或自身免疫性脑炎。

GPD（和GSW）：非特异性脑病、中毒代谢紊乱、危重疾病、多器官功能衰竭、全面性癫痫综合征、弥漫性缺血缺氧性脑损伤、克–雅病。

具有三相形态的GPD：非特异性脑病、肝性脑病、尿毒症、感染、其他中毒代谢紊乱。

LPD（和LSW）：卒中、脑软化、脑肿瘤、硬膜下血肿、蛛网膜下腔出血、脑出血、局灶性感染性或自身免疫性脑炎。

BiPD、UiPD、MfPD：脑转移瘤、脑炎、脑膜脑炎、多灶性脑出血。

明确发作期和发作间期EEG模式的鉴别

如果患者在EEG监测期间出现异常模式，但意识清楚，无临床症状，且没有出现符合EEG标准的癫痫发作，则该EEG模式诊断为发作间期模式。

如果患者存在明确的与异常EEG模式相关的临床症状，或在抗癫痫药物治疗后临床症状和EEG均有改善，那么这种EEG模式为明确发作期模式，无论RPP频率或其他特征如何，这种模式均可诊断为电临床癫痫发作（ECSz）或电临床癫痫持续状态（ECSE）。

然而，RPP经常出现在脑病或昏迷患者中，通常存在其他影响意识状态评估的因素（例如，使用镇静药物或中枢神经系统损伤）。在上述临床背景中，当患者不符合癫痫发作的EEG标准时，具体诊断便不甚明确。

癫痫发作的高危和病理性标志物

通常而言，导致癫痫发作风险增高或临床症状出现的RPP因素包括：

- 频率：频率更快（更高频率）>频率较慢（更低频率）
- 附加特征：RPP伴附加特征（如附加快波）>单纯RPP

- **电压：** 电压较高>电压极低
- **形态：** 棘波>尖波>钝形波
- **缺乏刺激诱发或状态依赖，** 即与刺激或状态变化无关。

RPP合并这些高危因素越多，就越提示癫痫高危，甚至RPP本身就是癫痫发作事件（尽管不一定符合正式的EEG标准）。

发作期-发作间期连续体(IIC)

发作期-发作间期连续体（IIC）模式不符合癫痫发作的正式诊断标准，但可能导致意识障碍、神经元损伤或其他临床症状。IIC模式本质上等同于“可能的电临床癫痫持续状态”，IIC尽管不符合癫痫持续状态的诊断标准，但仍代表一种具有潜在神经损伤的非惊厥性癫痫持续状态[6-8]。

RPP和IIC模式的治疗

当RPP并非明确非发作性模式（如典型的三相波），或并非明确良性模式（患者意识清楚且无临床症状）时，进行静脉注射抗癫痫药物治疗试验并评估EEG和临床症状的改善是一种合理的方案。

例如，在请神经科医生（或癫痫科医生）会诊后，可静脉注射劳拉西泮或静脉注射负荷剂量的抗癫痫药物（如左乙拉西坦、磷苯妥英或拉科沙胺）。

通常情况下：

GRDA： 一般不需要治疗。

具有三相形态的GPD： 一般来说，是否启动治疗取决于具体的临床情况和神经科医生的会诊意见。

LRDA、GPD、LPD、GSW、LSW： 通常需要使用抗癫痫药治疗，但不一定要完全抑制这些模式。

明确的发作期表现（如演变）： 通常需要治疗并以异常模式的抑制为治疗目标。

临床示例

1. 低危：患者为40岁男性，有失代偿性肝硬化病史，EEG偶有短暂的频率1Hz的伴三相形态的钝形GPD。这种EEG模式与患者临床病史相符并与较低的癫痫风险相关，并不一定需要抗癫痫药物治疗（图6.7）。
2. 中危：患者为55岁男性，因“局灶继发双侧强直性阵挛癫痫发作一次”入院，检查发现右侧大脑中动脉大面积脑梗死。EEG显示右侧顶叶频繁出现频率0.5~1Hz的钝形LPD，并附加快活动。患者表现为脑病伴左侧偏瘫。静脉注射劳拉西泮无效。由于结构性病变可以解释患者持续性神经功能缺损的表现，上述模式需要抗癫痫药物治疗，但并不一定需要激进的治疗措施以完全抑制异常脑电模式（图6.8）。
3. 高危：患者为60岁女性，有转移性卵巢癌病史，因“惊厥性癫痫发作一次伴持续脑病”入院，检查发现脑部转移病灶。持续EEG显示连续的UiPD，频率在1 ~ 2Hz之间波动。静脉注射劳拉西泮后UiPD模式消失，但临床状态没有明显改善。这种模式为IIC，符合“可能的”电临床癫痫持续状态，治疗的强化升级取决于患者的具体病情。必须仔细权衡强化治疗的风险与EEG模式改善的潜在获益（在这种情况下，该模式可能是发作期模式，也可能是发作间期模式）（图6.9）。
4. 最高危/癫痫：患者为35岁女性，因“脑病和意识障碍”入院。其EEG显示大量的频率1.5Hz的全面性尖慢波活动（GSW），不符合癫痫持续状态的正式诊断标准。在静脉注射劳拉西泮4mg后，患者意识状态改善，GSW模式消失，正常EEG背景活动出现。无论EEG模式特征如何，这种临床表现可诊断为电临床癫痫持续状态（ECSE）（图6.10）。

属于IIC的RPP的治疗参见第10章。

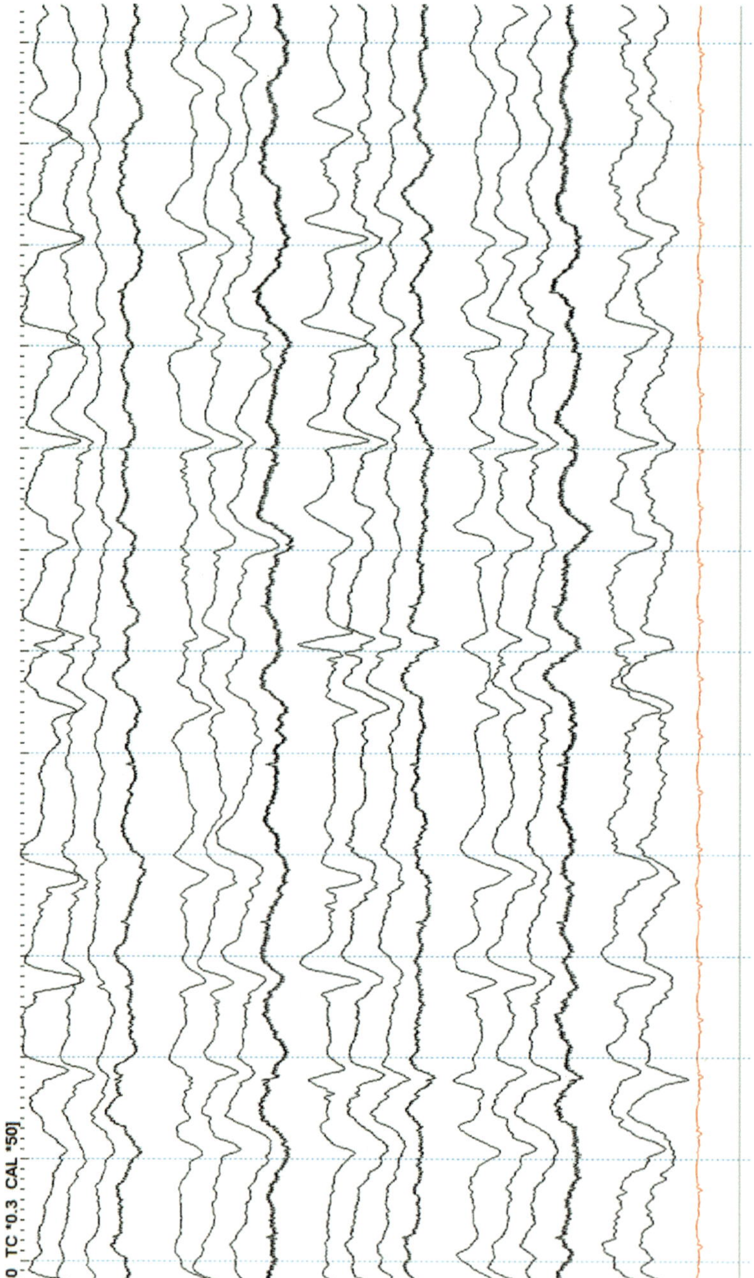

图6.7 低危：频率为1Hz的周期性三相波。

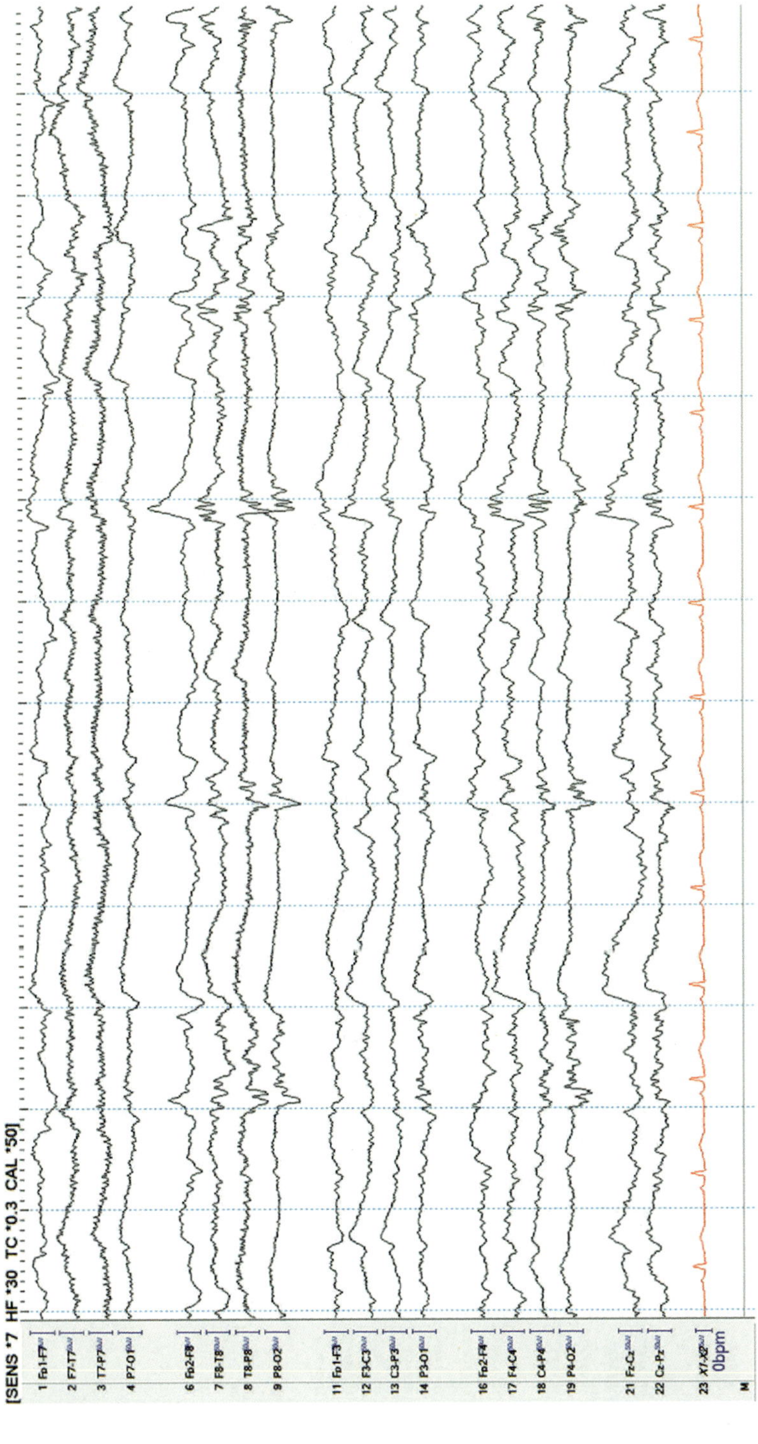

图6.8　中危：频率为0.5~1Hz或更低频率的LPD+F（右后象限），由于存在附加快波，因而符合IIC的诊断标准。

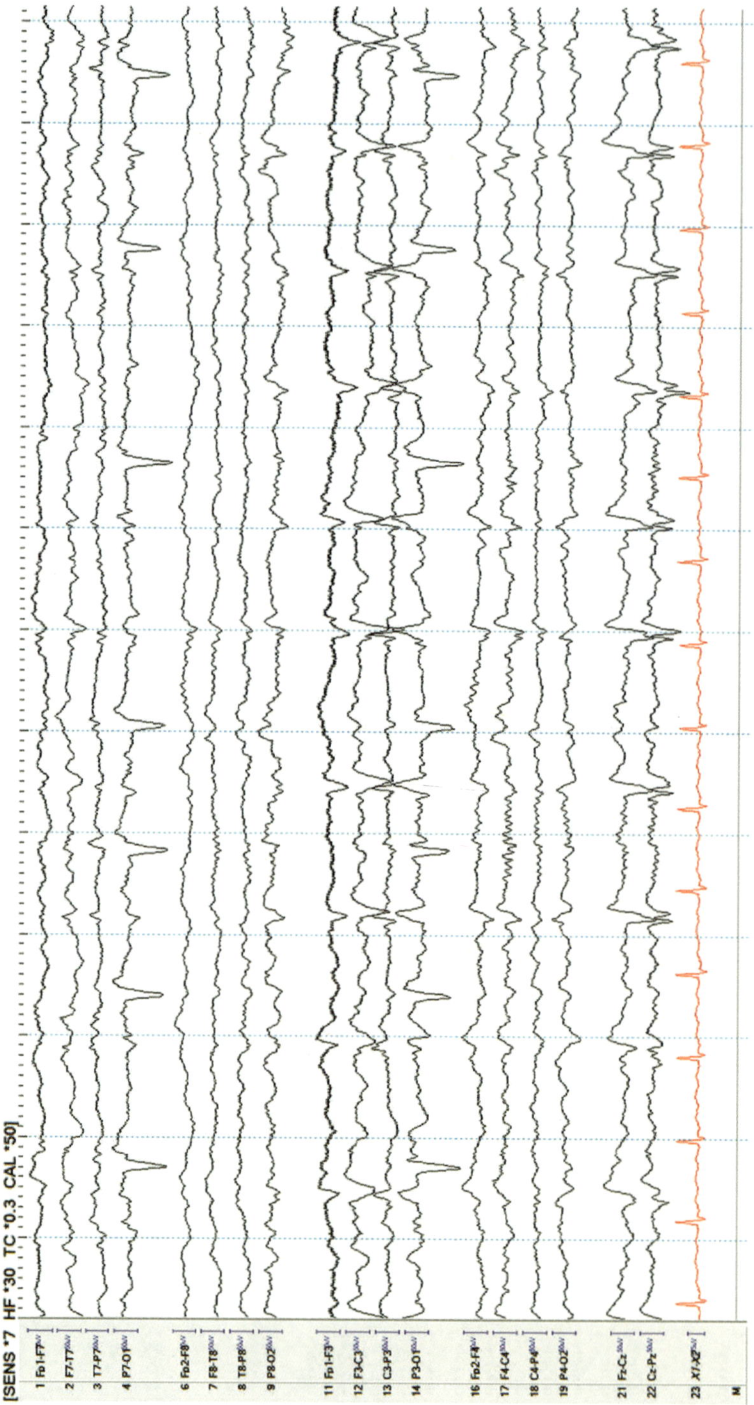

图 6.9　高危：频率为1~1.5Hz的UiPD，属于IIC，静脉使用劳拉西泮后EEG改善，临床症状未改善，诊断为可能的ECSE。

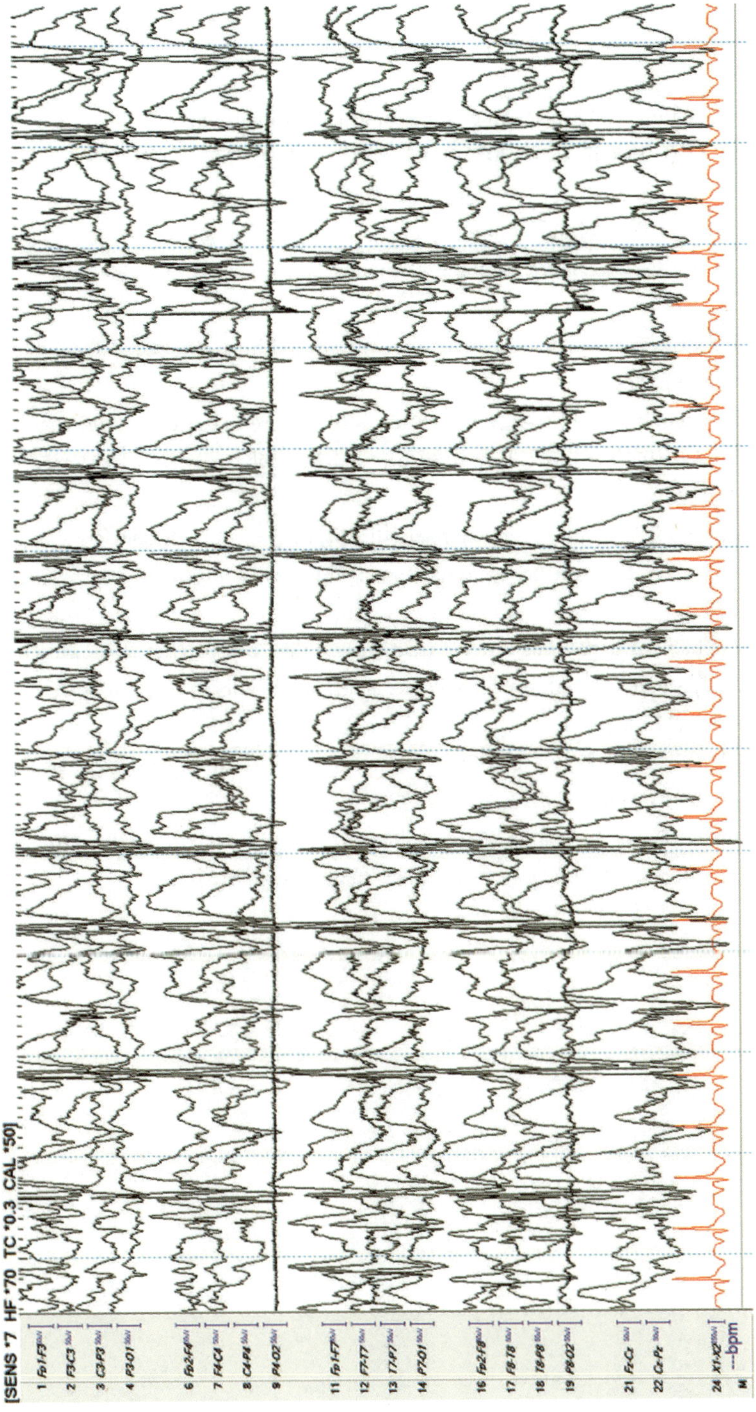

图6.10　电临床癫痫持续状态（ECSE）：高波幅频率约1.5Hz的GSW，静脉使用劳拉西泮后，EEG和临床症状均改善。

参考文献

1. Hirsch LJ, Fong MWK, Leitinger M, et al. American Clinical Neurophysiology Society' s Standardized Critical Care EEG Terminology: 2021 version. *Journal of Clinical Neurophysiology*. 2021 Jan 1;38(1):1–29.
2. Trinka E, Cock H, Hesdorffer D, et al. A definition and classification of status epilepticus–Report of the ILAE Task Force on Classification of Status Epilepticus. *Epilepsia*. 2015 Oct;56(10):1515–23.
3. Gaspard N, Hirsch LJ, LaRoche SM, et al. Interrater agreement for Critical Care EEG Terminology. *Epilepsia*. 2014 Sep;55(9):1366–73.
4. Kaplan PW, Sutter R. Affair with triphasic waves–Their striking presence, mysterious significance, and cryptic origins: What are they? *Journal of Clinical Neurophysiology*. 2015 Oct;32(5): 401–5.
5. Foreman B, Mahulikar A, Tadi P, et al. Generalized periodic discharges and 'triphasic waves' : A blinded evaluation of inter–rater agreement and clinical significance. *Clinical Neurophysiology*. 2016 Feb;127(2):1073–80.
6. Chong DJ, Hirsch LJ. Which EEG patterns warrant treatment in the critically ill? Reviewing the evidence for treatment of periodic epileptiform discharges and related patterns. Journal of Clinical *Neurophysiology*. 2005 Apr;22(2):79–91.
7. Rubinos C, Reynolds AS, Claassen J. The ictal–interictal continuum: To treat or not to treat (and how)? *Neurocritical Care*. 2018 Aug;29(1):3–8.
8. Zafar SF, Subramaniam T, Osman G, et al. Electrographic seizures and ictalinterictal continuum (IIC) patterns in critically ill patients. *Epilepsy & Behavior*. 2020 May;106:107037.

第7章 心脏停搏后的EEG

- 心脏停搏后的持续脑电图（CEEG）
- 亚低温治疗流程
- CEEG用于神经功能预后评估
- EEG的标准化解读能辅助神经功能预后的评估
- 缺氧性肌阵挛癫痫持续状态
- 缺氧性肌阵挛癫痫持续状态和Lance-Adams综合征的鉴别
- EEG在脑死亡评估流程中的应用

心脏停搏常常导致弥漫性缺血缺氧性脑病，神经系统可出现从轻微损伤到严重破坏等不同程度的病变。持续脑电监测可以辅助预测心脏停搏和疑似缺氧缺血性脑损伤（HIBI）患者的预后。在恰当的临床背景下，且由专家以标准化的方式解读，一些特定的EEG模式可能是良性的，另一些则提示神经功能预后不良。

心脏停搏后的持续脑电图（CEEG）

建议对心脏停搏后的患者进行持续脑电图监测[1]。在这些患者中，EEG有助于：

- 辅助诊断其他检查方法无法发现的亚临床、非惊厥性癫痫发作
- 评估HIBI患者的EEG表现
- 为神经功能预后提供额外依据

亚低温治疗流程

心脏停搏后可实施亚低温治疗（TH），旨在减少大脑的代谢需求，降低HIBI的发生率或严重程度。在这一关键时期（尤其是TH后的复温期），患者癫痫发作的风险特别高。因此，建议对心脏停搏后完全复温前的患者进行持续

脑电监测[2]。

CEEG用于神经功能预后评估

仅凭EEG（无论是持续监测还是其他方式）无法准确预测心脏停搏后患者的预后，做出准确预测时需要考虑以下重要因素：

- 临床神经科体格检查
- 神经影像（如MRI）和其他辅助检查
- 临床病史和合并症

EEG可以作为预后评估的辅助工具，心脏停搏后可能出现多种EEG模式（见第3、5和6章），一些特殊模式具有特定的临床意义，下文将详细介绍。

EEG的标准化解读能辅助神经功能预后的评估

以下EEG表现与心脏停搏后神经功能预后不良相关：

- **暴发–抑制**（图7.1）：至少50%的EEG记录为抑制状态（波幅<10 μV）时，EEG符合暴发–抑制的标准，暴发–抑制是不连续EEG的更严重模式。心脏停搏后暴发–抑制的一些独有特征包括：

  一致性暴发：暴发形态刻板，与心脏停搏后神经功能预后不良相关[3]。
- **全面性电压抑制**（图7.2）：大部分或全部脑电活动呈抑制状态（电压<10μV）。值得注意的是，EEG背景活动抑制并不完全等同于脑电静息（ECI）。ECI只有通过严格的脑死亡EEG评估流程才能确定，脑死亡评估流程使用正常间距双倍的电极间距和其他特定的记录参数（参见第15章）。
- **脑电反应性（EEG–R）消失**（图7.3）：实施阶梯性增强的伤害性刺激后EEG频率或模式没有出现明显变化（参见第3章），这种EEG为无反应性EEG，又称EEG–R消失。
- **“恶性”节律性或周期性模式（RPP）**（图7.4）：心脏停搏后出现的RPP，若包含大量周期性放电（PD）、棘慢波（SW），或符合明确癫痫发作的标准，则被认为是“恶性”EEG模式。值得注意的是，最近的一

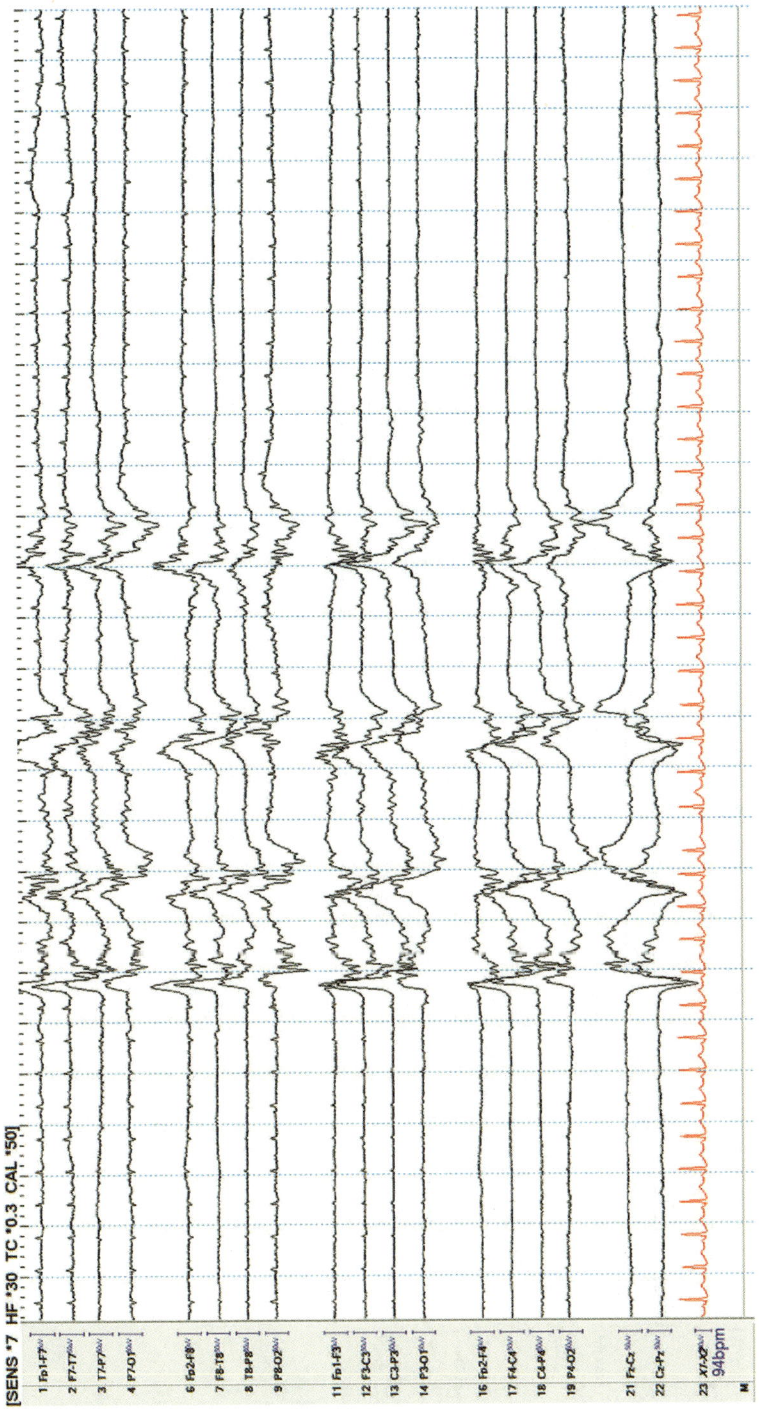

图 7.1　心脏停搏后伴“一致性暴发”的暴发抑制，注意时间标尺经过压缩处理。

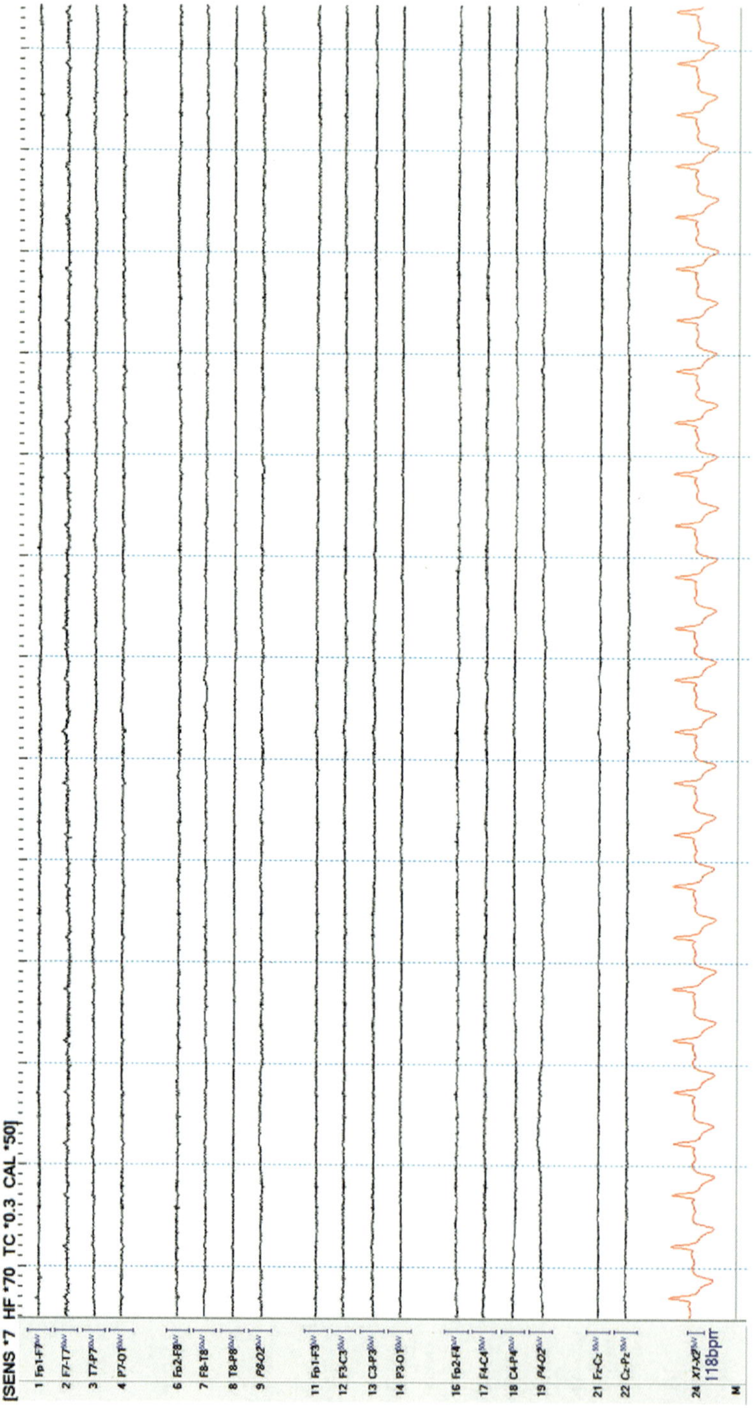

图 7.2　心脏停搏后全面性电压抑制。

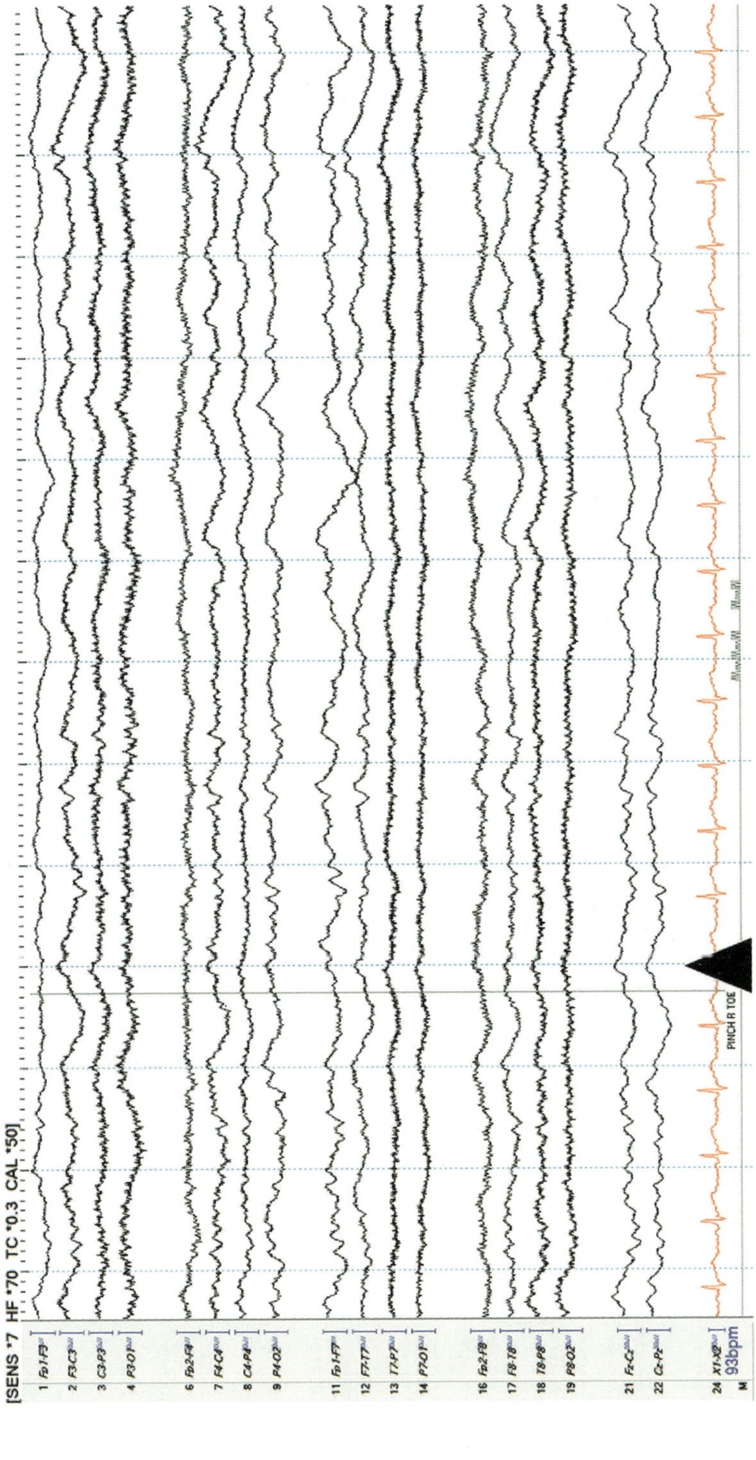

图7.3　心脏停搏后使用伤害性刺激（黑色箭头所示）进行脑电反应性测试，患者EEG显示无反应性（脑电反应性消失）。

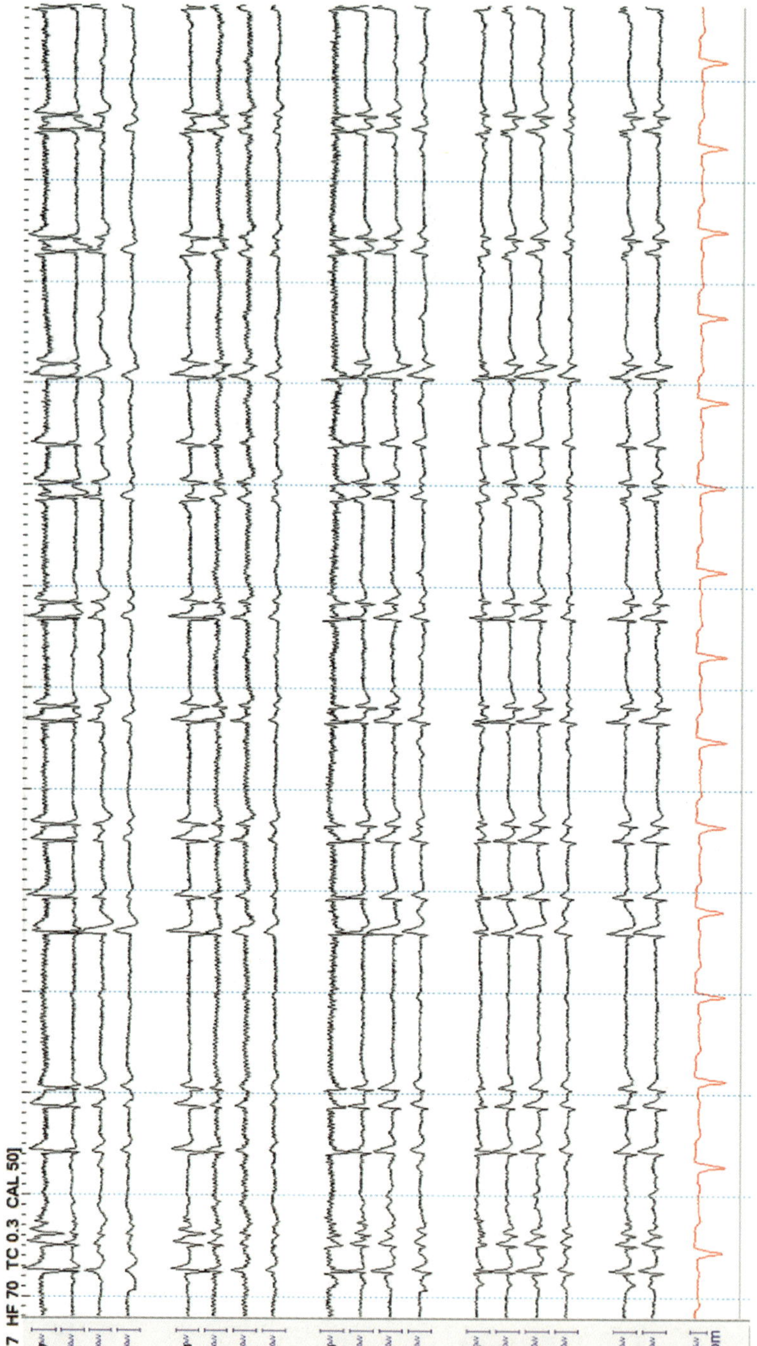

图 7.4 心脏停搏后“恶性” RPP模式。这一模式可以认为是在抑制背景活动上出现的GPD，或者伴高度癫痫样暴发的暴发-抑制。

项随机对照试验显示，在心脏停搏后的昏迷幸存者中，上述RPP持续至少48h并未显著改变患者神经功能预后不良的发生率。

- **癫痫发作**（图7.5）：心脏停搏后发生明确的癫痫发作，具体表现包括从轻微的、局灶性、亚临床癫痫到明显的、全面性的、肌阵挛性癫痫等多种形式。

一项关于心脏停搏后EEG和预后的系统综述发现，没有哪一种EEG模式与死亡或残疾绝对相关[5]，但癫痫持续状态、暴发-抑制和背景活动抑制/ECI与神经系统预后不良相关[5,6]。

另一项研究发现，心脏停搏后出现两种或以上"恶性"EEG表现，预示着神经功能预后不良的可能性较高[6]。

在评估神经功能预后时，还应考虑TH、中毒代谢异常和镇静药物等混杂因素。

相反，在心脏停搏后72h内EEG背景活动连续，脑电反应性存在，无癫痫性放电，可能与良好预后相关[7]。

缺氧性肌阵挛癫痫持续状态

缺氧性肌阵挛癫痫持续状态（AMSE）是一种尤为恶性的脑电临床综合征，代表HIBI的暴发形式。AMSE符合癫痫持续状态的临床标准，其特征是持续或反复的肌阵挛抽搐（不规则或有规则），有时是孤立的肌阵挛发作[8]。这种异常运动是由弥漫性皮质损伤导致的，在EEG上，异常的癫痫样活动通常以RPP的形式出现（图7.6）并与肌阵挛抽搐同步出现。AMSE与皮质下来源的肌阵挛不同，具有明确的EEG相关性。即使进行积极治疗，这种模式通常预示着神经系统预后不良[9]。

缺氧性肌阵挛癫痫持续状态和Lance-Adams综合征的鉴别

虽然临床诊断并非本书的讨论范围，但值得一提的是，区别AMSE与Lance-Adams综合征至关重要[10]，Lance-Adams综合征是心脏停搏后的一种迟发肌阵挛形式。Lance-Adams综合征患者可以从心脏停搏中恢复，遗留不同程

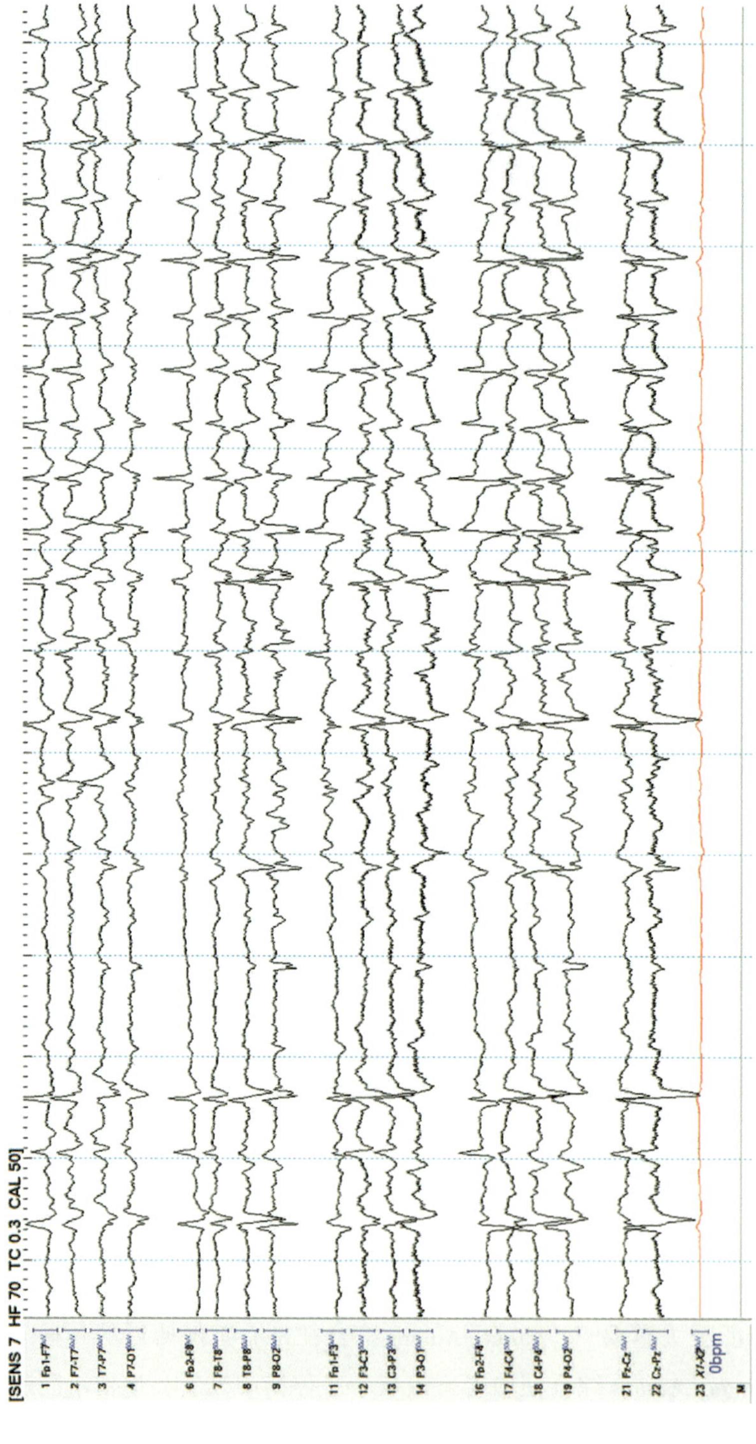

图 7.5 心脏停搏后出现的一次癫痫发作的起始。

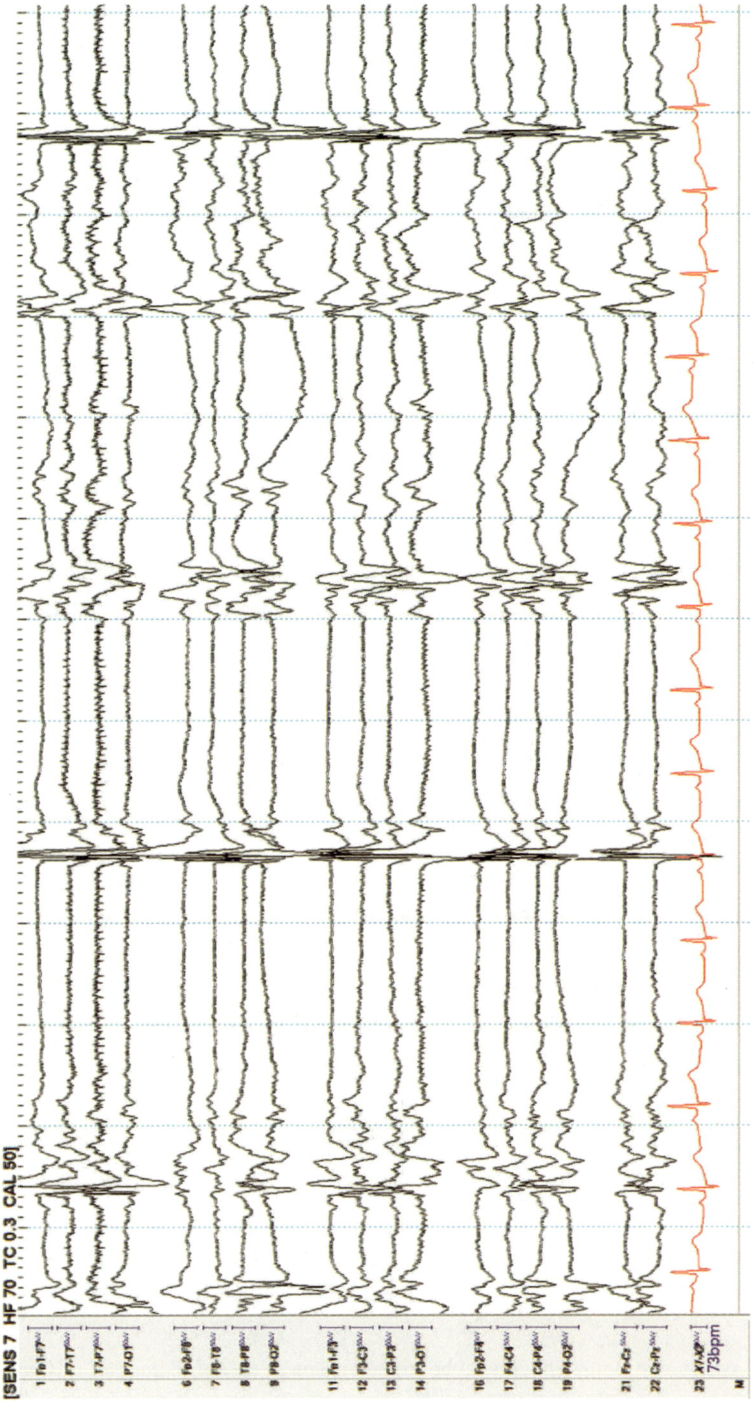

图7.6　缺氧性肌阵挛癫痫持续状态的EEG表现，患者的运动症状很轻微，没有产生明显运动伪差。

度的神经功能损伤。在这些情况下，建议咨询神经科医生，请求会诊鉴别。

EEG在脑死亡评估流程中的应用

仅凭EEG无法确诊脑死亡，但EEG可以作为辅助诊断脑死亡的确认试验之一。进行脑死亡评估时，应遵循美国临床神经生理学会推荐的标准流程进行EEG监测[11]。该方案使用双倍于正常间距的电极间距和更高的灵敏度参数，所有非大脑活动来源的波形都应进行解释分析。

在脑死亡评估流程中，EEG必须记录至少30min。有关此主题的更多内容，请参阅第15章病例分析。

参考文献

1. Herman ST, Abend NS, Bleck TP, et al. Consensus statement on continuous EEG in critically ill adults and children, Part I: Indications. *Journal of Clinical Neurophysiology*. 2015 Apr;32(2):87–95.
2. Sandroni C, Natalini D, Nolan JP. Temperature control after cardiac arrest. *Critical Care*. 2022 Nov 24;26(1):361.
3. Hofmeijer J, Tjepkema-Cloostermans MC, van Putten MJ. Burst-suppression with identical bursts: A distinct EEG pattern with poor outcome in postanoxic coma. *Clinical Neurophysiology*. 2014 May;125(5):947–54.
4. Ruijter BJ, Keijzer HM, Tjepkema-Cloostermans MC, et al. Treating rhythmic and periodic EEG patterns in comatose survivors of cardiac arrest. *New England Journal of Medicine*. 2022 Feb 24;386(8):724–34.
5. Perera K, Khan S, Singh S, et al. EEG patterns and outcomes after hypoxic brain injury: A systematic review and meta-analysis. *Neurocritical Care*. 2022 Feb;36 (1):292–301.
6. Sethi NK, Westhall E, Rossetti AO, et al. Standardized EEG interpretation accurately predicts prognosis after cardiac arrest. *Neurology*. 2016 Oct 11;87 (15):1631.
7. Sandroni C, D' Arrigo S, Cacciola S, et al. Prediction of good neurological outcome in comatose survivors of cardiac arrest: A systematic review. *Intensive Care Medicine*. 2022 Apr;48(4):389–413.
8. Bauer G, Unterberger I. Anoxic myoclonic status epilepticus. In Drislane FW, Kaplan PW (Eds.). Status Epilepticus: *A Clinical Perspective*. Second Edition. Springer Science + Business Media LLC, 2018.
9. Rossetti AO. Should postanoxic status epilepticus be treated aggressively?–No! *Journal of Clini-*

cal Neurophysiology. 2015 Dec;32(6):447–8.

10. Freund B, Kaplan PW. Differentiating Lance–Adams syndrome from other forms of postanoxic myoclonus. *Annals of Neurology*. 2016 Dec;80(6):956.
11. Stecker MM, Sabau D, Sullivan L, et al. American Clinical Neurophysiology Society Guideline 6: Minimum Technical Standards for EEG Recording in Suspected Cerebral Death. *Journal of Clinical Neurophysiology*. 2016 Aug;33(4):324–7.

第8章 定量脑电图(EEG趋势分析)

- 解读效率
- 振幅整合脑电图（AIE）
- 快速傅里叶变换频谱图（FFTS）
- 节律性频谱图（RS）
- 不对称指数
- 癫痫检测
- 其他趋势分析
- 局限性与注意点

随着持续脑电监测的广泛使用，脑电图医师需要耗费大量时间去解读逐渐增多的EEG数据。假设一页EEG的记录时长为15s，阅读速度为每秒5~10页，阅读时间因人而异，并且假设读图医师审阅了EEG记录的所有页面（建议审阅所有EEG数据），那么解读24h的持续EEG监测将至少需要10~20min。定量脑电图（QEEG）有时仅需要迅速扫视即可完成读图，有助于快速筛选，或以更快的速度解读EEG。

此外，我们鼓励非神经科医生和非脑电图医生积极参与EEG解读工作，但专业解读需要经过大量培训，才能正确地解读EEG波形。QEEG趋势在诸多方面简化了EEG解读的难度，并使解读过程对非专业的医护人员更加友好。

QEEG具有特定的应用指征。QEEG在ICU中的常见适应证概括如下[1,2]：

- 癫痫检测
- 识别和追踪暴发抑制的程度
- 蛛网膜下腔出血（SAH）后迟发性脑缺血（DCI）的检测
- 心脏停搏后的预后评估

关键原则

- QEEG是对原始EEG的补充，不能取代原始EEG。
- 总是以审阅原始EEG起始，确立患者基线EEG状态。

- QEEG趋势的突然改变可能是由于：
  - 癫痫发作
  - 状态变化
  - 伪差
- QEEG趋势的缓慢改变可能是由于：
  - 状态变化
  - 节律性和周期性模式（RPP）和发作期–发作间期连续体（IIC）模式。
  - DCI模式
- QEEG难以发现时间短，波幅低，频率慢，演变缓慢的癫痫发作。

解读效率

经过处理后的QEEG趋势，能够在屏幕上同时显示从几分钟到24h不等的EEG数据，从而便于读图医师迅速获取大段时间的数据，并轻松确定这段时间内EEG的变化和进展。需要注意的是，随着显示压缩时间段的增加，微小细节容易丢失。

较短的时间压缩对于观察癫痫发作更有价值。对于观察背景连续性、不对称性或以脑电发作持续状态（ESE）和RPP的时间占比的变化，较长时间压缩通常更有价值。

通常，原始EEG信号被分解为以下不同的数值变量：

- **功率或振幅：**在感兴趣区检测到的总体信号强度
- **频率：**通过快速傅里叶变换（FFT）确定的信号速度或波的大小
- **部位：** QEEG可以将整个半球的EEG信号进行处理，进行全脑不对称性分析，也可以侧重于分析局部脑区或单个EEG通道。
- **节律性：**EEG波形的时间一致性。全面性节律性δ活动（GRDA）将被检测为节律性波，而非节律性多形性δ慢波将不会被检测到。

在QEEG中，原始EEG通过上述变量处理（有时先经过处理去除伪差），可一次性绘制长段时间的各种图或频谱阵列。生成的不同类型谱阵相互补充，并无固有优劣之分。总的来说，所有这些趋势的综合分析比任何单一趋势的解读更加有意义[1]。

然而，QEEG不具备区分波形细微形态差异的能力，因此，QEEG分析不能取代原始EEG解读。

接下来，本书将展开讨论最常见和最有价值的QEEG趋势。

振幅整合脑电图（AIE）

介绍

振幅整合脑电图（AIE）是QEEG中最简单的趋势之一。AIE关注的是信号的总功率，以微伏（μV）表示，在给定的频率范围内绘制最小和最大波幅（电压）。

应用

AIE能区分两侧半球之间总体信号的功率差异，并可以通过相应设置，对不同脑区进行重点观察，以确定半球不对称性（局部慢化，局部电压衰减）。由于脑电抑制期和正常大脑活动之间对比鲜明，AIE也有助于观察脑电活动的连续性和非连续性。

AIE的最佳适应证无疑是癫痫检测。由癫痫发作引起的振幅突然增加可以表现为一个圆拱形曲线；不完整的圆拱形曲线通常由伪差引起。

AIE的示例见图8.1至图8.4的“E”图。

快速傅里叶变换频谱图（FFTS）

介绍

快速傅里叶变换频谱图（FFTS），又称功率谱阵列，是最丰富多彩的QEEG趋势。FFTS比AIE包含更丰富的信息。两者最重要的区别是，得益于FFT技术的应用，FFTS包含频率信息。

FFTS以三维频谱图显示，x轴代表时间，y轴代表频率，z轴代表功率，功率以颜色强度显示。颜色范例可进行更改（阅图时请参考图例）。最常见的是在

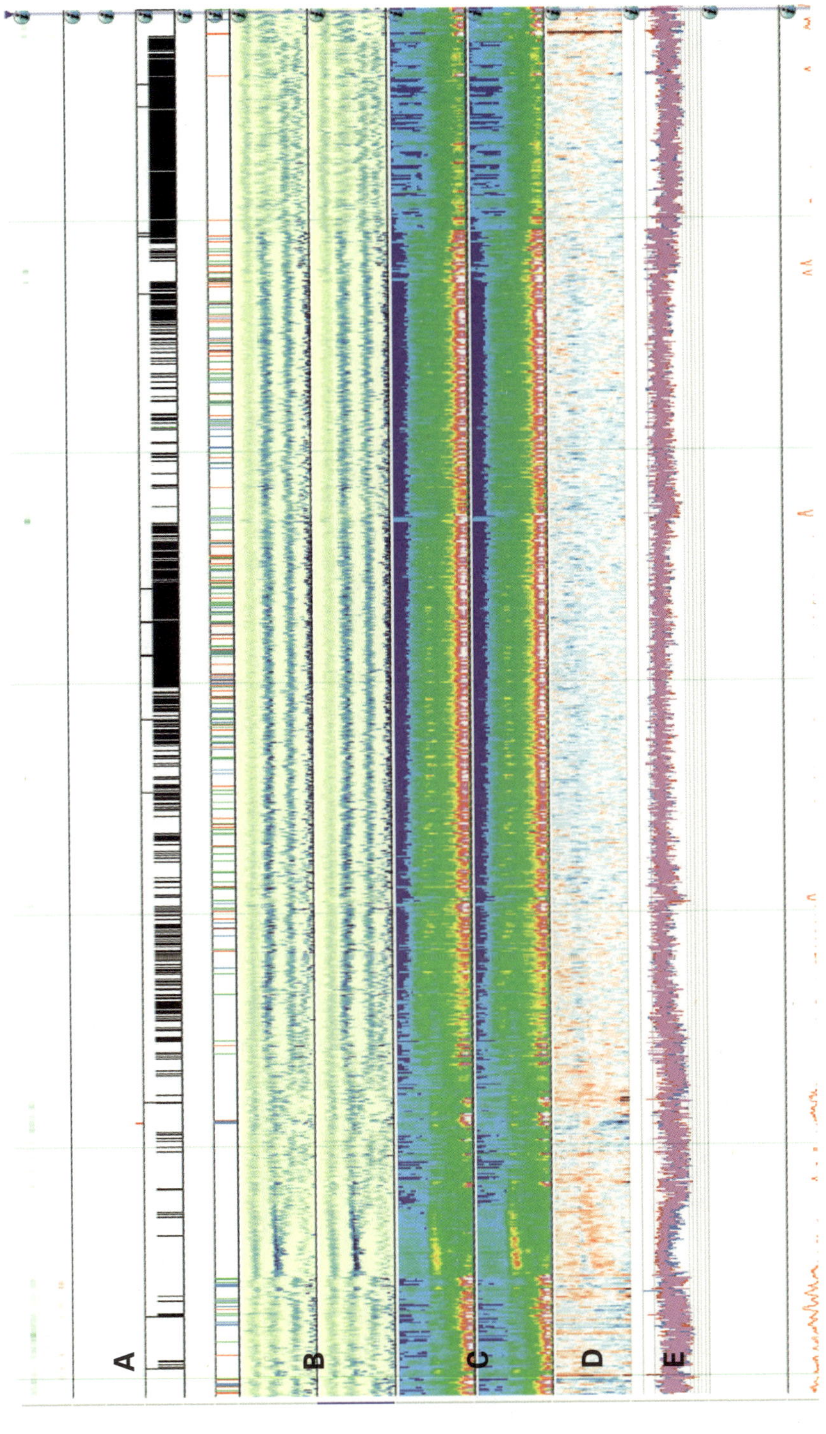

图 8.1　QEEG阵列（2h）显示从清醒到睡眠过渡的正常EEG背景活动。A：癫痫检测；B：RS；C：FFT频谱图；D：不对称性频谱图；E：AIE。

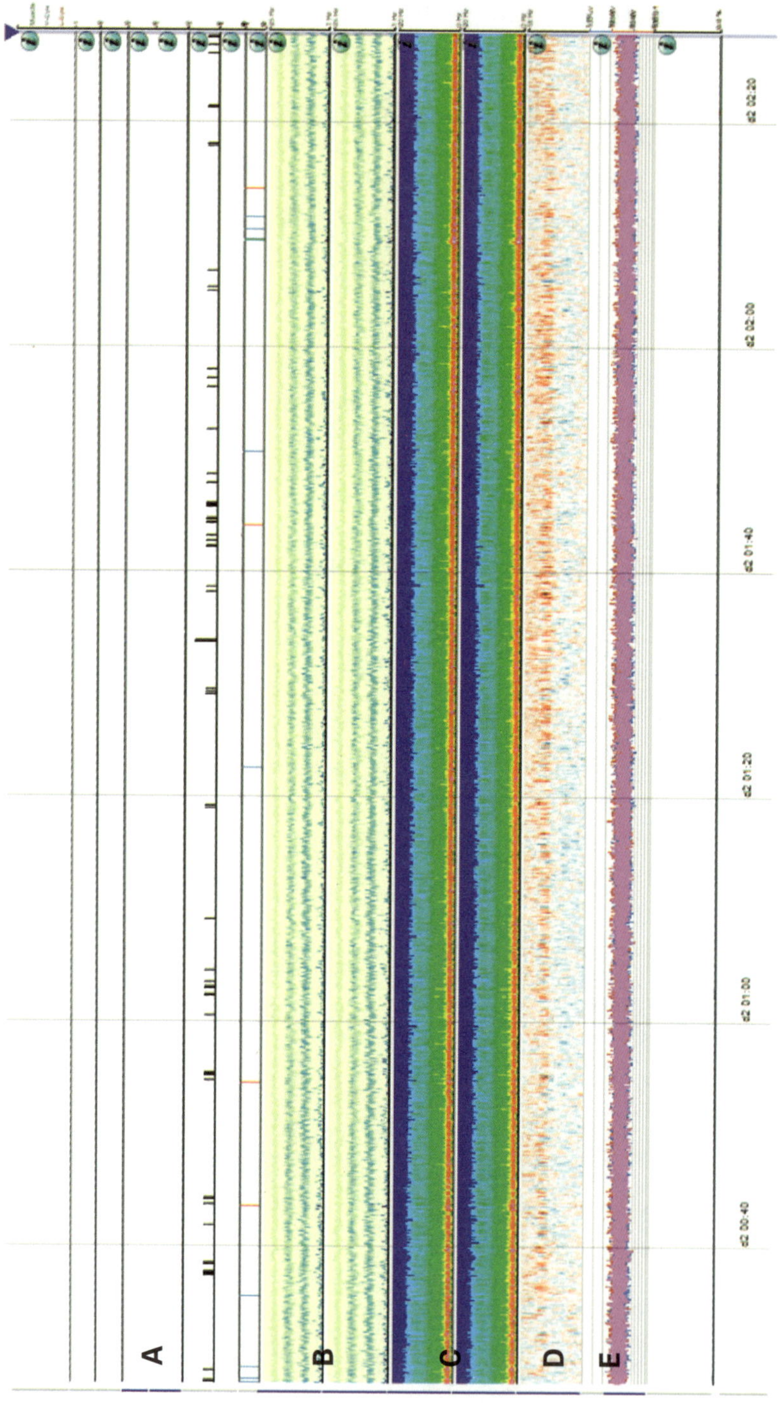

图 8.2 QEEG 阵列（2h）显示慢化和无反应性的背景活动。A：癫痫检测；B：RS；C：FFT 频谱图；D：不对称性频谱图；E：AIE。

设定的频率范围内，深黑色/蓝色表示低功率，而较暖的颜色（例如，红色/白色）表示较高的功率。值得注意的是，色盲的读图医师可能需要调整配色方案。

应用

FFTS可以在短时间内将频率变化（包括癫痫发作的演变）可视化，是将癫痫发作突出显示的众多方法之一。FFTS可用于观察正常睡眠觉醒周期（慢波睡眠）、脑病患者的状态变化和癫痫发作。由于在最基本的算法上无法将图像重叠，单独使用FFTS在确定不对称性方面略有不足。

FFTS的示例见图8.1至图8.4的“C”图。

节律性频谱图（RS）

介绍

节律性频谱图（RS）类似于功率谱分析（PSA），算法更倾向于突出显示规律性/节律性信号而非关注信号的功率。在这些趋势图中，黄色/米色代表背景活动和无节律的形态多样的信号，深色代表更高电压、更明确的节律性信号。与FFTS一样，y轴代表频率。

应用

该频谱图可用于观察正常和异常节律，包括清醒患者的PDR到GRDA和LRDA、LPD和GPD，另外，最重要的应用是判断癫痫发作。

随着像GPD这样的RPP信号频率增加，RS信号也相应增强，从而轻松可视化这些潜在关注模式的波动或频率演变。

虽然默认情况下RS大致区分双侧半球的整体信号，但RS也可以聚焦于单一EEG通道的水平，通过适当的参数调整，RS对于局灶性癫痫的检测非常敏感。

RS的示例见图8.1至图8.4的“B”图。

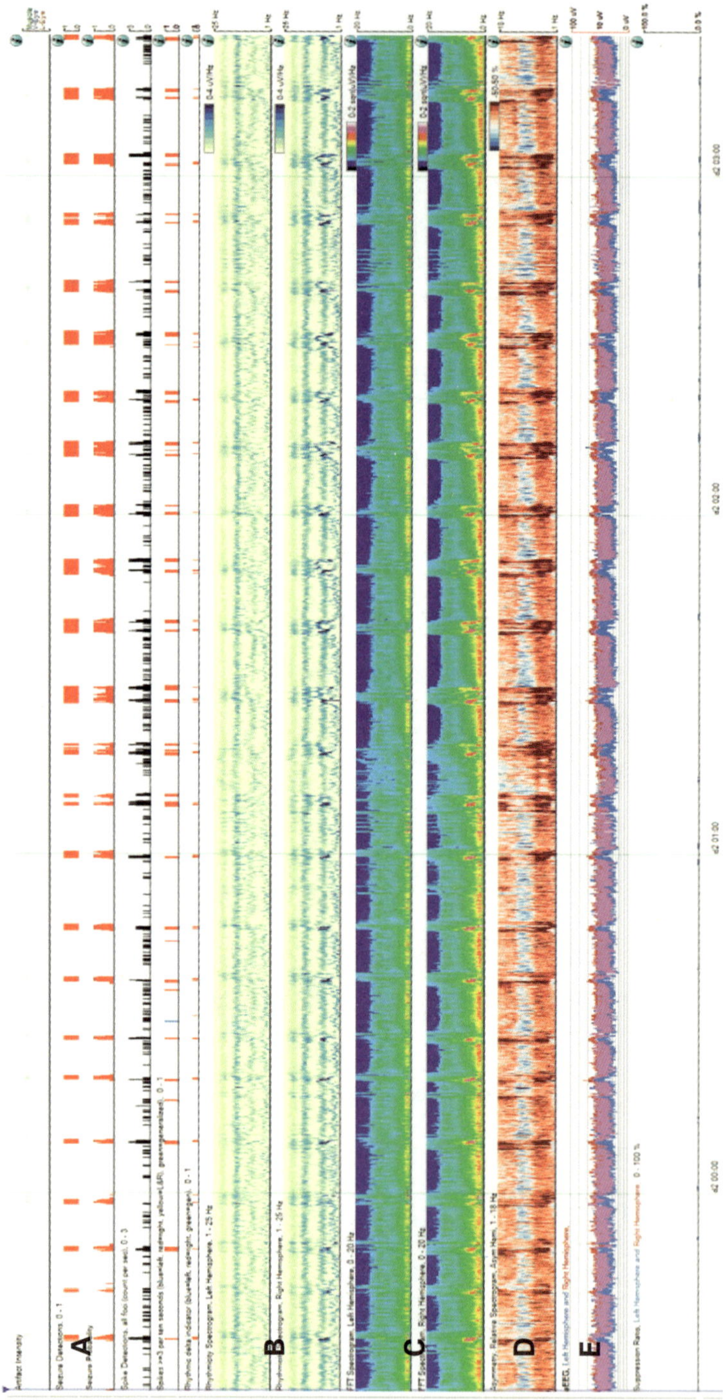

图8.3 QEEG阵列（4h）显示频繁局灶性癫痫发作。A：癫痫检测；B：RS；C：FFT频谱图；D：不对称性频谱图；E：AIE。

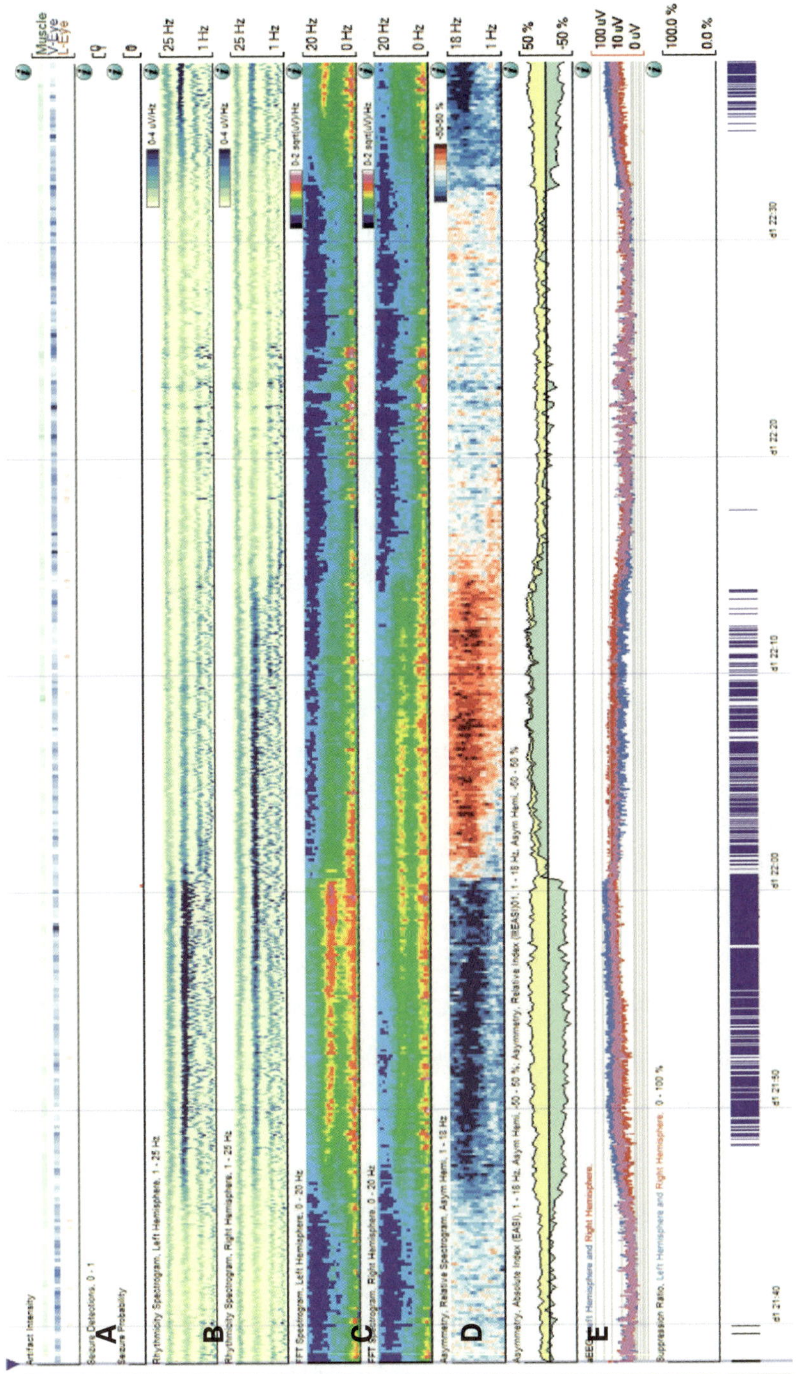

图8.4　QEEG阵列（60min）显示单次局灶性癫痫发作。A：癫痫检测；B：RS；C：FFT频谱图；D：不对称性频谱图；E：AIE。

不对称指数

介绍

不对称指数可以基于AIE或FFTS等多种形式进行分析。不对称指数关注通过定量、可视化的方式显示双侧半球（默认情况下）在总体功率或特定频率上的差异。通过调整设置参数，可以凸显特定脑区的不对称性，分析范围可从某一象限到特定通道。

在较早的基于AIE的方法中，基线向任一方向偏转表明双侧半球之间存在功率差异。可以直接比较同源电极之间的功率差异（例如，T7与T8）。向上偏转提示右侧功率更高，向下偏转提示左侧功率更高。

在较新的基于FFTS的算法中，用颜色来标记不对称性。在设定的频率范围内，左侧半球优势为蓝色，右侧半球优势为红色，颜色越深，不对称性越大。

应用

该频谱图可用于识别由局部慢化、局部电压衰减、缺口效应、发作后改变或局灶性癫痫引起的不对称。有助于检测癫痫发作是从哪侧半球起始以及如何扩散的。

不对称性频谱图的示例见图8.1至图8.4的“D”图。

癫痫检测

上述任何一种方法单用或全部方法联用都可用于检测癫痫发作[3]，但任一方法单用都不如全部方法联用有效。与原始EEG一样，单次癫痫发作的诊断标准是散在发作的持续>10s的演变性节律性EEG信号。演变具体包括频率演变（可在FFTS，RS显示）和形态演变（可使用AI，但除了双侧扩散外，原始EEG在形态演变的判读上更有价值）。原始EEG能更好地评估形态演变，这是QEEG的固有缺陷。

癫痫发作，诊断标准为频率>2.5 Hz且持续时间>10s的GPD或LPD，在许多情况下也可以通过RS检测，但总是有必要通过原始EEG验证频率，观察是否有任何EEG波动或演变。QEEG对于判断IIC模式并不准确。

一旦特定患者的特定癫痫发作模式得到确认，后续确定检测到的模式是不是癫痫发作通常就更为容易。

自动算法检测到的癫痫发作必须通过回顾原始EEG来验证，因为EEG上的很多伪差可能被误诊为癫痫发作，包括吸痰、胸部物理治疗、咀嚼等导致的伪差。

“癫痫检测”算法的示例见图8.1~图8.4中的“A”图。但只有图8.3存在阳性发现。

虽然自动癫痫检测通常很有用，但有时回顾单个频谱阵列（或原始EEG）可以发现遗漏的癫痫发作。遗漏的癫痫发作通常电压较低，更容易被背景活动频率掩盖。

在进行如癫痫检测这样的判断时，多种趋势的一致性最为重要。许多患者只有一种趋势提示癫痫发作，所以各趋势结果一致的EEG模式值得密切关注。

事实上，特定的趋势图可能对判断某些癫痫亚型更有用[4]:

- **不对称谱图：** 检测局灶性癫痫灵敏度最高
- **FFT频谱图：** 检测继发全面性癫痫灵敏度最高
- **癫痫检测趋势图：** 检测全面性癫痫灵敏度最高

其他趋势分析

前文未提及，但具有特殊临床应用指征的其他QEEG趋势包括：

暴发抑制比

- 确定暴发抑制期间的抑制程度最为合适。
- 在设定的时间范围内绘制EEG抑制活动的时间占比。
- 顶部直线表示100%抑制的背景活动，标线下降提示抑制程度减轻。
- 标线下降可能是由于癫痫发作（特别是轮廓呈圆顶状），但这不是识别癫痫发作的最佳QEEG趋势图。

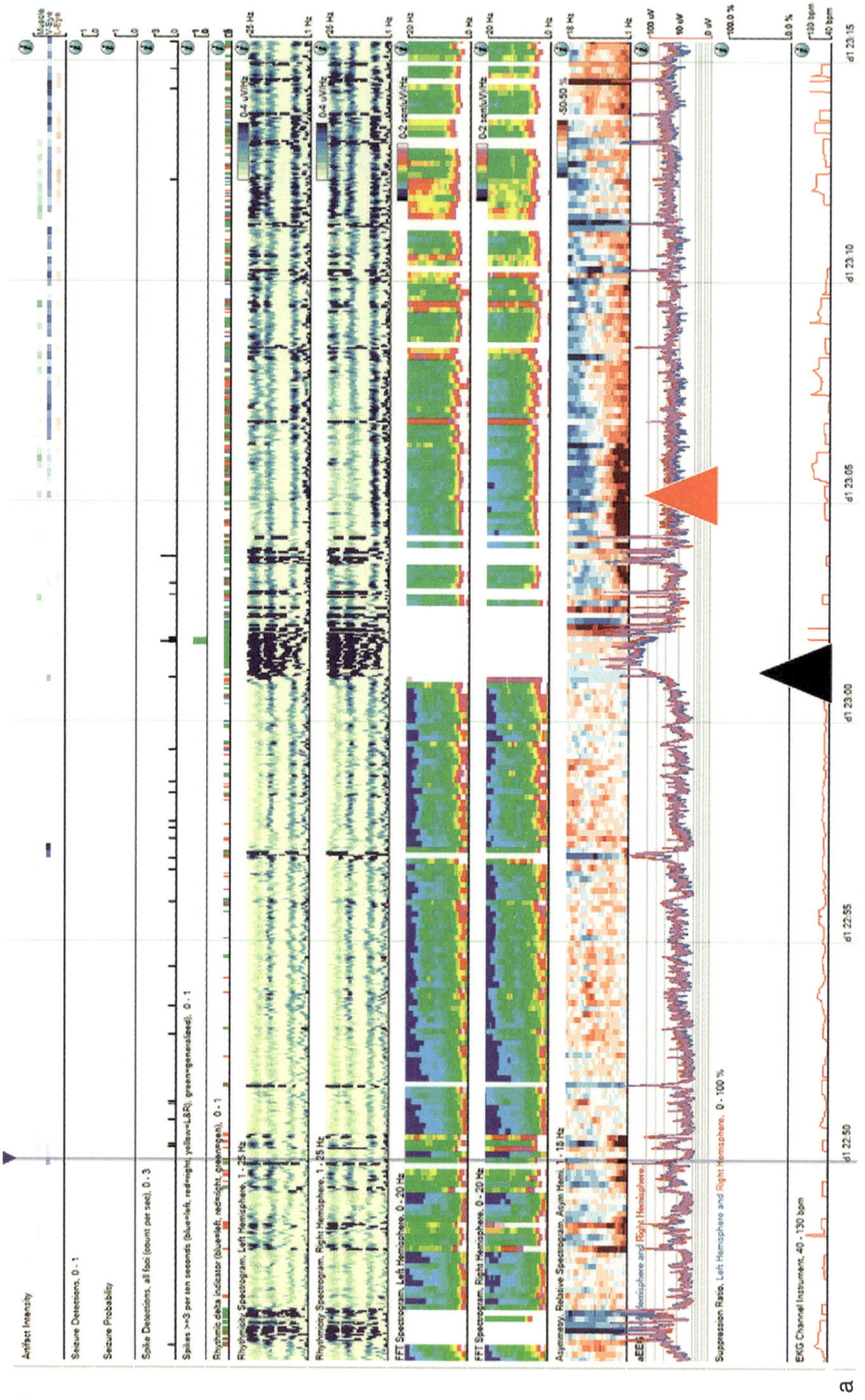

a

图 8.5 （a）去除伪差前的 QEEG 阵列（30min）。癫痫发作导致大量伪差，用黑色箭头标记；注意发作后右半球脑电活动变慢（红色箭头所示）。（待续）

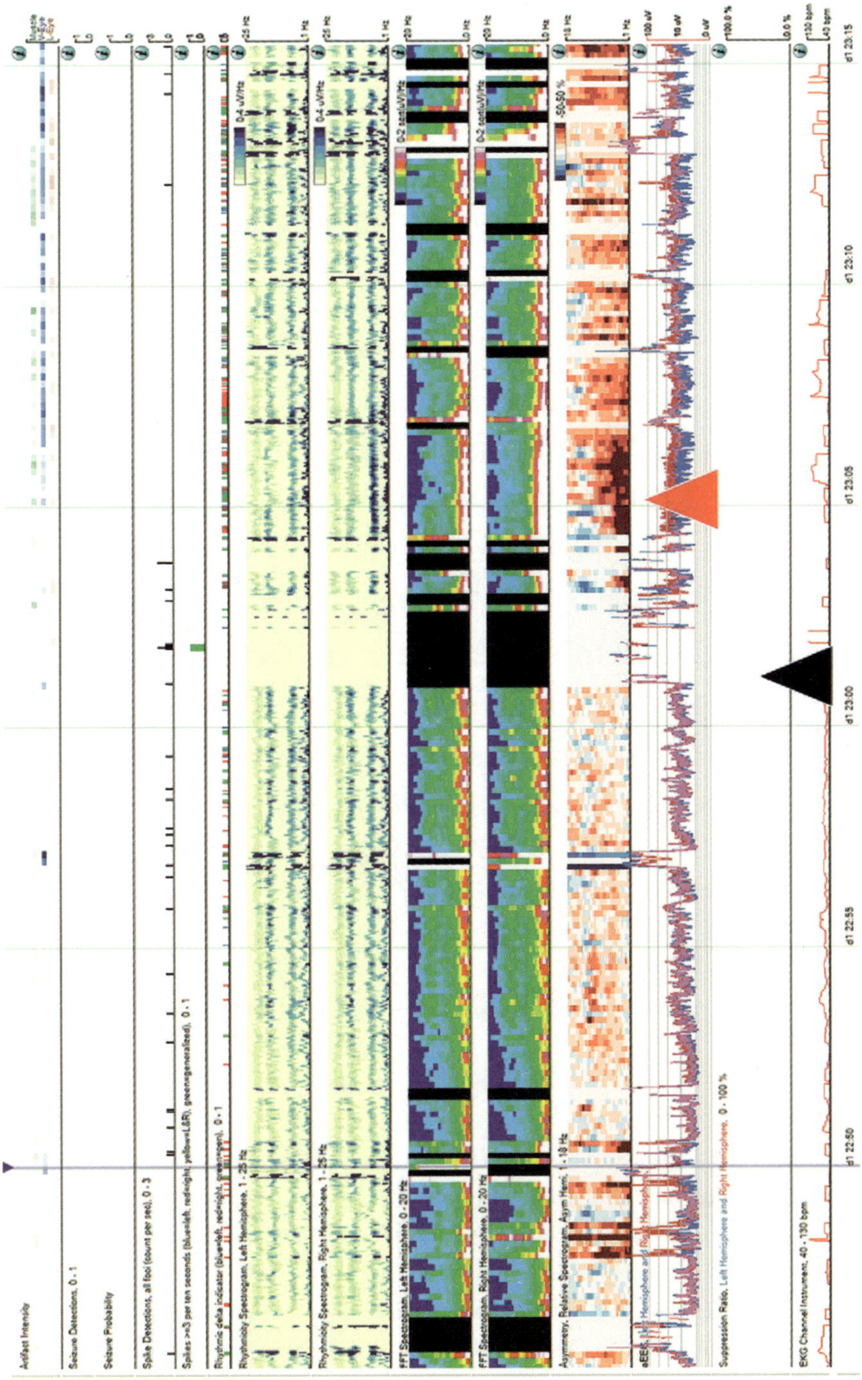

b

图8.5（续）　(b) 去除伪差后的QEEG阵列（30min）。

α/δ

适用于SAH后DCI检测[5]。

包络趋势(波峰包络)

适用于检测持续时间较长、形态单一的癫痫发作；可能遗漏短时程癫痫发作。

局限性和注意点

与原始EEG一样，QEEG容易受到各种伪差的影响，当这些伪差出现且非常突出时，在最严重的情况下会导致QEEG结果完全无效。

一些公司已经开发了独家的伪差减少算法，可在QEEG处理之前，使用个体成分分析从原始EEG记录中检测和去除伪差信号。减少的伪差包括肌源性伪差、瞬目伪差、水平眼动和一些电极导致的伪差。当某个电极出现明显故障时，这个电极就会被完全排除在进一步分析之外。这样才能确保QEEG结果更可靠，但可惜的是，这个方法并非万无一失。

当QEEG看起来存疑时，必须检查原始EEG。伪差去除对于有效解读QEEG至关重要。图8.5a和图8.5b显示了使用伪差消除之前和之后QEEG上的癫痫发作表现。

参考文献

1. Tong S, Thankor NV. *Quantitative EEG Analysis Methods and Clinical Applications*. Artech House, 2009.
2. Hwang J, Cho SM, Ritzl EK. Recent applications of quantitative electroencephalography in adult intensive care units: A comprehensive review. *Journal of Neurology*. 2022 Dec;269(12):6290–309.
3. Kaleem S, Swisher CB. Utility of quantitative EEG for seizure detection in adults. *Journal of Clinical Neurophysiology*. 2022 Mar 1;39(3):184–94.
4. Goenka A, Boro A, Yozawitz E. Comparative sensitivity of quantitative EEG (QEEG) spectrograms for detecting seizure subtypes. *Seizure*. 2018 Feb;55:70–5.
5. Baang HY, Chen HY, Herman AL, et al. The utility of quantitative EEG in detecting delayed cerebral ischemia after aneurysmal subarachnoid hemorrhage. *Journal of Clinical Neurophysiology*. 2022 Mar 1;39(3):207–15.

第2部分 典型病例分析与管理

第9章 非惊厥性癫痫持续状态(NCSE)

学习目标

- NCSE的诊断
- NCSE的分类
- NCSE的管理
- 难治性癫痫持续状态
- 失神发作持续状态

病例 患者，女，65岁，患有药物难治性癫痫，在多次全身强直阵挛发作后因持续意识模糊而转入急诊接受救治，图9.1显示了她的EEG。

你如何描述EEG监测结果？

如图9.1所示，她的EEG表现为频率3~4Hz的持续性全面性棘慢波（GSW）放电。

你对EEG的解读是什么？

EEG上频率>2.5Hz的连续性癫痫样放电符合脑电发作癫痫持续状态（ESE）的诊断，临床上可确诊为非惊厥性癫痫持续状态（NCSE）。

此外，这些放电显示出全面性的分布（即在双侧半球上均可出现），提示该患者存在**全面性的**NCSE。

下一部分叙述如何诊断NCSE。

NCSE的诊断

频率≥2.5Hz的连续性癫痫样放电（包括棘波、尖波、多棘波、棘慢波）可确诊为NCSE。

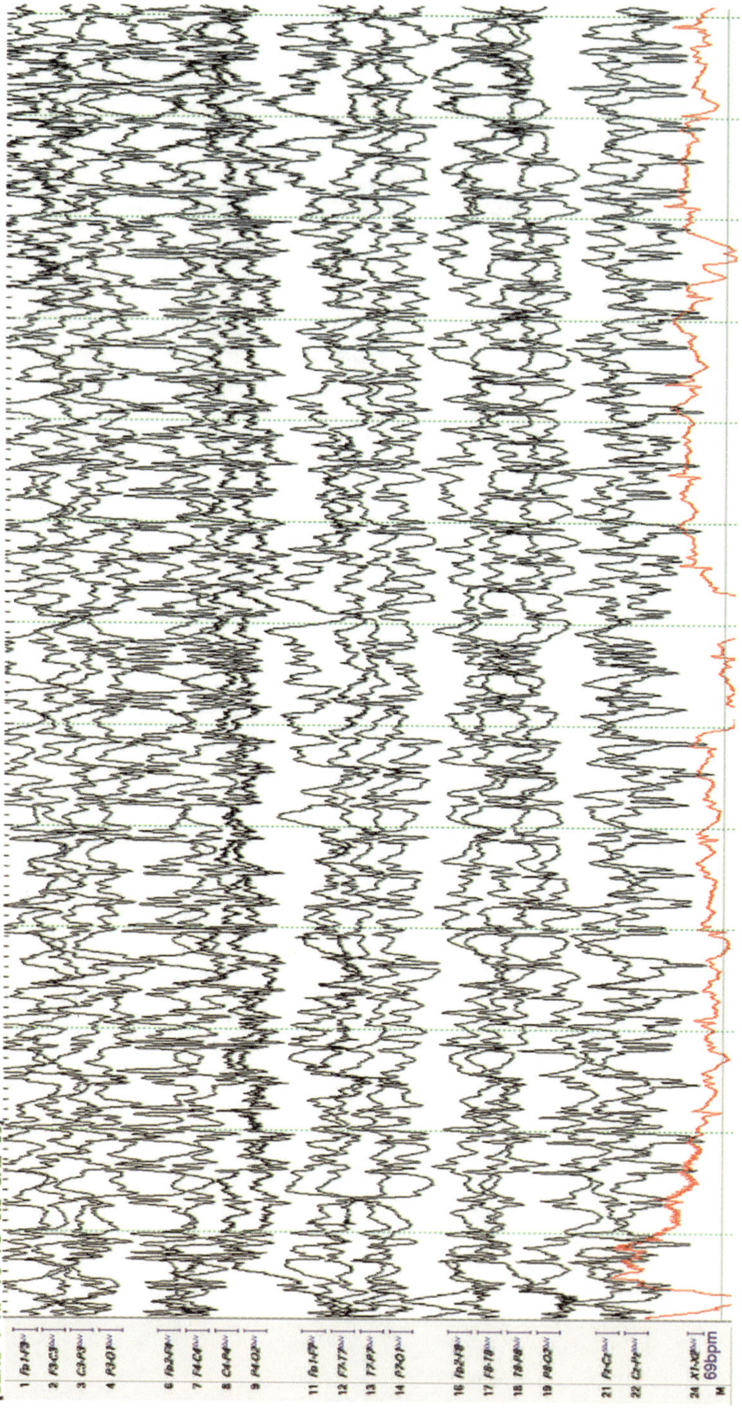

图9.1 患者多次全面性强直阵挛发作后的EEG。

但是，如果癫痫放电的频率≤2.5Hz，或者出现节律性δ活动（RDA），则NCSE诊断至少需要具备以下一项次要标准：

（a）细微临床表现（如面部抽搐），或

（b）癫痫样活动存在时空演变，或

（c）诊断性使用静脉用抗癫痫药物（IV-ASM）后EEG和临床症状均有所改善。

该定义采用了诊断NCSE的“Salzburg标准”，接下来我们再次将这一标准应用到下面这些病例中[1]。

病例　患者，男，58岁，既往存在多发性硬化病史，因持续时间较长的发作性失语和意识模糊来院就诊。图9.2a显示了他的EEG。

你如何描述EEG监测结果？

EEG图9.2a显示左后象限频率0.5~1Hz的偏侧周期性放电（LPD）。

你对EEG的解读是什么？

虽然上述放电的频率<2.5Hz，但鉴于出现了EEG相关的临床表现即失语症，符合NCSE诊断标准中存在细微的临床相关表现的次要诊断标准a，因此可诊断为NCSE。

此外，这些放电呈局灶性分布（即仅限于单个半球），因此，EEG符合**局灶性**NCSE的诊断。

值得注意的是，在患者另一些失语症发作期间，观察到的EEG模式如图9.2b所示。

你如何描述EEG结果？

EEG（如图9.2b所示），左侧颞叶观察到尖样波形态的偏侧节律性δ活动（LRDA）。

你对EEG的解读是什么？

虽然节律性δ活动看起来“不那么尖锐”，但是，其实际意义与<2.5Hz的癫痫样放电相同（即诊断为NCSE至少需要一项次要诊断标准——在本例中是轻微的失语症表现）。

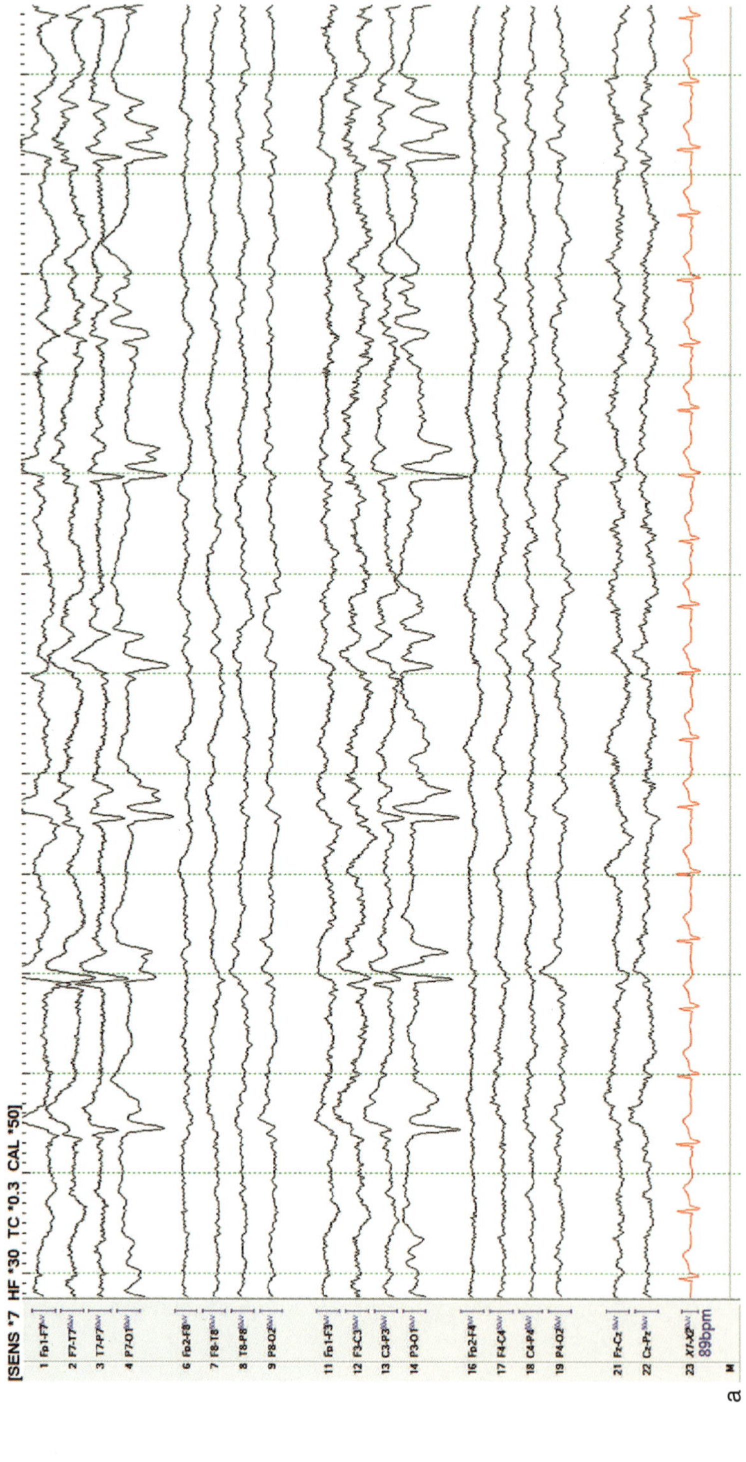

图9.2 （a）患者长时间失语和意识模糊发作后的EEG。（待续）

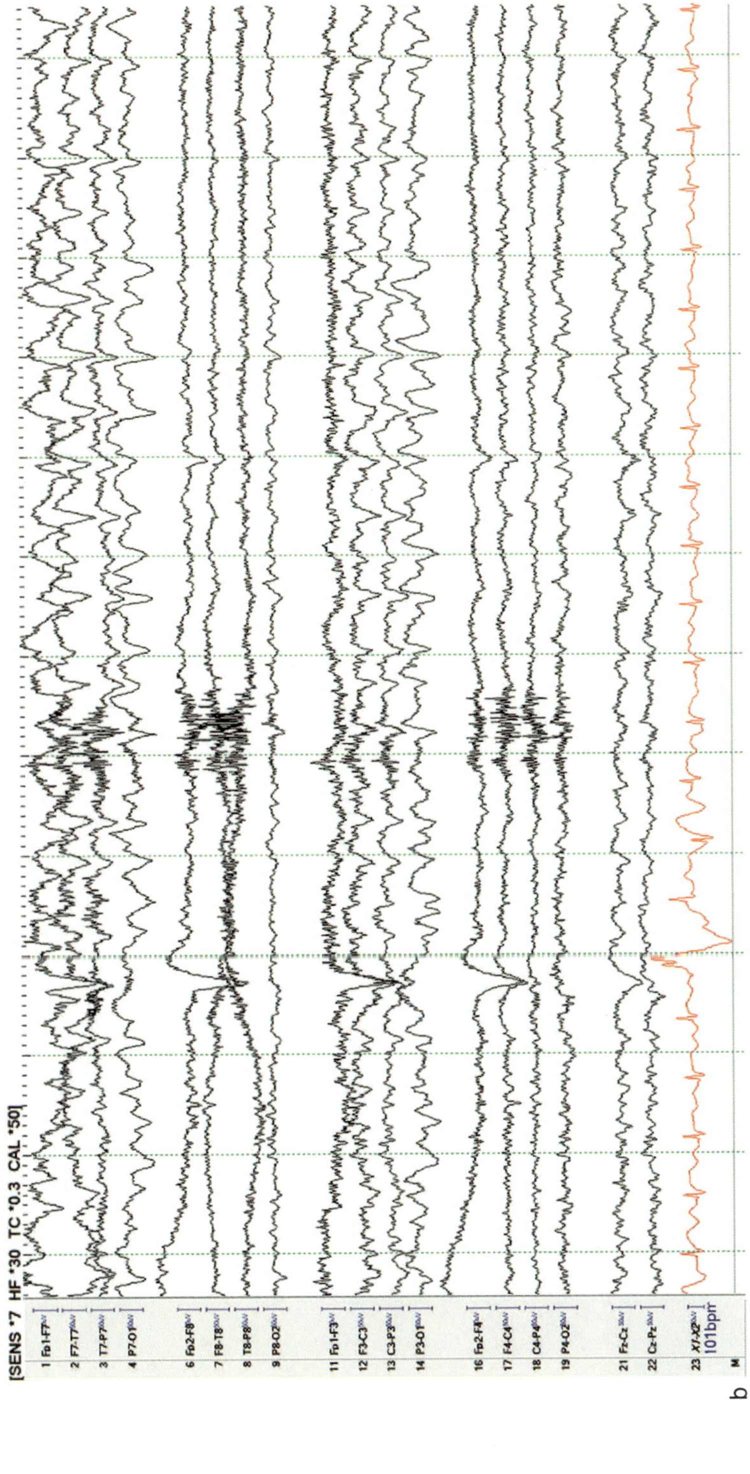

b

图9.2（续）（b）患者一次失语发作时的EEG。

病例 患者，女，64岁，患有卒中后癫痫，表现为突然发作的意识模糊和逐渐加重的右侧偏瘫，图9.3显示了她的EEG。

你如何描述EEG监测结果？

发作起始（图9.3）EEG表现为左颞部2Hz的LPD，随着时间的推移，出现频率和形态的逐渐演变，EEG形成频率为5Hz的尖样波的节律性θ活动。

此外，这种模式改变从起始区域（左颞部）逐渐向左侧旁中央区域逐步扩散。

你对EEG的解读是什么？

EEG呈现**不断演变的模式**，表现为频率、形态（尖锐度）和位置（空间）都呈现连续的变化。

时空演变是诊断NCSE的另一项次要标准（如果癫痫样放电频率<2.5Hz或呈现RDA）。第10章 发作期–发作间期连续体的管理对此有进一步的描述。

病例 患者，男，64岁，患有慢性阻塞性肺病，表现为急性脑病，图9.4a显示了他的初始EEG。

图9.4b显示了他接受2mg劳拉西泮静脉推注数分钟后的EEG。患者接受静脉抗癫痫药物注射后意识状态同步出现短暂改善。

你如何描述EEG监测结果？

如图9.4a所示，患者的初始EEG表现为局灶性的偏侧节律性δ活动附加棘波（LRDA+S），从右侧半球逐步扩散至中央区域。

静脉注射劳拉西泮后，如图9.4b所示，LRDA+S消失并出现弥漫性β活动，背景节律逐渐恢复，同时患者床旁查体显示临床症状明显改善。

你对EEG的解读是什么？

静脉注射抗癫痫药物后的EEG及临床症状的改善是诊断NCSE的另外一项次要诊断标准（癫痫样放电频率≤2.5Hz或存在RDA的患者）。

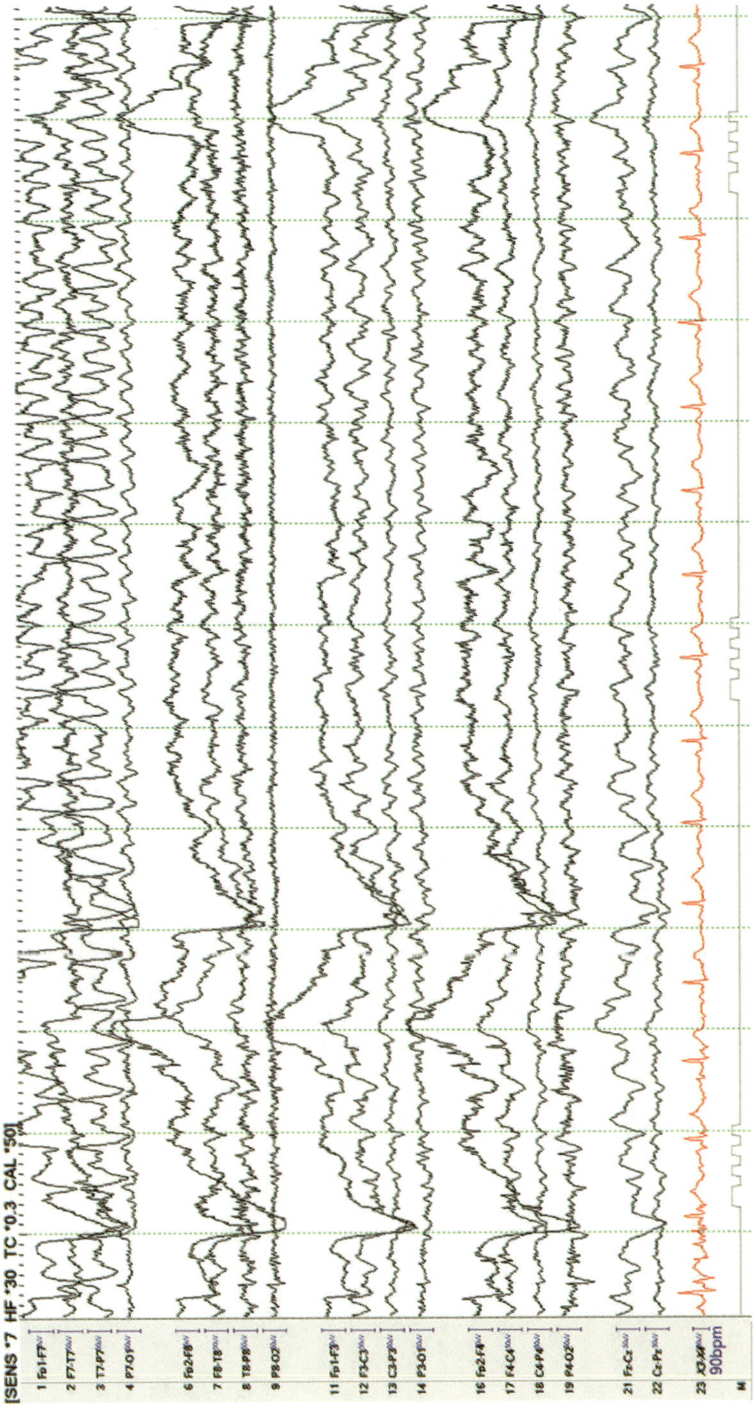

图9.3　患者突发意识模糊和右侧偏瘫逐渐加重时的EEG。

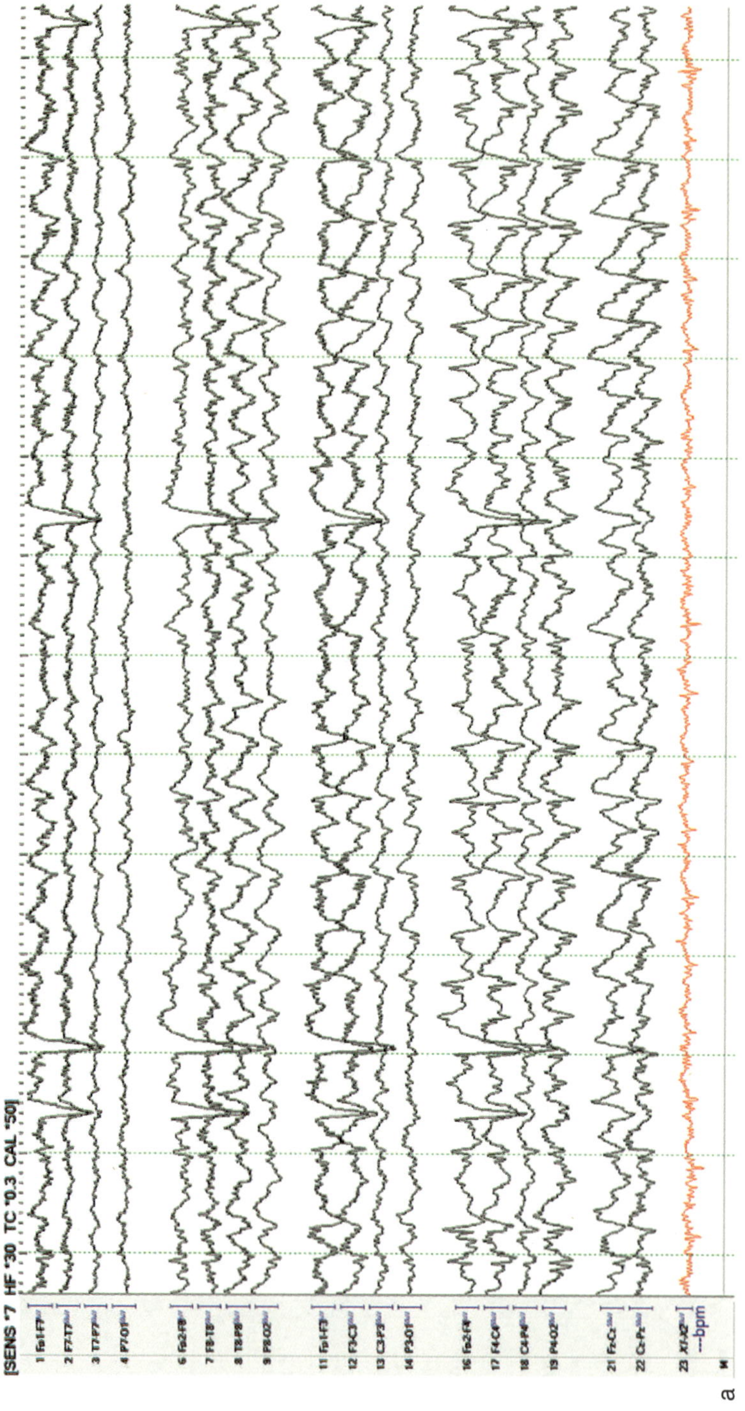

a

图9.4 （a）急性起病的脑病患者的EEG。（待续）

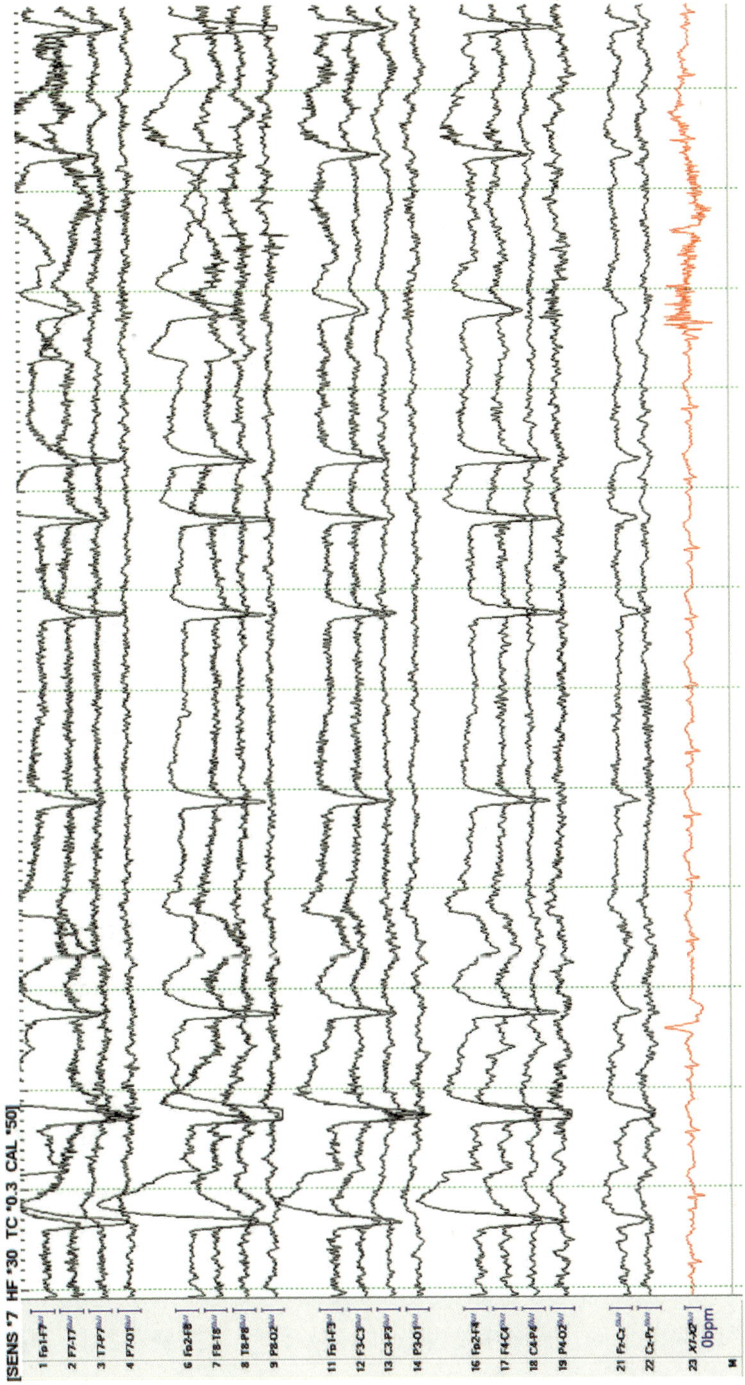

b

图 9.4（续）　（b）脑病患者静脉注射 2mg劳拉西泮后的 EEG。

临床改善可通过患者床旁的意识状态的改善来确定。

通常情况下，抗癫痫药物（如苯二氮䓬类药物）静脉注射后几分钟内就能观察到临床症状的改善，但这种好转也可能滞后几个小时，特别是在使用了非苯二氮䓬类静脉抗癫痫药物的情况下。

脑电改善是指癫痫放电或RDA减少，以及背景节律的逐渐恢复，如后部优势节律的出现[2,3]。

值得注意的是，使用镇静药物后记录到的EEG抑制本身并不是脑电改善。

NCSE的分类

如前所述，NCSE可根据症状学和EEG检查结果分为局灶性和全面性两大类。

大多数“全面性”NCSE继发于局灶起源并向双侧扩散（继发性全面性发作）。原发性全面性发作如失神发作持续状态相对少见。

根据病因的不同，全面性NCSE都会出现不同程度的意识障碍，包括谵妄和昏迷，也可能出现于因缺氧或颅脑外伤等其他病因所致的昏迷患者中。

局灶性NCSE通常继发于局灶性脑损伤。对不明原因的/逐渐进展的局灶性神经功能缺损，伴或不伴意识障碍的患者需要怀疑该诊断。常见临床表现通常同皮质受累区域相关，具体可表现为持续性失语，或感觉、视觉、嗅觉、情感/精神或听觉先兆（持续性先兆）。

例如，找词困难（失语症）通常发生在左侧优势半球，而偏侧忽略通常发生在右侧非优势半球。额叶受累通常表现为对侧凝视、细微的运动症状或偏瘫。感觉症状可能提示顶叶受累，嗅觉、情感/心理或听觉症状可能与颞叶有关；视觉症状可能提示枕叶受累。

NCSE可根据病因（已知病因或隐源性）、EEG相关性和发病年龄进一步分类[4]。

NCSE的管理

NCSE的初始管理参考全面性癫痫持续状态的初始治疗，主要包括以下步骤：立即肠外（通常是静脉推注）给予苯二氮䓬类药物，例如，劳拉西泮

4mg静脉推注，可每5min重复一次，最大剂量为0.1mg/kg，同时对患者的气道、呼吸和循环进行评估和管理，并纠正潜在的代谢紊乱（例如，低血糖或硫胺素缺乏）。对于无静脉通路的患者，应考虑使用鼻内、口腔内、经直肠或肌内注射苯二氮䓬类药物进行给药。

如果癫痫发作持续存在，应立即使用一种或多种静脉注射抗癫痫药物并以负荷剂量给药（“二线治疗药物”，表9.1），这些药物包括苯妥英（或磷苯妥英）、丙戊酸钠、左乙拉西坦、拉考沙胺和（或）苯巴比妥。对于肾功能受损的患者，布瓦西坦可替代左乙拉西坦。

表9.1　静脉抗癫痫药物的建议使用剂量

抗癫痫药物*	负荷剂量	备注
磷苯妥英（FOS）	20mg PE/kg	最大推注速度150mg PE/min
苯妥英（PHT）	20mg/kg（若无效可追加10mg/kg）	最大推注速度50mg/min，需要心电图和血压监测
丙戊酸钠（VPA）	40mg/kg	最大推注速度6mg/(kg·min)
左乙拉西坦（LEV）	60mg/kg（不超过4.5g）	最大推注速度100mg/min
布瓦西坦（BRV）	100mg	推注超过15min
拉考沙胺（LCM）	200~400mg	输注30min以上（药物使用前后心电监测，警惕PR间期延长）
苯巴比妥（PB）	20mg/kg	最大推注速度50~75mg/min

*并非所有药物都获得FDA的批准用于此适应证。PE，苯妥英等效当量

全面性癫痫持续状态（包括NCSE）是神经系统急症，最好在重症监护室中处理，并进行持续脑电监测。然而，对局灶性NCSE的最佳管理策略还不明确。在紧急医疗处理的同时，还需要评估和治疗癫痫持续状态的潜在病因[5]。

病例 患者，男，68岁，既往确诊癫痫，目前为癫痫持续状态，使用劳拉西泮及后续的静脉负荷剂量的左乙拉西坦及磷苯妥英后均无效，因此，对他进行了气管插管并使用咪达唑仑和丙泊酚进行镇静。图9.5a显示了他的EEG。

你如何描述EEG监测结果？

如图9.5a所示，EEG显示低电压的暴发抑制背景，暴发时间约为1s，抑制间隔时间较长。

你对EEG的解读是什么？

EEG提示患者存在难治性癫痫持续状态，并且目前处于充分的暴发抑制状态。

难治性癫痫持续状态

- 使用苯二氮䓬类药物和其他静脉注射的抗癫痫治疗药物初始治疗后，患者癫痫持续状态仍无法终止的情况称为难治性癫痫持续状态（RSE）。
- 在所有的癫痫持续状态患者中，约有1/3的患者为难治性癫痫持续状态。
- 由于诊断延误、用药剂量不足或未能治疗潜在病因所导致的癫痫持续时间较长可能导致患者病情进展为难治性SE。
- 此时，应当对难治性癫痫持续状态患者进行气管插管，同时进行持续脑电监测，最好在重症监护病房进行治疗。
- 建议对患者使用静脉注射的咪达唑仑或丙泊酚进行治疗。
- 难治性癫痫持续状态的死亡率高达30%~60%。既往诊断为癫痫的患者预后可能较好[6,7]。

如何逐步滴定麻醉药直至脑电呈现暴发抑制状态

如表9.2所示，静脉麻醉药如咪达唑仑、丙泊酚或戊巴比妥的用药剂量需要逐步滴定直至癫痫发作基本控制或EEG呈暴发抑制状态。然而最佳的暴发抑制程度和持续时间仍不明确。

通常的做法是在最初24h内，将暴发抑制逐步滴定至1~2s的暴发期，约

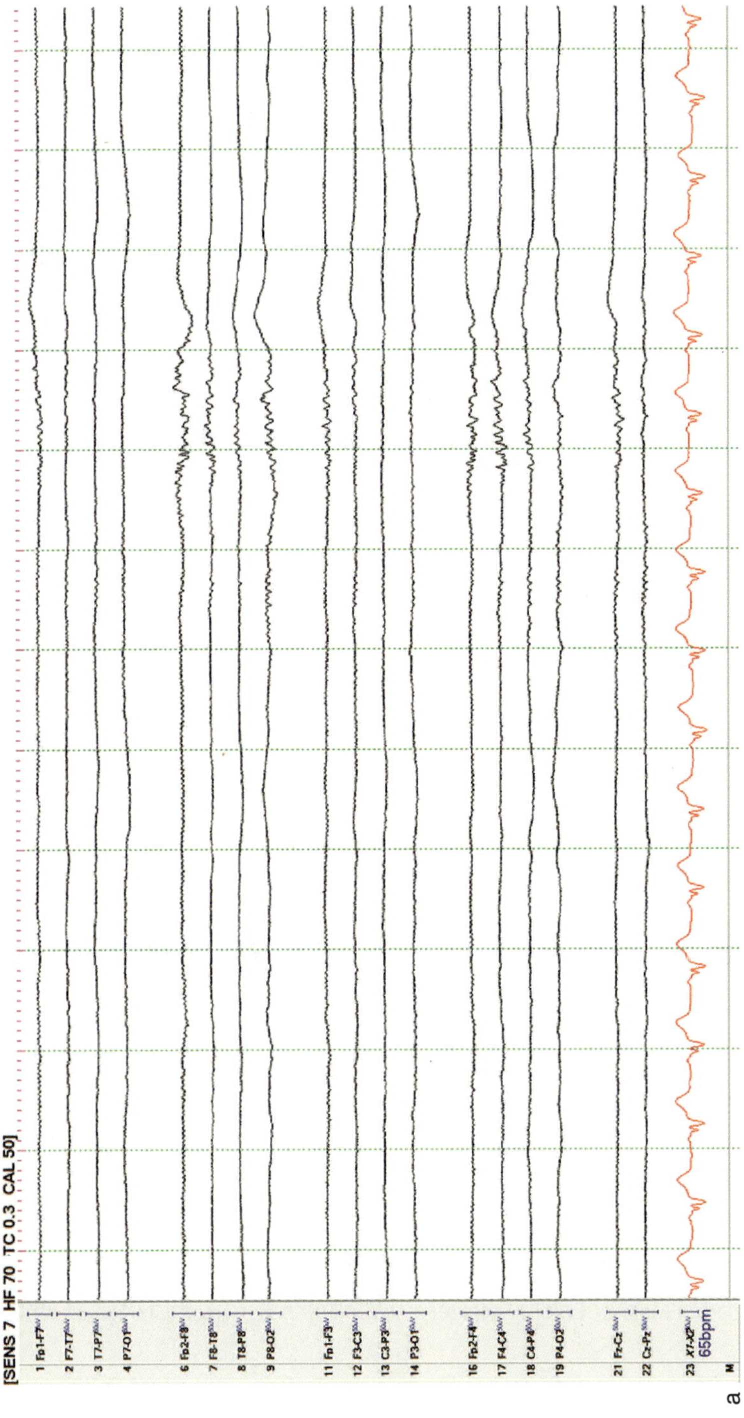

图9.5 （a）患者接受癫痫持续状态治疗后的EEG。（待续）

表9.2 静脉用麻醉药的建议负荷剂量和维持剂量

药物	负荷剂量	维持剂量
咪达唑仑	0.2mg/kg（最大剂量2mg/kg）	0.1~2mg/（kg·h）
丙泊芬	2mg/kg（最大剂量10 mg/kg）	1~10mg/（kg·h）
戊巴比妥	5mg/kg（最大剂量15 mg/kg）	1~10mg/（kg·h）

10s的暴发间期。然而，小于2h的超短持续时间的暴发抑制也是可行的（尤其是在癫痫发作明显终止的情况下）[8]。

病例 在EEG呈暴发抑制约24h后，逐步尝试缓慢减量静脉麻醉药。图9.5b显示患者的EEG。

你如何描述EEG监测结果？

如图9.5b所示，EEG显示暴发期内出现大量局灶性（左额叶）多棘波放电且暴发抑制减少。

你对EEG的解读是什么？

暴发期中的多个癫痫样放电被称为高度癫痫样暴发（HEB）。这些波形多与SE复发相关。

超难治性癫痫持续状态（SRSE）

麻醉药使用超过24h后癫痫持续状态仍未终止，或试图对麻醉药进行减量后再次出现癫痫持续状态，称为SRSE。

- 尝试减量静脉麻醉药之前，确认抗癫痫药物的维持药物浓度在治疗窗范围内，以降低癫痫持续状态的复发风险。

如何识别SRSE（麻醉药撤药失败）

SRSE是指尽管存在充分的暴发抑制，但癫痫持续状态仍然存在或复发。暴发期的形态（而不是抑制深度或持续时间）是麻醉药逐步减量后决定癫痫是否复发的关键因素。

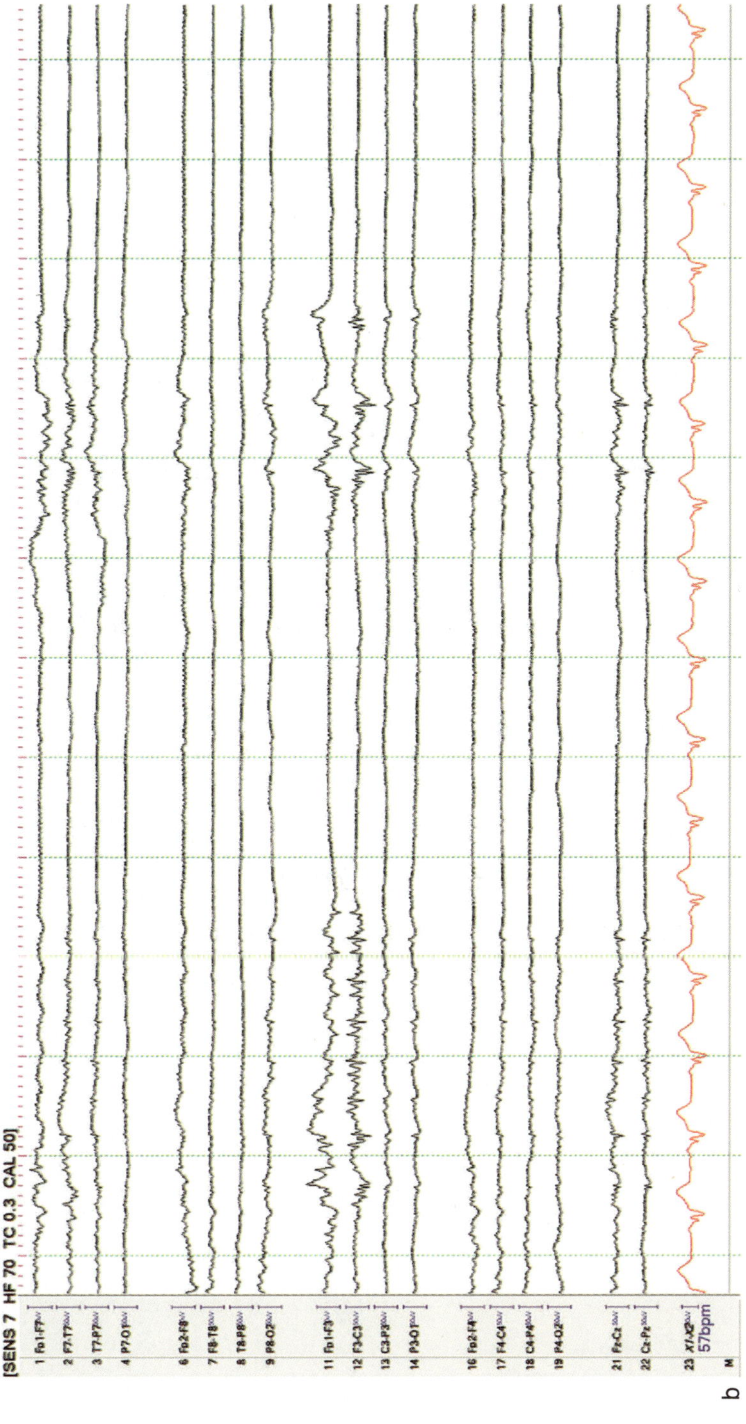

b

图 9.5（续）（b）患者逐步减少静脉麻醉药后的EEG。（待续）

- 当大多数暴发期（>50%）包含棘波/尖波，或出现高度癫痫样暴发（HEB；暴发期内出现2个或更多的棘波/尖波），提示癫痫很可能复发。
- 反之，当暴发期出现低波幅、多形态暴发，而没有癫痫样放电，提示麻醉药撤药成功[9,10]。

图9.5c显示了一例静脉麻醉药撤药失败（SRSE）患者的脑电图表现。

如何确认SE终止（停止、缓解或缓慢消失）

SE终止的标志是发作性放电的终止和背景节律的恢复（通常为缓慢恢复）。但不一定恢复至正常节律，如出现EEG反应性和后部优势节律。

EEG在发作后阶段通常会出现衰减和慢波化，并逐步恢复到基线的背景活动。

发作终止的常见EEG模式包括：

- 突然停止（终止）：发作活动突然终止，随后出现发作时长>10s的非发作性活动，如背景活动衰减或慢波。
- 暴发波发放的缓解（间断）：相继出现的暴发期发作性活动，每次暴发间隔逐渐延长。
- 逐渐过渡到节律性/周期性模式（缓慢消失）：EEG发作以非发作性的PD或RDA结束（频率<2.5Hz，无临床症状或EEG演变）。

SE终止后，PD或RDA可能恢复至发作前的模式，或频率更慢，不那么尖锐并逐渐消失。

图9.6是上述模式的示意图。

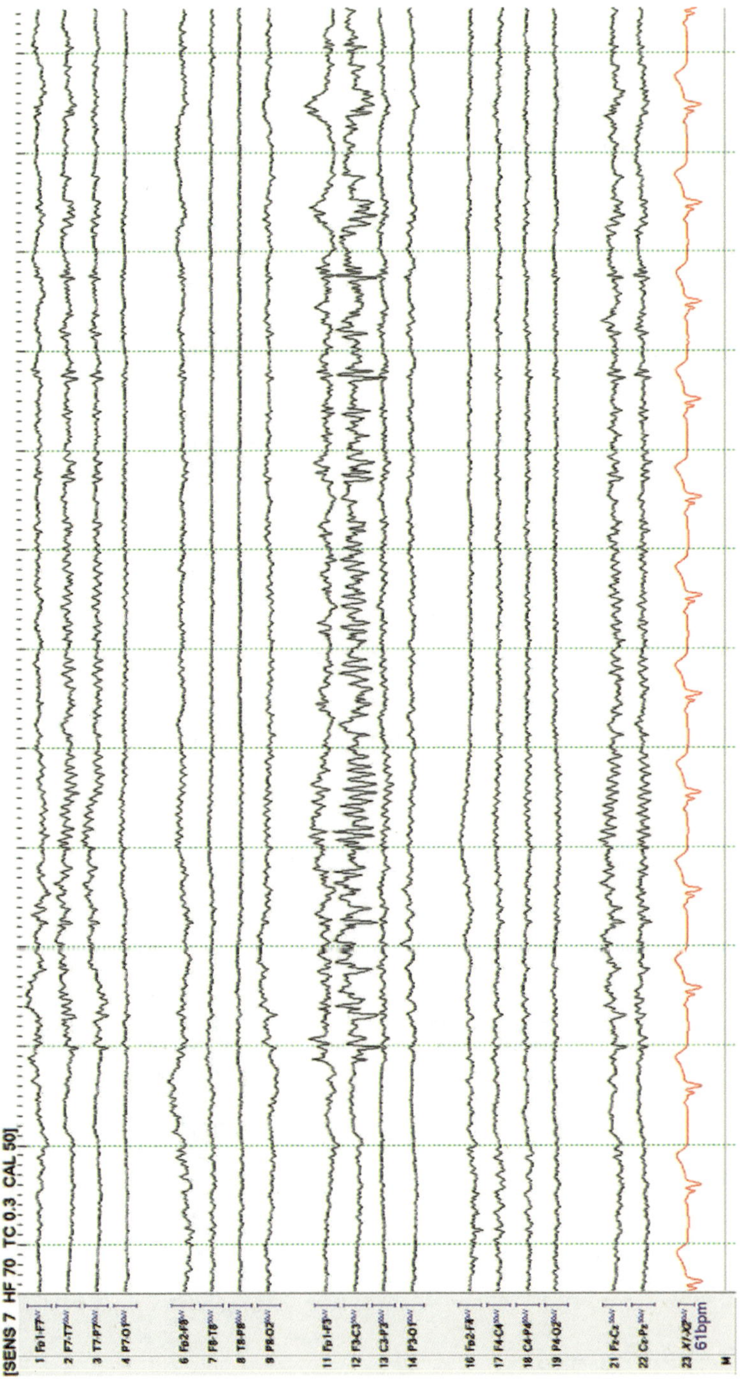

C

图9.5（续）（c）麻醉药剂量逐渐减量后出现癫痫样活动。

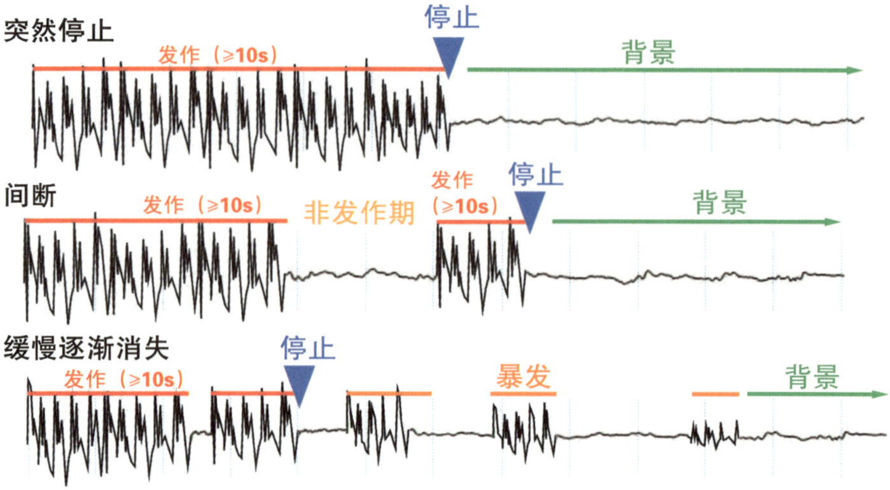

图 9.6 SE的停止模式。

失神发作持续状态(Absence SE)

病例 患儿，女，4岁，上幼儿园期间因出现注意力不集中和“懒散”数小时而就诊。图9.7显示患者的EEG。

你如何描述EEG监测结果？

EEG（图9.7）显示出连续的3Hz的全面性棘慢波发放。

你对EEG的解读是什么？

这些表现符合**失神发作持续状态**的EEG诊断。

失神发作持续状态是指持续或重复失神发作达30min或更久。表现为意识障碍，伴有细微的自动症，可持续几个小时甚至数天。EEG显示约3Hz的全面性棘慢波连续放电。服用或停用某些药物（尤其是苯二氮䓬类药物）以及其他毒性或代谢紊乱是常见的诱发因素。静脉注射快速起效的苯二氮䓬类药物（如地西泮或劳拉西泮）通常有效[11]。

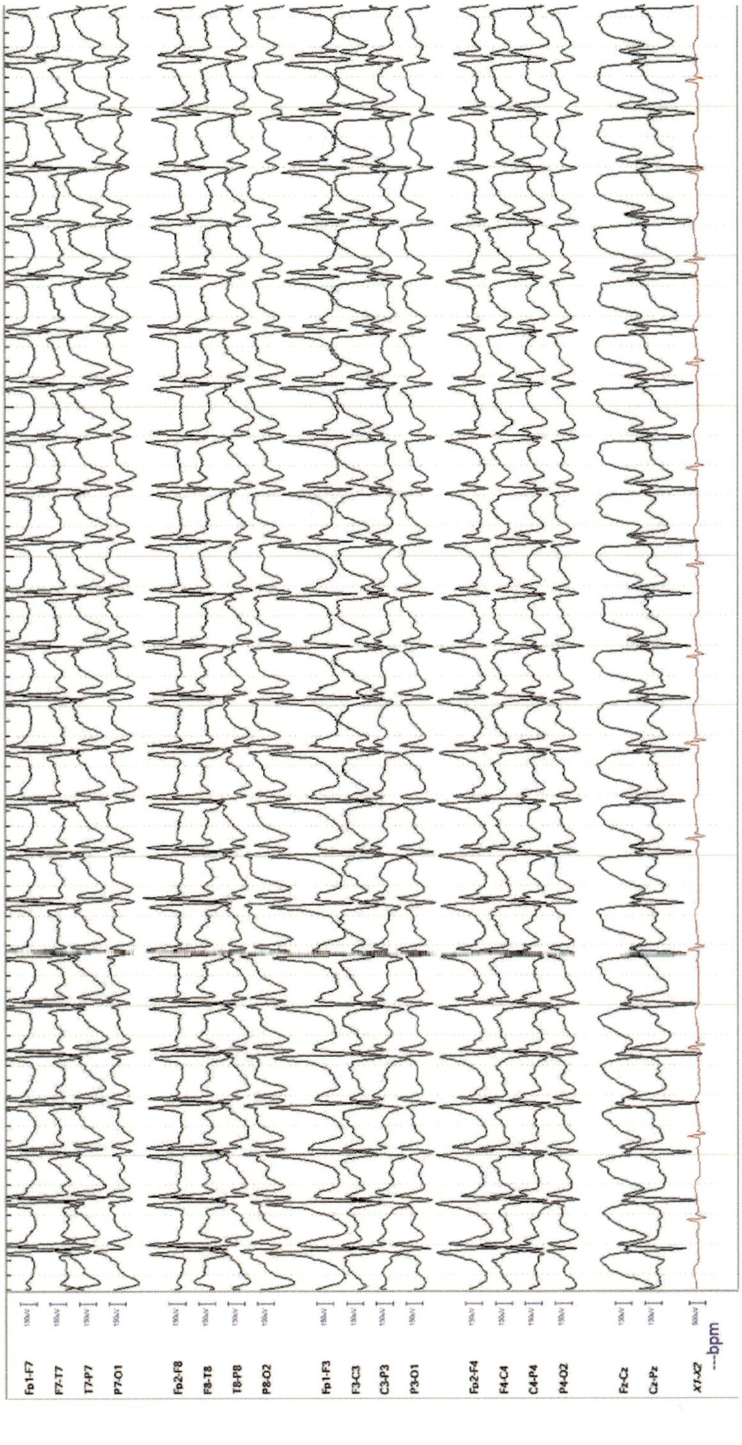

图9.7　一名儿童在校期间表现为注意力不集中和懒散，此为其EEG。

病例 患者，女，72岁，有长期的苯二氮䓬类药物服用史，表现为急性精神错乱。图9.8显示了她的EEG。

你如何描述EEG监测结果？

EEG（图9.8）显示出连续的、频率波动于3~4Hz的全面性棘慢波放电，符合NCSE诊断。

你对EEG的解读是什么？

结合患者的临床表现，EEG结果提示**新发失神发作持续状态**。

新发失神发作持续状态是一种罕见的NCSE，通常见于既往未确诊过癫痫的老年人。患者常在酗酒和（或）服用苯二氮䓬类药物（或停药）的情况下出现急性发作的精神错乱。通常EEG上可见持续的全面性棘慢波放电。静脉使用广谱抗癫痫药物如左乙拉西坦通常有效[12]。

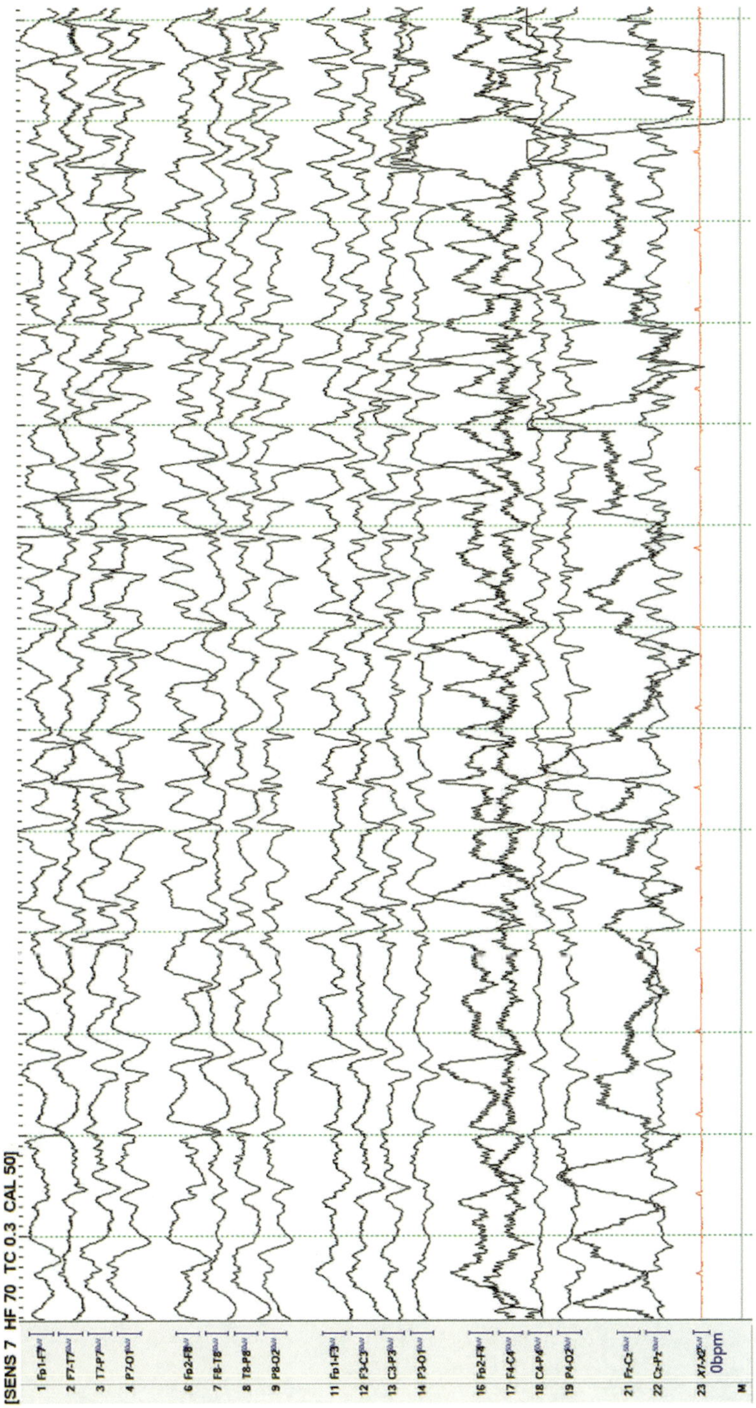

图9.8　急性精神错乱患者的EEG，患者有长期苯二氮䓬类药物服用史。

参考文献

1. Leitinger M, Beniczky S, Rohracher A, et al. Salzburg consensus criteria for non-convulsive status epilepticus-Approach to clinical application. Epilepsy & Behavior. 2015 Aug 1;49:158-63.
2. Leitinger M, Trinka E, Zimmermann G, Beniczky S. Salzburg criteria for nonconvulsive status epilepticus: Details matter. Epilepsia. 2019 Nov;60(11):2334.
3. Krogstad MH, Høgenhaven H, Beier CP, Krøigård T. Nonconvulsive status epilepticus: Validating the Salzburg criteria against an expert EEG examiner. Journal of Clinical Neurophysiology. 2019 Mar 1;36(2):141-5.
4. Trinka E, Cock H, Hesdorffer D, et al. A definition and classification of status epilepticus: Report of the ILAE Task Force on Classification of Status Epilepticus. Epilepsia. 2015 Oct;56(10):1515-23.
5. Rossetti AO, Lowenstein DH. Management of refractory status epilepticus in adults: Still more questions than answers. Lancet Neurology. 2011 Oct 1;10 (10):922-30.
6. Hocker SE, Britton JW, Mandrekar JN, Wijdicks EF, Rabinstein AA. Predictors of outcome in refractory status epilepticus. JAMA Neurology. 2013 Jan 1;70(1):72-7.
7. Phabphal K, Chisurajinda S, Somboon T, Unwongse K, Geater A. Does burst suppression achieve seizure control in refractory status epilepticus? BMC Neurology. 2018 Dec;18(1):1-7.
8. Das AS, Lee JW, Izzy S, Vaitkevicius H. Ultra-short burst suppression as a "reset switch" for refractory status epilepticus. Seizure: European Journal of Epilepsy. 2019 Jan 1;64:41-4.
9. Johnson EL, Martinez NC, Ritzl EK. EEG characteristics of successful burst suppression for refractory status epilepticus. Neurocritical Care. 2016 Dec;25 (3):407-14.
10. Thompson SA, Hantus S. Highly epileptiform bursts are associated with seizure recurrence. Journal of Clinical Neurophysiology. 2016 Feb 1;33(1):66-71.
11. Panayiotopoulos CP. Typical absence seizures and their treatment. Archives of Disease in Childhood. 1999 Oct 1;81(4):351-5.
12. Datta P, Hope O, Kalamangalam GP. Teaching NeuroImages: De novo absence status epilepticus in an adult. Neurology. 2016 Apr 26;86(17):e186.

第10章 发作期–发作间期连续体(IIC)的管理

学习目标

- 附加（+）特征
- EEG的演变
- 发作期–发作间期连续体（IIC）
- 发作间期（非发作期）EEG模式
- 刺激诱发（SI）的EEG模式

病例 患者，男，52岁，既往存在酗酒病史，多次抽搐后到急诊室就诊。图10.1a显示了他的EEG监测结果。

你如何描述EEG监测结果？

EEG显示频繁出现的右侧偏侧周期性放电（LPD）。此外，每次放电均存在附加的快活动。

你对EEG的解读是什么？

附加快活动是患者EEG形态的附加[+]类型之一。因此，患者的EEG模式为LPD+F。

同一患者治疗后的EEG模式如图10.1b所示。

你如何描述EEG监测结果？

EEG（图10.1b）显示右半球频繁出现的LPD，并伴有潜在的节律性δ活动（RDA）。

你对EEG的解读是什么？

RDA是另外一种附加特征。因此，这种模式被称为LPD+R。需要注意的是，与偏侧棘慢波（LSW）不同的是，该患者的棘波同慢波不存在锁时关系。

附加(+)特征

综上所述，附加特征包括叠加的快活动（+F）、尖波/棘波（+S）或节律性

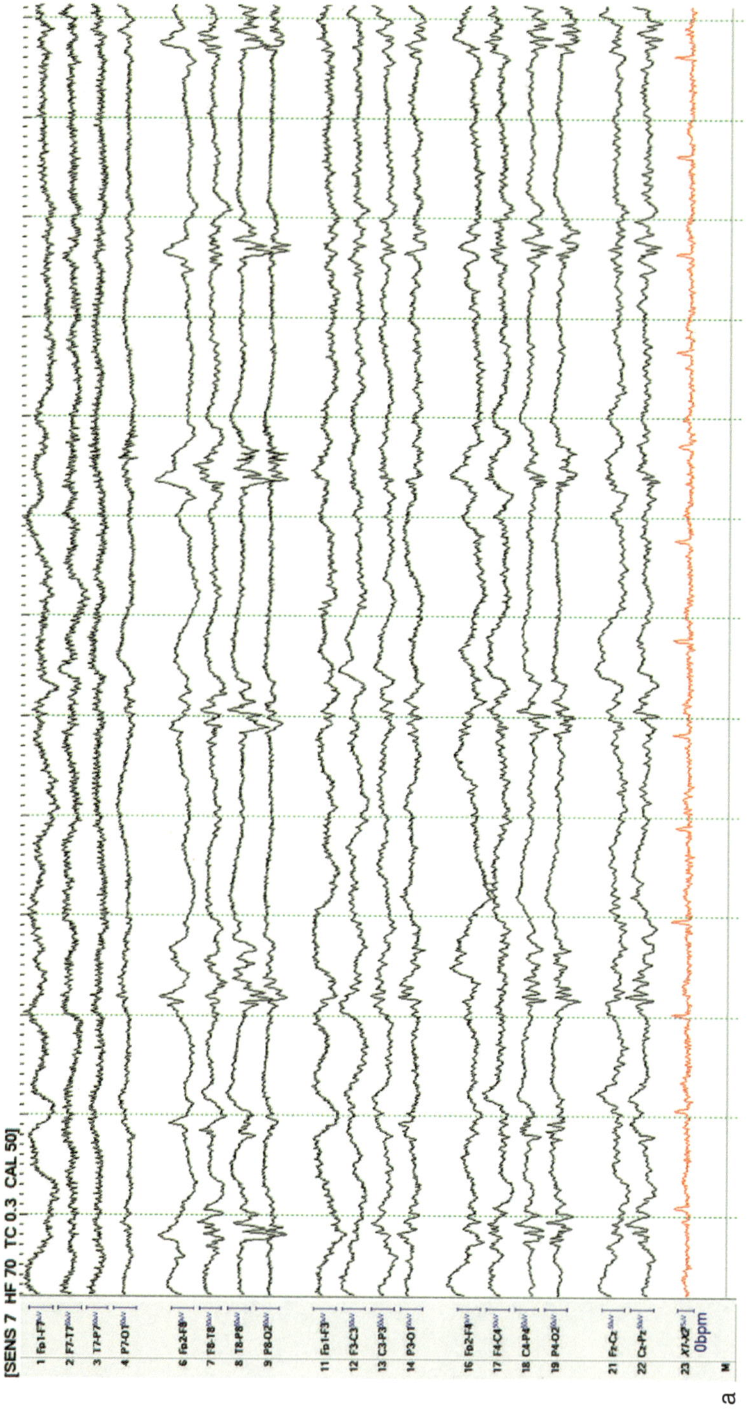

a

图10.1 （a）患者多次惊厥性癫痫发作后的EEG。（待续）

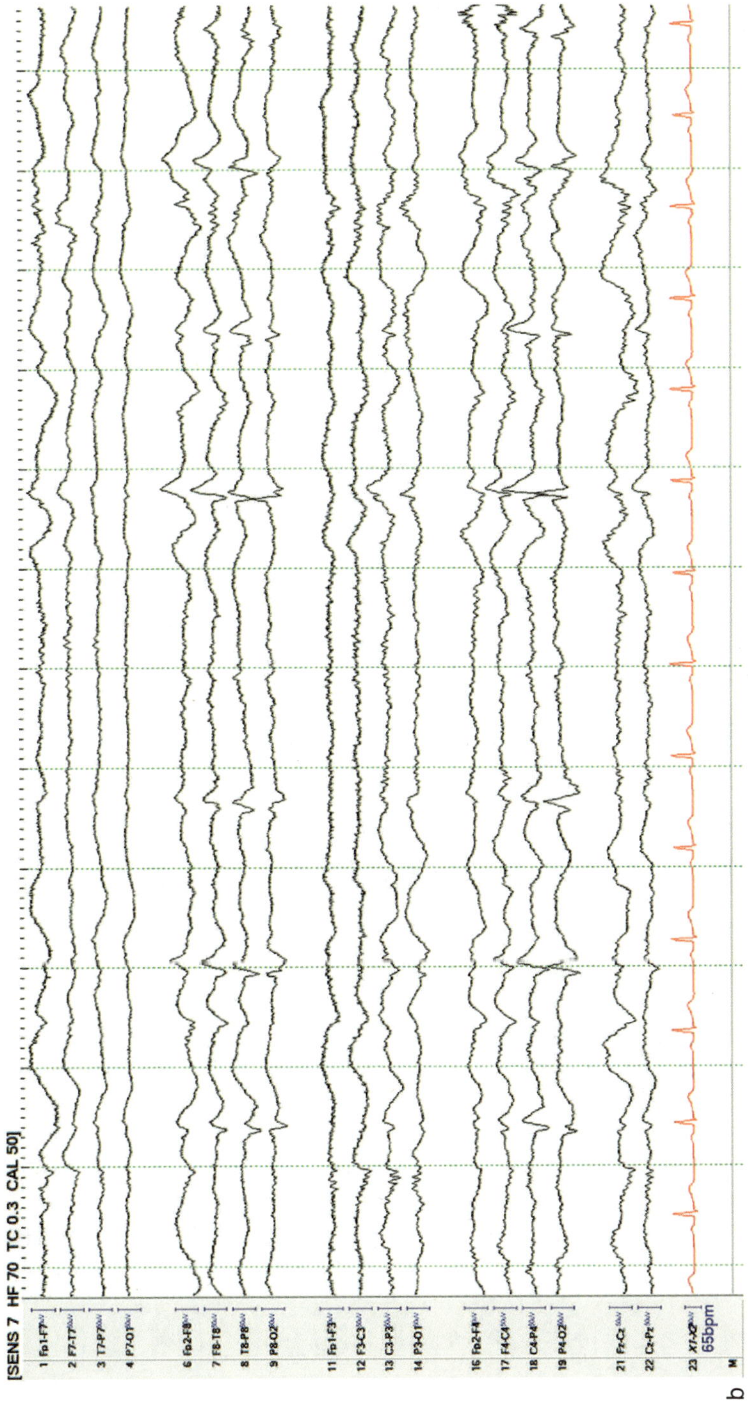

图10.1（续）（b）患者治疗后的EEG。

病例 患者，男，28岁，既往存在多发性硬化病史，本次发病表现为全面性强直阵挛抽搐。图10.2显示了他的EEG监测结果。

你如何描述EEG监测结果？

EEG显示左侧半球偏侧节律性δ活动（LRDA）。此外，患者还存在散在的尖波附加，因此，患者的EEG模式为偏侧节律性δ活动附加尖波（LRDA+S）。

你对EEG的解读是什么？

尖样波活动包括棘波和尖波，是另一种类型的附加特征。本例患者的EEG模式为LRDA+S。同样，患者尖波或棘波同患者的慢波不存在锁时关系，从而将这种模式同偏侧棘慢波（LSW）区分开。

δ活动（+R）。

+F可同时适用于PD和RDA，但+R仅适用于PD，而+S仅适用于RDA。

附加特征可有如下的电临床意义：

- 癫痫样或发作性（癫痫发作样）表现
- 出现癫痫发作的可能性更高
- 如果使用静脉抗癫痫药物治疗，临床和电生理改善的可能性更高。

因此，存在附加模式的EEG更接近于IIC的发作期。

处理方法：如果出现临床症状例如意识障碍或局灶性神经功能缺损，首先尝试静脉注射苯二氮䓬类药物（例如，劳拉西泮），或者静脉注射负荷剂量的非苯二氮䓬类抗癫痫药物。观察患者的临床和EEG改善情况。

其他具有附加模式的患者通常使用抗癫痫药物治疗，但完全抑制这些模式的潜在获益尚不清楚[1-3]。

EEG的演变

演变是指EEG随着时间的推移在频率、形态、部位上至少出现两次明确的变化。

- 频率：初始频率变化应持续至少3个周期，随后的第二次频率变化应再次持续至少3个周期。

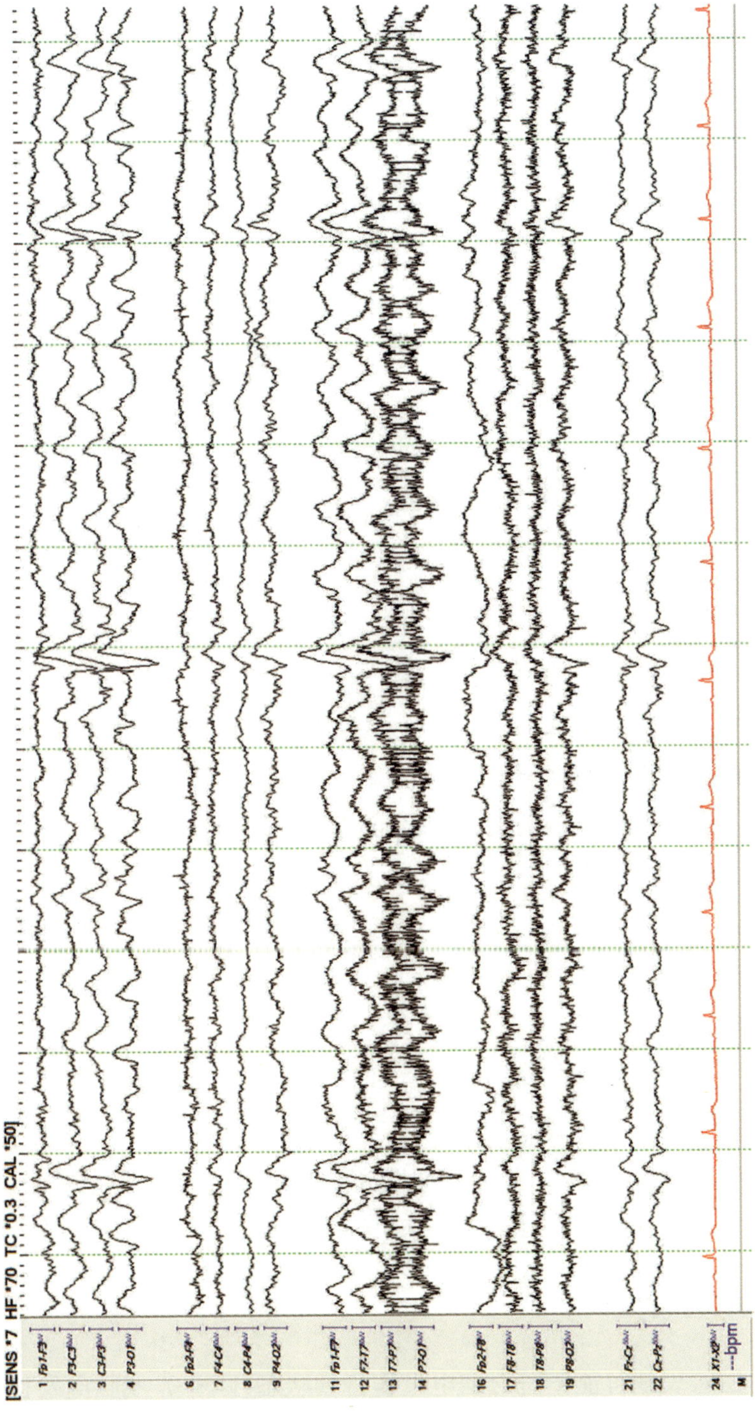

图10.2　患者全面性强直阵挛发作后的EEG。

病例 患者，男，64岁，因硬膜下血肿行左侧开颅手术后，突然出现失语和意识模糊。图10.3a和b显示了该患者的连续EEG监测结果。

你如何描述EEG监测结果？

图10.3a显示了左侧半球的LPD，在中线旁区较为突出。可发现频率逐步从1Hz增加到2Hz（频率的演变1，例如从1到2Hz）。接下来，如图10.3b所示，LPD的频率增加到3Hz（频率的演变2，例如从2Hz到3Hz）。每次改变的持续时间均超过3个周期。

你对EEG的解读是什么？

这两张EEG显示了两个相继的频率改变，为演变的LPD。如本节内容所述，EEG模式还可能存在形态和部位的演变。演变是发作性电活动（癫痫发作）的电生理标记之一。

- 形态：EEG形态的初始改变应至少持续3个周期，形态发生第二次变化后，EEG波形需要至少再持续3个周期。
- 部位：初始的EEG模式需要至少在两个电极上传入或传出（播散），每个参与电极的波形必须持续至少3个周期。

EEG的演变至少需要2次EEG变化，每次变化应至少持续3个周期（连续发生3次），但EEG变化的时间不应过长（<5min）。

仅电压（波幅）的变化并不能判定为演变。如果演变模式的频率超过4Hz，且持续时间<10s，则可被定义为短暂发作样节律性放电（BIRD）；稍后将对此进行详细说明。

波动是指频率、形态或位置在1min内至少出现3次变化，但不属于演变的EEG模式。最常见的是频率的波动模式（上述病例，图10.4），但也可能包括两种形态交替出现的模式，或在一个额外的电极部位出现播散（传入和传出）。

静态模式是指那些没有演变或波动的模式[1]。

发作期–发作间期连续体(IIC)

通常情况下，EEG表现可能不符合脑电发作持续状态（ESE）或脑电发作

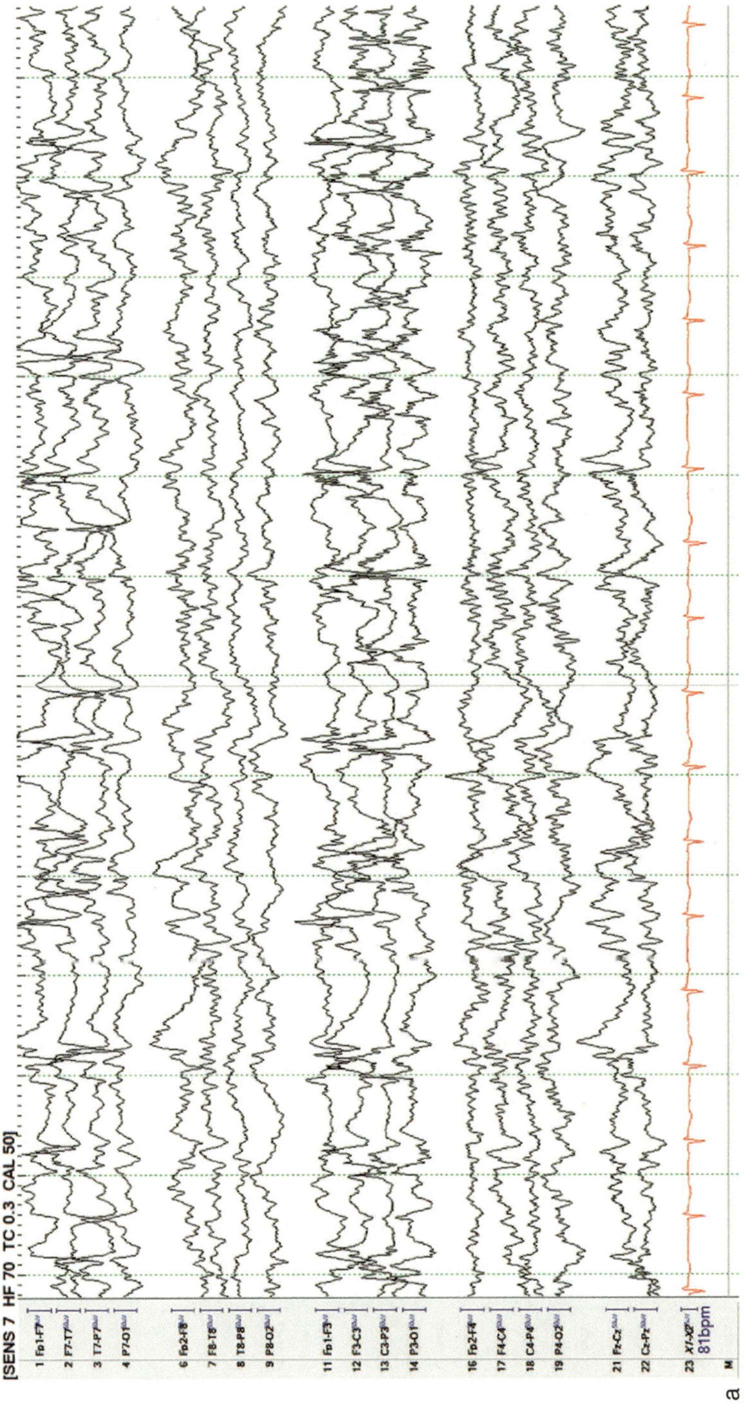

图10.3　患者出现失语和意识模糊后的EEG。（待续）

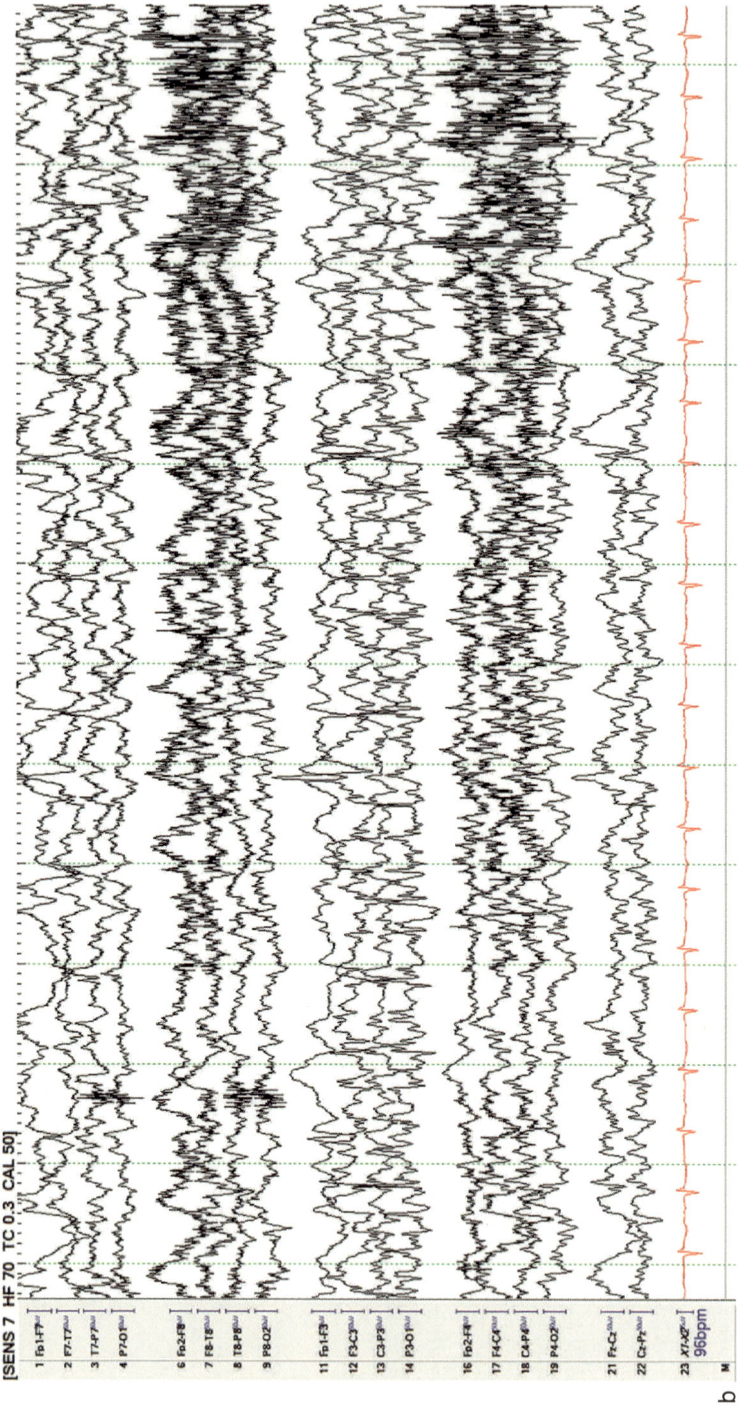

b

图10.3（续） 患者出现失语和意识模糊后的EEG。

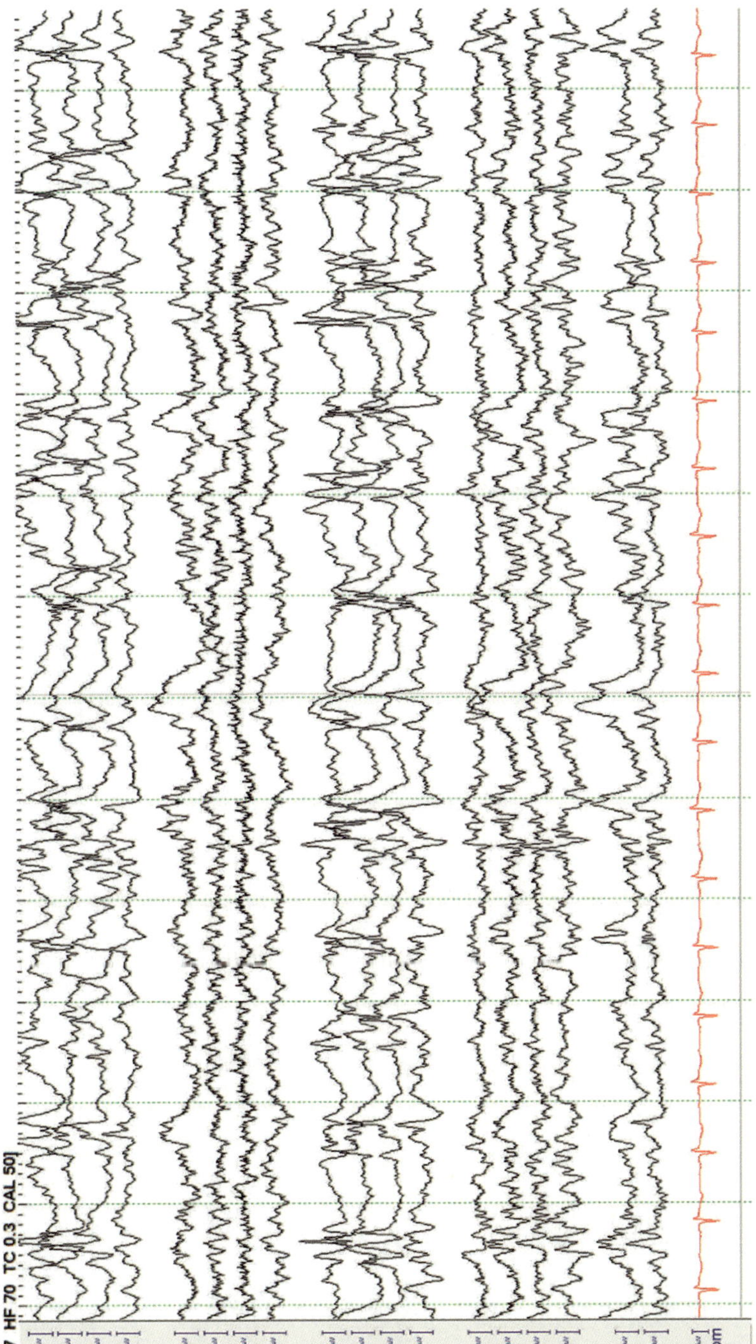

图10.4　存在频率波动的偏侧周期性放电。

病例（续） 前文所述的64岁患者接受了劳拉西泮静脉注射，负荷剂量的左乙拉西坦和丙戊酸钠治疗。随后进入了镇静状态，此时患者意识状态评估变得困难。图10.5显示了他随后的EEG监测结果。

你如何描述EEG监测结果？

图10.5显示了0.5~1Hz左侧半球的LPD伴波动和附加的快活动（+F）。

你对EEG的解读是什么？

这种EEG模式属于发作期–发作间期连续体(IIC)。尽管IIC可能不符合脑电发作持续状态（频率<2.5Hz，无EEG演变）。但这种EEG模式可能引发患者症状。

(ESz)，却会导致神经系统症状（如意识障碍）。这种潜在的发作模式介于明确的NCSE和发作间期（非发作性）模式之间，有时被称为“可能的”ESz/ESE。

广义来讲，IIC模式可包括：

- 癫痫样放电（棘慢波或周期性放电）频率介于1~2.5Hz之间，持续时间超过10s，即10s内出现10~25次放电，或频率更低如1~0.5Hz但同时伴有附加活动或波动；或
- LRDA（非全面性节律性δ活动）频率≥1Hz，持续时间超过10s，即10s内至少出现10个慢波，并伴有附加活动或波动。

重要的是，IIC是动态变化的。在不同的患者中，相似的模式不仅可能位于IIC的两个极端，而且在同一患者或同一次记录中，还可能在发作期–发作间期的两个极端之间转换。

处理方法： 鉴于IIC具有潜在发作的倾向，通常需要使用静脉抗癫痫药物进行诊断性治疗，治疗后，可能观察到患者的EEG从谱系中倾向于发作的一端向倾向发作间期的一端变化[1]。

发作间期(非发作期)EEG模式

任何<2.5Hz且形态相对一致、无附加特征或波动的PD/RDA（非全面性节律性δ活动）均可被认为处于IIC的发作间期端。

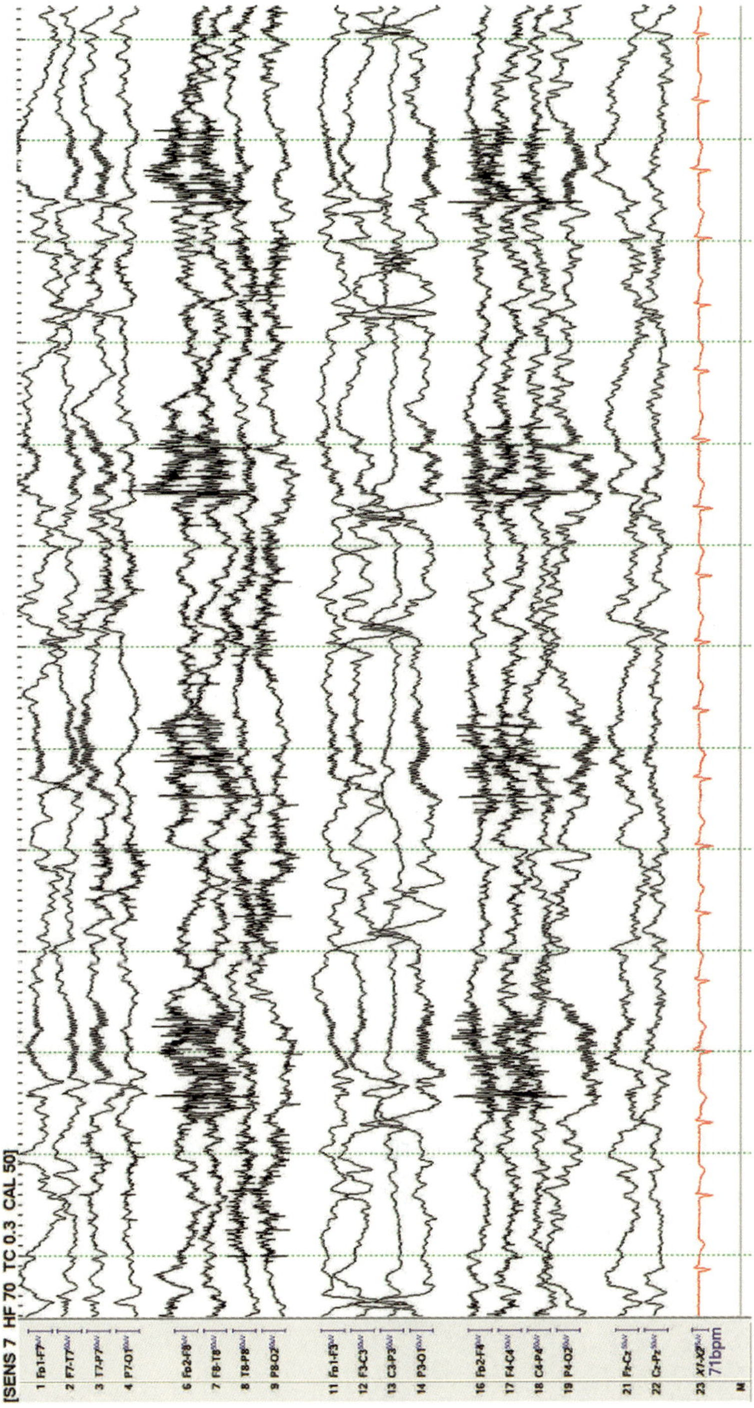

图10.5　患者治疗后的EEG。

处理方法：这些EEG模式可能会持续存在，通常取决于患者的潜在病因。应使用抗癫痫药物以预防癫痫发作，但完全抑制这类模式的获益仍不明确。

图10.6显示了一例64岁患者治疗后出现静态模式的持续性LPD的EEG。

病例 患者，女，83岁，既往患有阿尔茨海默病，本次因尿路感染入院治疗。图10.7a显示了她的基线EEG监测结果，图10.7b显示了患者接受触觉刺激后的EEG监测结果。

你如何描述EEG监测结果？

患者的基线EEG（图10.7a）显示了相对有序、低波幅慢波的背景模式，其中可见几个具有三相波形态的放电。然而，刺激（图10.7b）后的EEG显示演变的全面性节律性δ活动附加棘波（GRDA+S）。

你对EEG的解读是什么？

上述EEG模式符合刺激诱发的节律性、周期性或发作性放电（SIRPID）。

刺激诱发的EEG模式

约10%的重症患者会出现刺激诱发（SI）的EEG模式，包括节律性、周期性或发作性放电（SIRPID），也可观察到刺激诱发的癫痫发作。有时现有模式也可能反而随着刺激的出现而终止（ST）。

符合刺激诱发的EEG模式应在刺激后再现或出现加重（即使患者在临床上不一定被唤醒）。

应说明刺激的类型（例如，听觉、轻触觉、常规临床护理操作或其他非伤害性或伤害刺激）。

处理方法：刺激诱发的EEG模式可能是由异常的网络激活（有时是致痫性的）导致的。抗癫痫药物可用于治疗癫痫样或发作性波形，但完全抑制这些波形的获益尚不明确[4,5]。

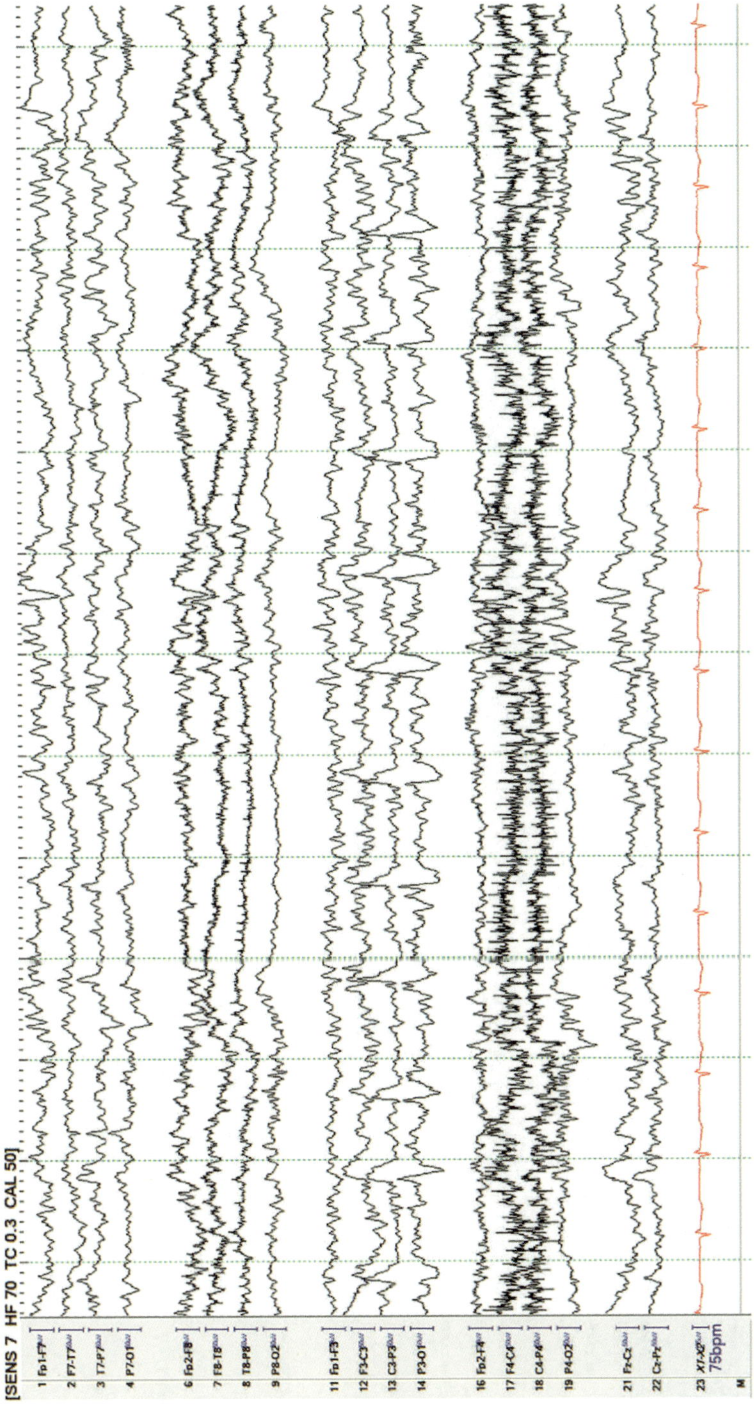

图10.6　静态模式的LPD。

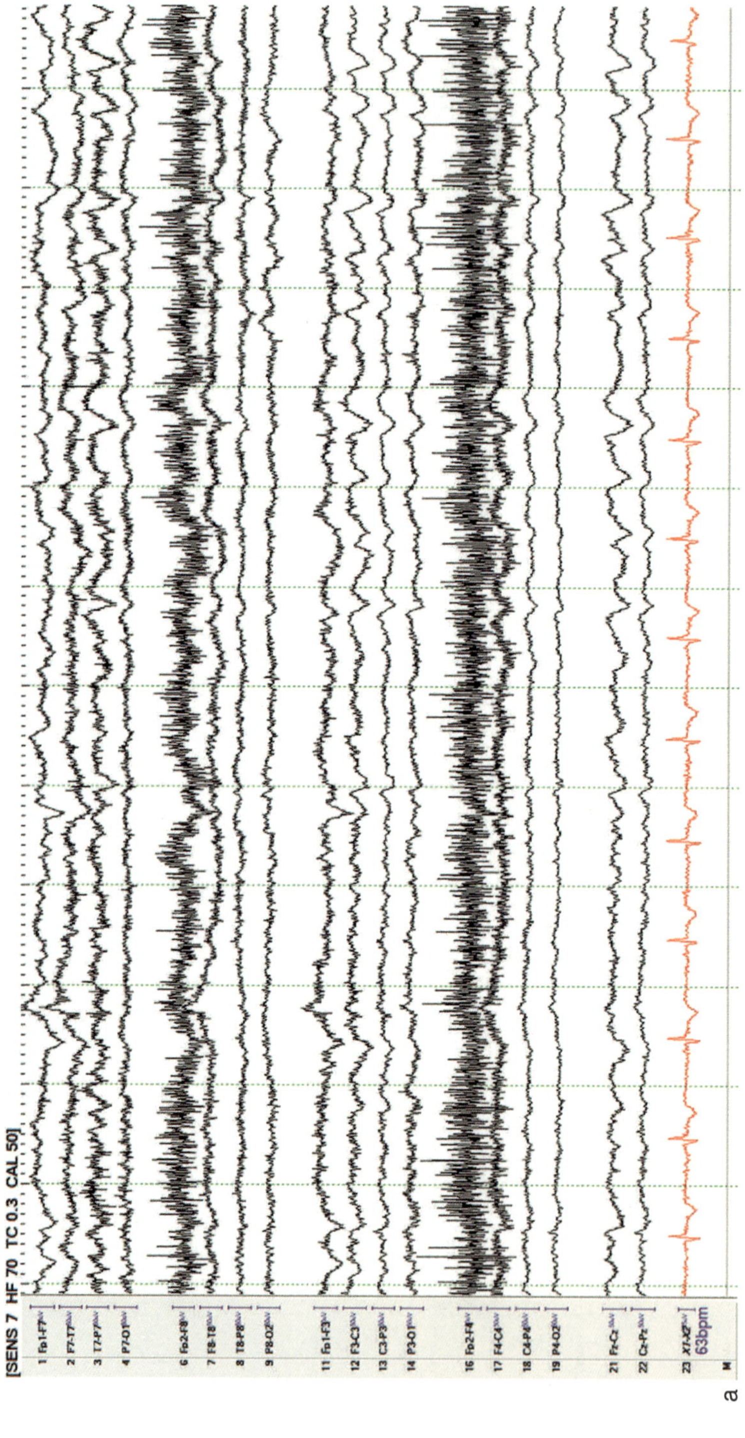

图10.7 （a）患者刺激前的EEG。（待续）

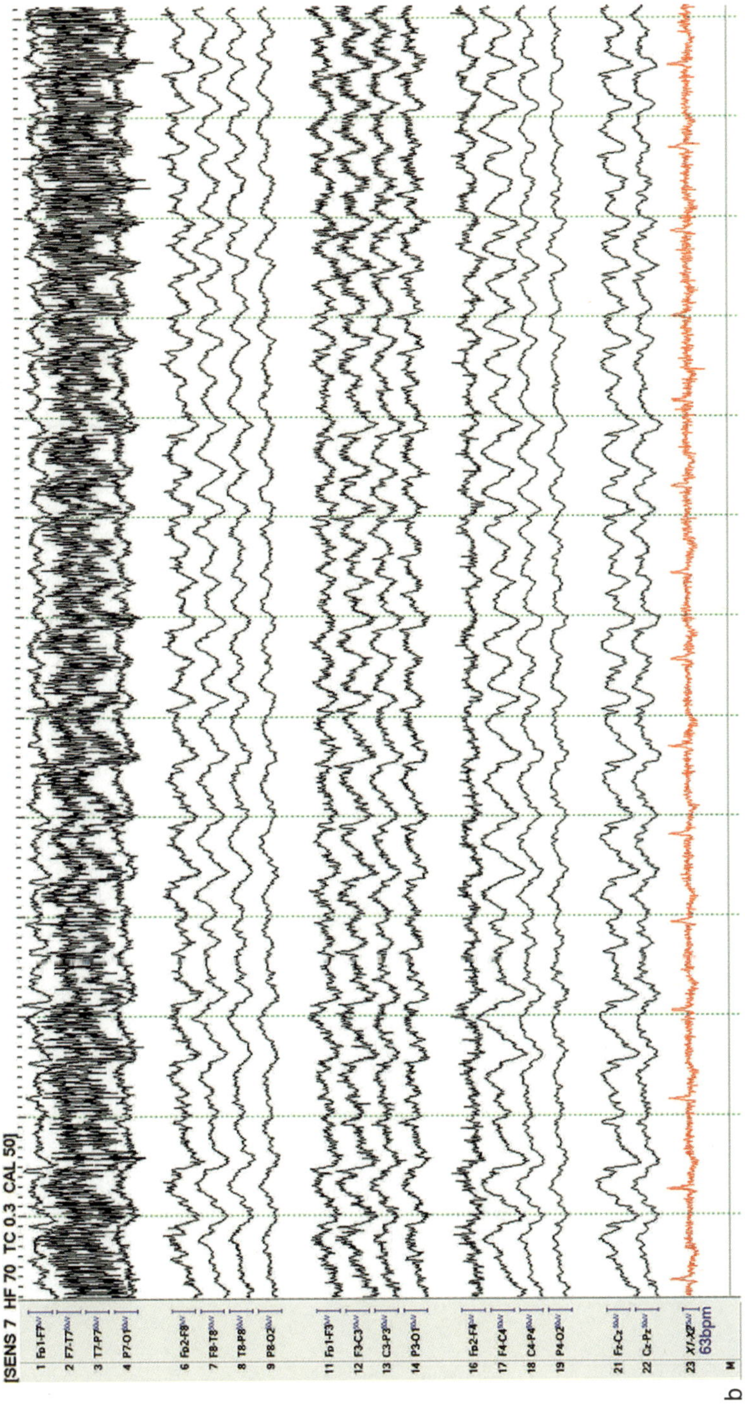

图10.7（续） （b）患者刺激后的EEG。

参考文献

1. Hirsch LJ, Fong MW, Leitinger M, et al. American Clinical Neurophysiology Society’s Standardized Critical Care EEG Terminology: 2021 version. *Journal of Clinical Neurophysiology*. 2021 Jan 1;38(1):1.
2. Johnson EL, Kaplan PW. Population of the ictal–interictal injury zone: The significance of periodic and rhythmic activity. *Clinical Neurophysiology Practice*. 2017 Jan 1;2:107–18.
3. Gelisse P, Crespel A, Genton P, Jallon P, Kaplan PW. Lateralized periodic discharges: Which patterns are interictal injury, ictal, or peri–ictal? *Clinical Neurophysiology*. 2021 Jul 1;132(7):1593–603.
4. Hirsch LJ, Claassen J, Mayer SA, Emerson RG. Stimulus–induced rhythmic, periodic, or ictal discharges (SIRPIDs): A common EEG phenomenon in the critically ill. *Epilepsia*. 2004 Feb;45(2):109–23.
5. Braksick SA, Burkholder DB, Tsetsou S, et al. Associated factors and prognostic implications of stimulus–induced rhythmic, periodic, or ictal discharges. *JAMA Neurology*. 2016 May 1;73(5):585–90.

第11章 癫痫发作和癫痫样放电

学习目标

- 癫痫发作
- 癫痫发作负荷
- 短暂发作样节律性放电(BIRD)
- 散发性癫痫样放电

病例 患者，女，68岁，因肺炎和脓毒症出现神志改变，图11.1显示了她的EEG监测结果。

你如何描述EEG监测结果？

EEG（图11.1）显示了整个左侧半球，以颞叶为主的、持续的局灶性4Hz节律性尖波活动。

你对EEG的解读是什么？

这种频率>2.5Hz，持续时间10s的节律性尖波活动模式符合脑电发作。

癫痫发作

脑电发作（ESz）是一种持续时间为10s或更长的发作模式，其特征可表现为以下两种情况之一：

- 癫痫样放电（棘波、尖波或尖样波的放电）且频率>2.5Hz或
- 其他具有明确演变的模式。

这里的10s是一种约定俗成的界定。

如果这些EEG模式与临床症状相关（如出现凝视、眼球活动、面部或肢体抽搐），则被称为**电临床癫痫发作**（ECSz），即便持续时间<10s。

此外，多数癫痫发作同时符合脑电发作和电临床癫痫发作，这两种发作类

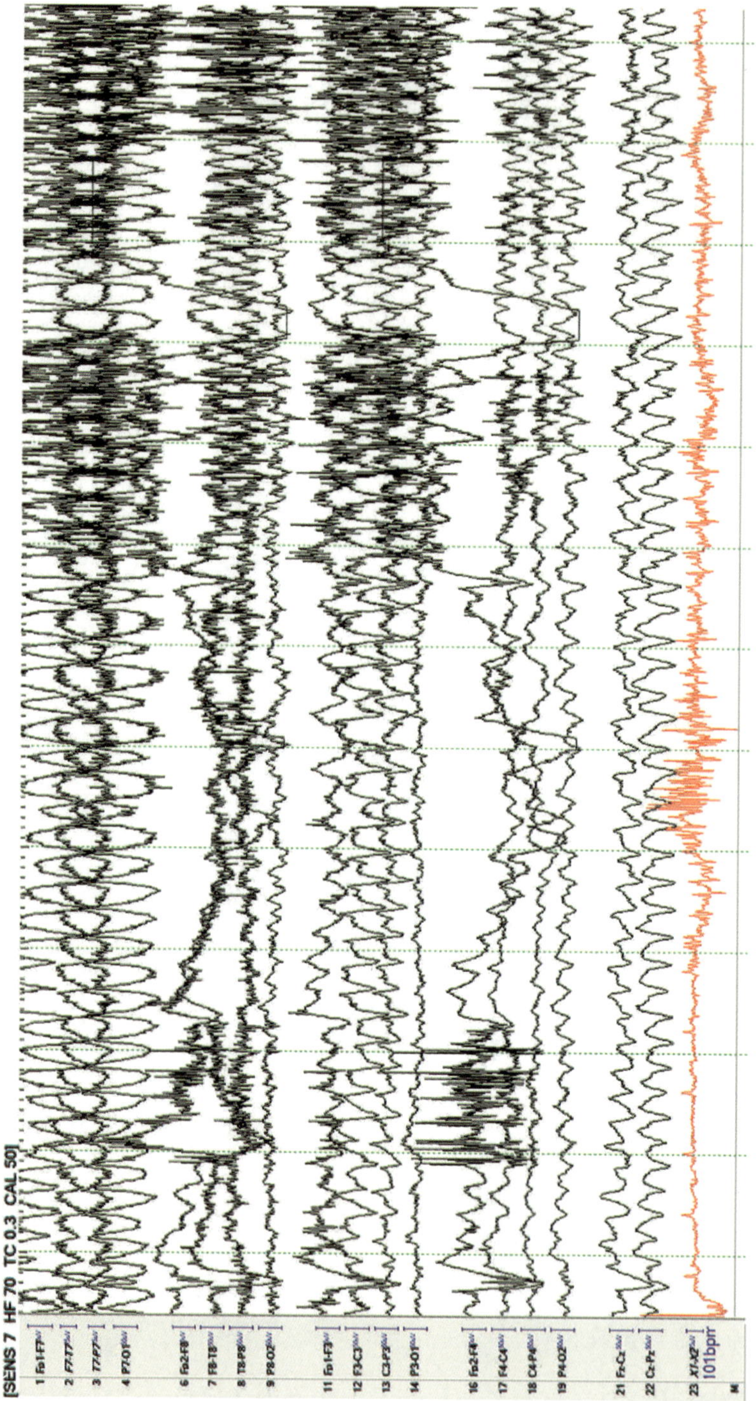

图 11.1 患者脓毒症脑病时监测到的EEG。

型也可能发生于同一患者或出现在同一次EEG记录中[1,2]。

癫痫发作负荷

如果对患者进行持续脑电监测，应估算每小时（或每天）的癫痫发作负荷。

- 癫痫发作负荷可通过每小时的癫痫发作活动（或其他发作性节律）的总时长计算。例如，1h内出现10次时长为60s的癫痫发作意味着患者存在10min/h的癫痫发作负荷。

处理方法：>12min/h（例如，>20%）的癫痫发作负荷通常与意识水平下降相关。对于这些患者，尽早加强抗癫痫药物治疗可能获益[2,3]。

> **病例**　患者，男，73岁，既往存在颅脑外伤、痉挛性四肢瘫痪和慢性耐药性癫痫病史，因尿路感染后出现突破性癫痫发作入院。图11.2显示了他的EEG。
>
> 你如何描述EEG监测结果？
>
> EEG（见图11.2）显示右侧颞叶局灶性的>4Hz的节律性放电伴演变，持续时间约7s。床旁未发现相关的临床表现。
>
> 你对EEG的解读是什么？
>
> 这种>2.5Hz的节律性尖波伴演变的发作模式由于持续时间<10s，且没有相关的临床表现，因而不属于脑电发作，
>
> 对于该节律的更为恰当的描述应为短暂发作样节律性放电（BIRD）。

短暂发作样节律性放电（BIRD）

BIRD是指短暂的局灶性、偏侧性或全面性节律性活动（或阵发性快活动）。尽管存在发作性放电的表现，但由于发作时间过短而不符合脑电发作。BIRD不伴有明显的临床症状。

BIRD通常具有以下电生理特征：

- 频率>4Hz。
- 持续时间0.5~10s。

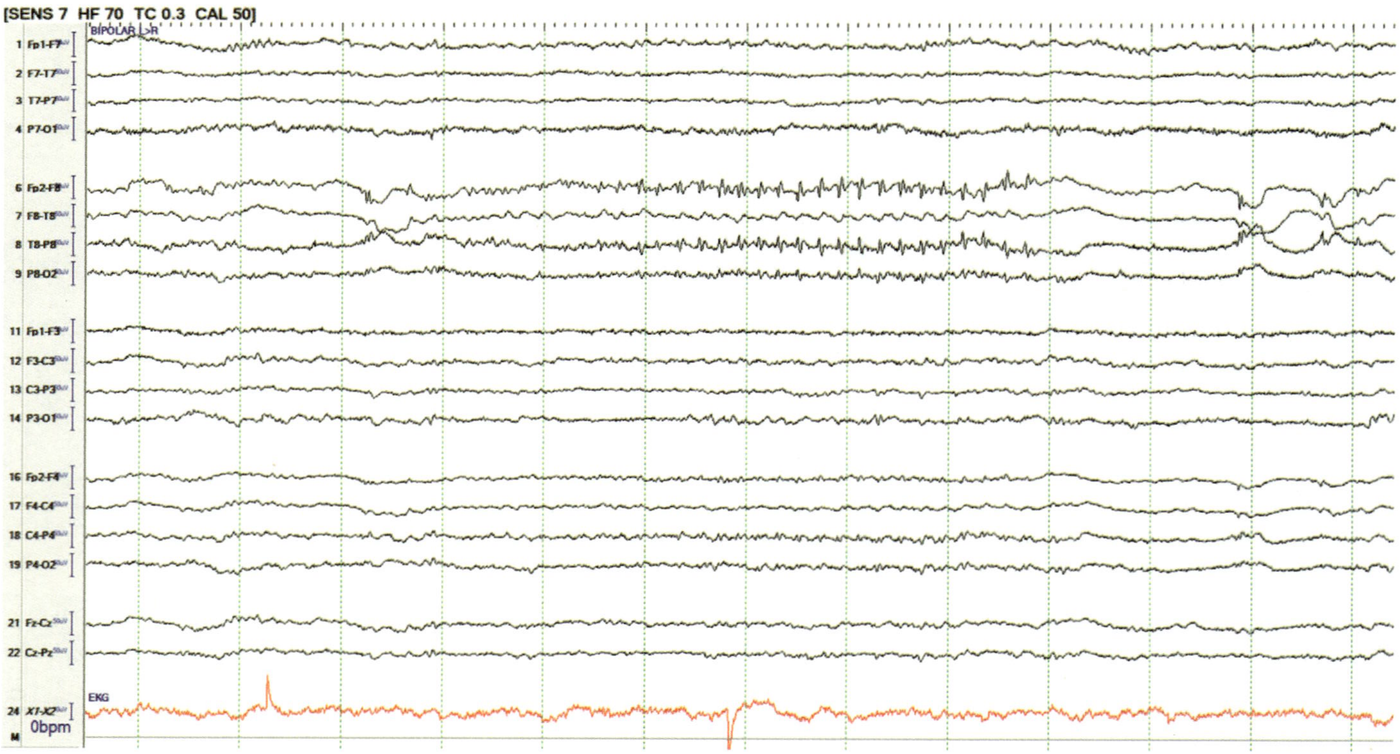

图 11.2 1例颅脑外伤和尿路感染患者发生了突破性癫痫后的EEG。

- 明确的BIRD：与既往已知的癫痫样放电或癫痫发作的位置和形态相似，或存在明显的演变。

意义：危重患者和非危重患者均可出现BIRD。

- 急性脑损伤：BIRD通常与其他发作期和发作间期模式[例如，偏侧周期性放电和（或）癫痫发作]同时出现。
- 癫痫：在非危重患者中，BIRD与难治性癫痫有关。

值得注意的是，正常EEG（例如，唤醒）、良性变异或暴发（例如，暴发抑制或暴发衰减）可能被误认为是BIRD。

处理方法：顾名思义，BIRD是无症状的，如果存在发作症状，则符合癫痫发作。然而，BIRD存在潜在发作倾向，与癫痫发作风险相关，因此，出现BIRD应当进行抗癫痫药物治疗以预防癫痫发作[2,4,5]。事实上，BIRD可能是只有通过颅内电极才能记录到的发作性脑电活动的头皮EEG生物标志物[5]。

病例　患者，女，25岁，左侧颞叶病灶切除术后出现持续性耐药性癫痫发作。图11.3显示了她的EEG。

你如何描述EEG监测结果？

如图11.3所示，EEG显示睡眠期出现的主要集中于左侧颞叶（F7/T7电极）的多个局灶性尖波。

你对EEG的解读是什么？

在上述临床背景下，睡眠期加重的左侧颞叶尖波（癫痫样放电）符合局灶性癫痫的发作间期表现。

散发性癫痫样放电

散发性癫痫样放电是一种异常的瞬时波，形态呈尖峰样，明显突出于基线脑电活动，散发性癫痫样放电与癫痫发作的风险相关。

散发性癫痫样放电的发作形式多为散在出现，是孤立的抑或是短暂的放电，但出现的频率并不一致，也就是说，它们并非是节律性或周期性的。

根据波的时限，可分为**棘波**（20~70ms）或**尖波**（70~200ms）。通常情况下，还伴有随后出现的慢波（棘慢波）。如果多个棘波同时出现，则被称为多

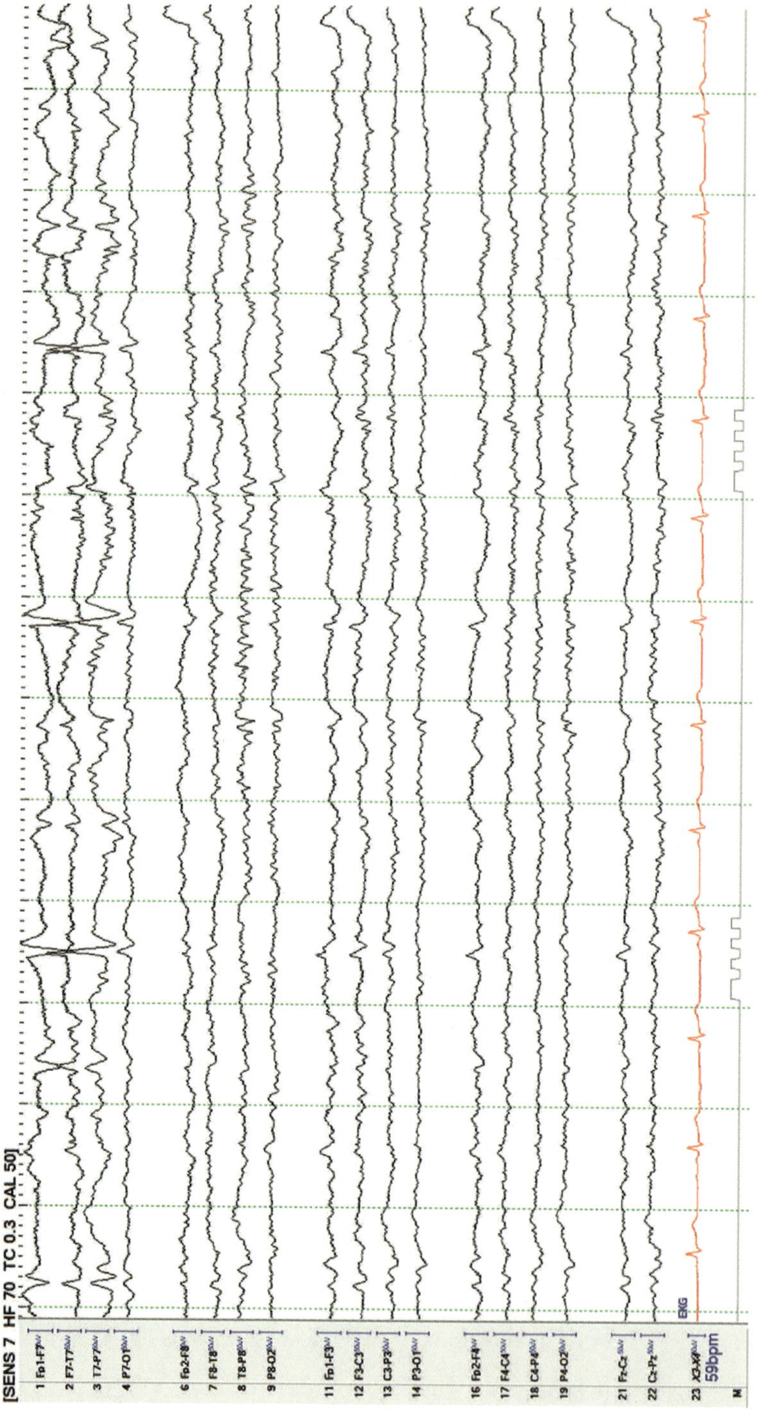

图11.3 左侧颞叶占位伴有局灶性癫痫患者的EEG。

棘波。

尽管尖波和棘波的形态略有不同，但这两种EEG模式具有相同的临床意义。它们均与癫痫发作的风险相关，因此被称为癫痫样放电。

分类

- 局灶性发作：以单个半球为主的尖波或棘波，局灶性癫痫可出现这种EEG表现。
- 全面性发作：在两侧半球对称出现棘波或尖波，多见于全面性癫痫发作（图11.4）。

病例　患者，男，14岁，既往存在频繁的肌阵挛发作，在首次全面性强直阵挛发作后被送往急诊室就诊。图11.4显示了他的EEG监测结果。

你如何描述EEG监测结果？

如图11.4所示，EEG显示额部为主的3~4Hz的短阵全面性棘慢波（GSW）放电。

你对EEG的解读是什么？

结合患者的临床表现，全面性棘慢波放电的EEG表现是全面性癫痫综合征的发作间期EEG表现。

临床意义

癫痫病是一种临床诊断，是指无诱因且反复发作的癫痫发作。癫痫病患者单次常规EEG检查检测到癫痫样放电的灵敏度相对较低（约30%），如果出现癫痫样放电，则EEG对癫痫诊断的特异性更高（78%~98%）。虽然在明确的首次癫痫发作后发现痫样放电可支持癫痫的诊断，但EEG并非诊断所必需。

罕见的情况下，未患癫痫病的人可出现痫样放电：

- 有1%~5%身体健康的人可能在EEG上出现痫样放电。
- 急性或进展性颅脑疾病或颅脑损伤（例如，脑出血、卒中、外伤或肿瘤）可能发生癫痫样放电。在这种情况下，癫痫样放电可能与急性或症

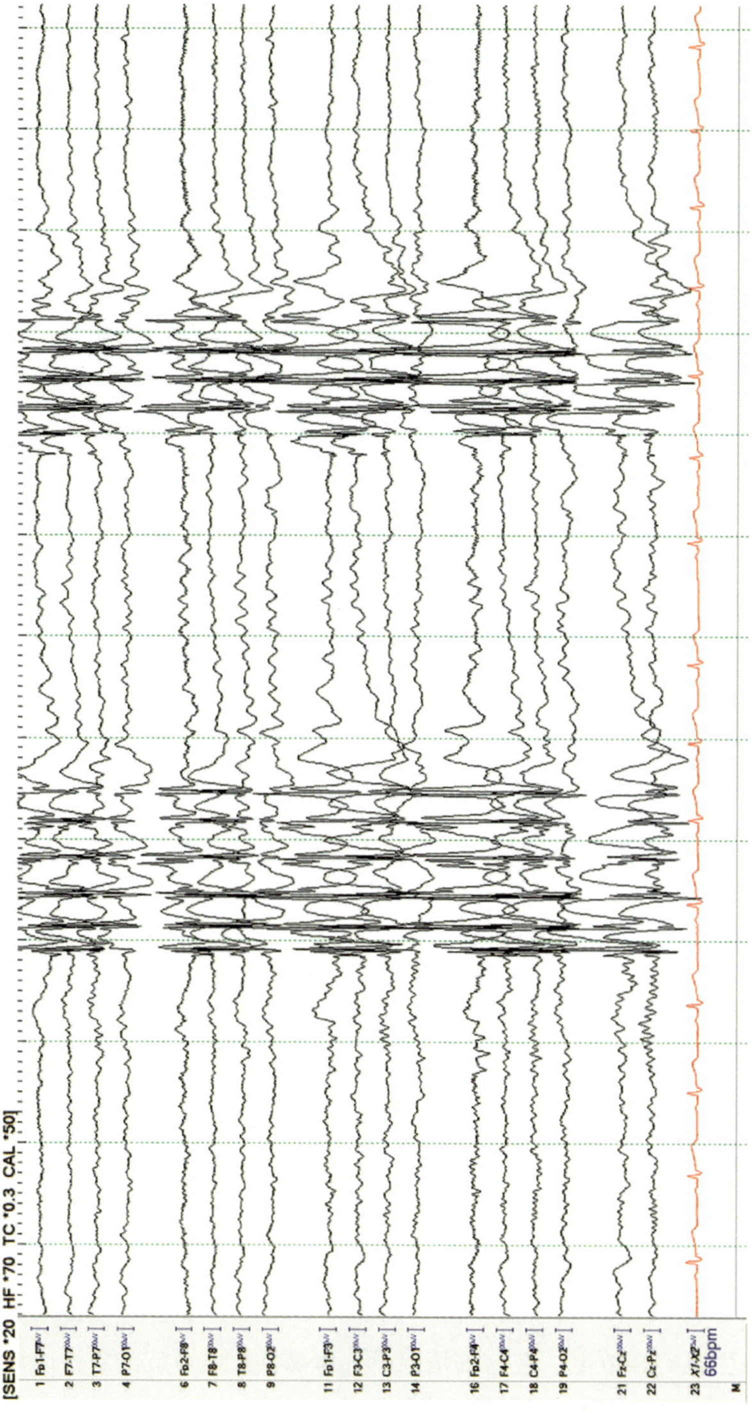

图 11.4 表现为频繁肌阵挛发作的患者的EEG表现。

状性癫痫发作相关。

- 患有自闭症谱系病、认知功能障碍和阿尔茨海默病等慢性脑部病变的患者也可出现痫样放电。

处理方法：大多数痫样放电患者需要服用抗癫痫药物来预防癫痫发作。然而，治疗无症状痫样放电的获益尚不明确[6-8]。

参考文献

1. Laccheo I, Sonmezturk H, Bhatt AB, et al. Non–convulsive status epilepticus and non–convulsive seizures in neurological ICU patients. *Neurocritical Care*. 2015 Apr;22(2):202–11.
2. Hirsch LJ, Fong MW, Leitinger M, et al. American Clinical Neurophysiology Society’s Standardized Critical Care EEG Terminology: 2021 version. *Journal of Clinical Neurophysiology*. 2021 Jan 1;38(1):1.
3. Payne ET, Zhao XY, Frndova H, et al. Seizure burden is independently associated with short term outcome in critically ill children. *Brain*. 2014 May 1;137(5):1429–38.
4. Yoo JY, Rampal N, Petroff OA, Hirsch LJ, Gaspard N. Brief potentially ictal rhythmic discharges in critically ill adults. *JAMA Neurology*. 2014 Apr 1;71 (4):454–62.
5. Yoo JY, Jetté N, Kwon CS, et al. Brief potentially ictal rhythmic discharges and paroxysmal fast activity as scalp electroencephalographic biomarkers of seizure activity and seizure onset zone. *Epilepsia*. 2021 Mar;62(3):742–51.
6. Smith SJ. EEG in the diagnosis, classification, and management of patients with epilepsy. *Journal of Neurology, Neurosurgery & Psychiatry*. 2005 Jun 1;76(suppl 2): ii2–7.
7. Sam MC, So EL. Significance of epileptiform discharges in patients without epilepsy in the community. *Epilepsia*. 2001 Oct 29;42(10):1273–8.
8. Sanchez Fernandez I, Loddenkemper T, Galanopoulou AS, Moshé SL. Should epileptiform discharges be treated? *Epilepsia*. 2015 Oct;56(10):1492–504.

第12章 癫痫发作鉴别

学习目标

- 震颤
- 肌阵挛
- 晕厥
- 功能性发作/心因性非癫痫性发作(PNES)

病例　患者，男，56岁，存在精神分裂症病史，长期服用抗精神病药物，本次因心力衰竭入重症监护室。体检显示患者神志不清伴右上肢持续抖动，图12.1显示了他的EEG监测结果。

你如何描述EEG监测结果？

如图12.1所示，患者EEG显示后部存在明显的、持续的、约5Hz的周期性棘样波。

你对EEG的解读是什么？

尽管其外观酷似尖波或棘波，但这种节律性/周期性出现的肌源性伪差缺乏明确的放电部位，表现刻板且不伴演变或波动，据此能与真正的皮质活动如癫痫样放电相鉴别。

此外，该患者存在同侧手臂抖动的相关表现，因此，将上述电生理表现诊断为震颤伪差。

震颤

震颤是不自主的节律性或震荡性运动，通常涉及头部或四肢。帕金森病或药源性帕金森综合征（抗精神病药物、甲氧氯普胺和吩噻嗪）相关的震颤通常为静止性震颤。然而，酒精戒断、神经病变或特发性震颤通常为姿势性震颤或动作性震颤。在危重患者中，某些震颤表现可能类似于癫痫发作。

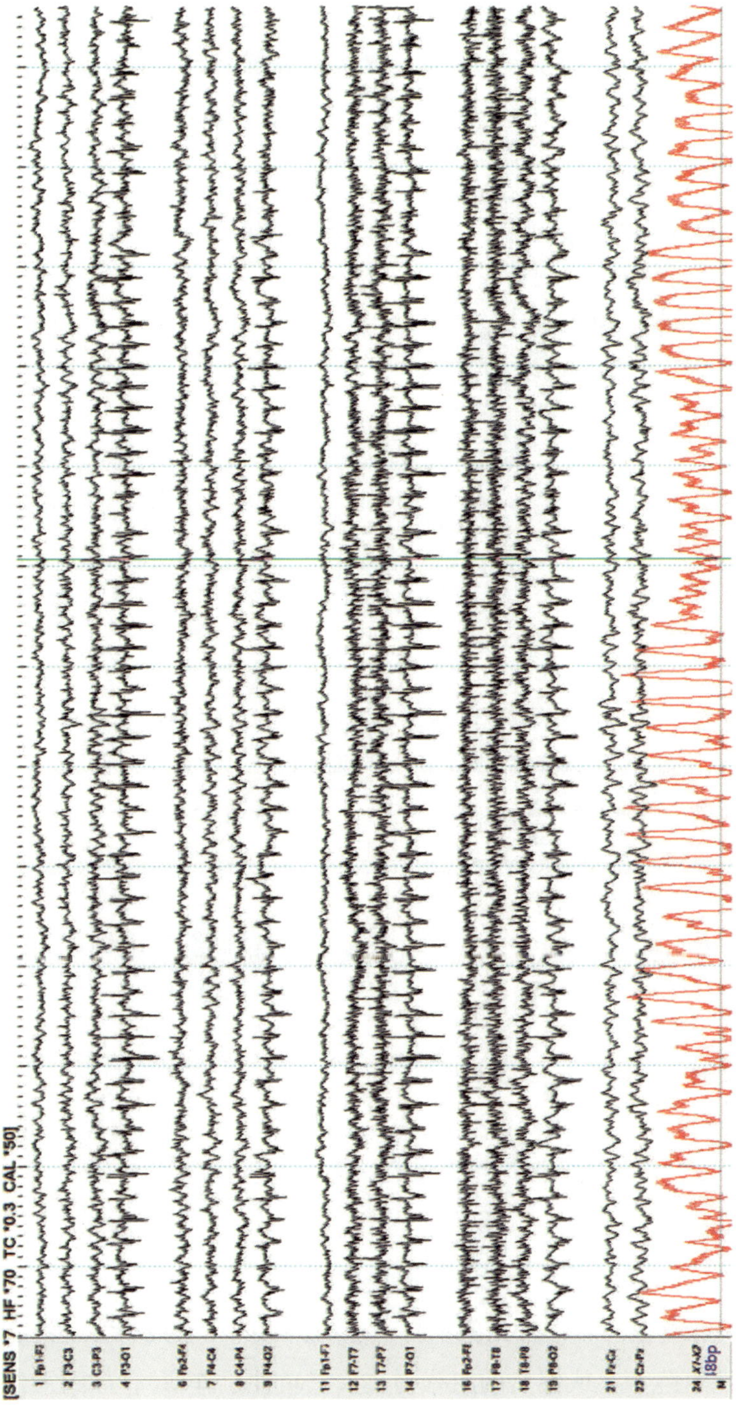

图12.1 右侧肢体抖动患者的EEG。

同样，危重症患者常见各种其他的异常或不自主运动，如姿势异常、强直、寒战或抽动。这些异常或不自主运动通常存在同运动相关的肌源性伪影，而在持续脑电图（CEEG）上并没有出现癫痫活动，据此区别于癫痫样发作[1]。

病例 患者，女，75岁，既往存在慢性阻塞性肺病、心房颤动、痴呆、高血压、高脂血症和抑郁症病史，本次因出现心脏停搏，一轮CPR后恢复自主循环后前往急诊，到达急诊时已行气管插管并处于镇静状态。查体显示患者存在持续的全身肌阵挛抽动，图12.2显示了他的EEG监测结果。

你如何描述EEG监测结果？

如图12.2所示，患者EEG显示全面性的δ和θ慢波，无明确的癫痫样放电。此外，还存在同肌阵挛相对应的低电压肌电伪差暴发。

你对EEG的解读是什么？

上述电生理模式符合皮质下肌阵挛。肌阵挛样抽搐和相应的肌源性伪差与EEG上的癫痫样放电无关。

病例 患者，男，18岁，既往存在抑郁症病史，本次因药物服用过量而心脏停搏，并在多轮心肺复苏后恢复自主循环，随后被送往急诊室。入院前已插管。床旁查体显示患者昏迷，全身持续抽搐，图12.3显示了他的EEG监测结果。

你如何描述EEG监测结果？

如图12.3所示，患者EEG显示1Hz的全面性周期性放电（GPD），同短暂的高波幅肌源性伪差相关。放电在没有头皮肌肉组织的中央区（Fz–Cz，Cz–Pz）头皮最为明显。

你对EEG的解读是什么？

上述电临床表现符合皮质肌阵挛的诊断。在本例中，肌阵挛性抽搐和相应的肌源性伪差与癫痫样放电相关（抽搐和放电呈现锁时关系）。

肌阵挛

肌阵挛是另一种在危重患者中常见的不自主运动。肌阵挛表现为突发短暂的肌张力增高（正性肌阵挛）或突然的肌张力丧失（负性肌阵挛），导致局灶

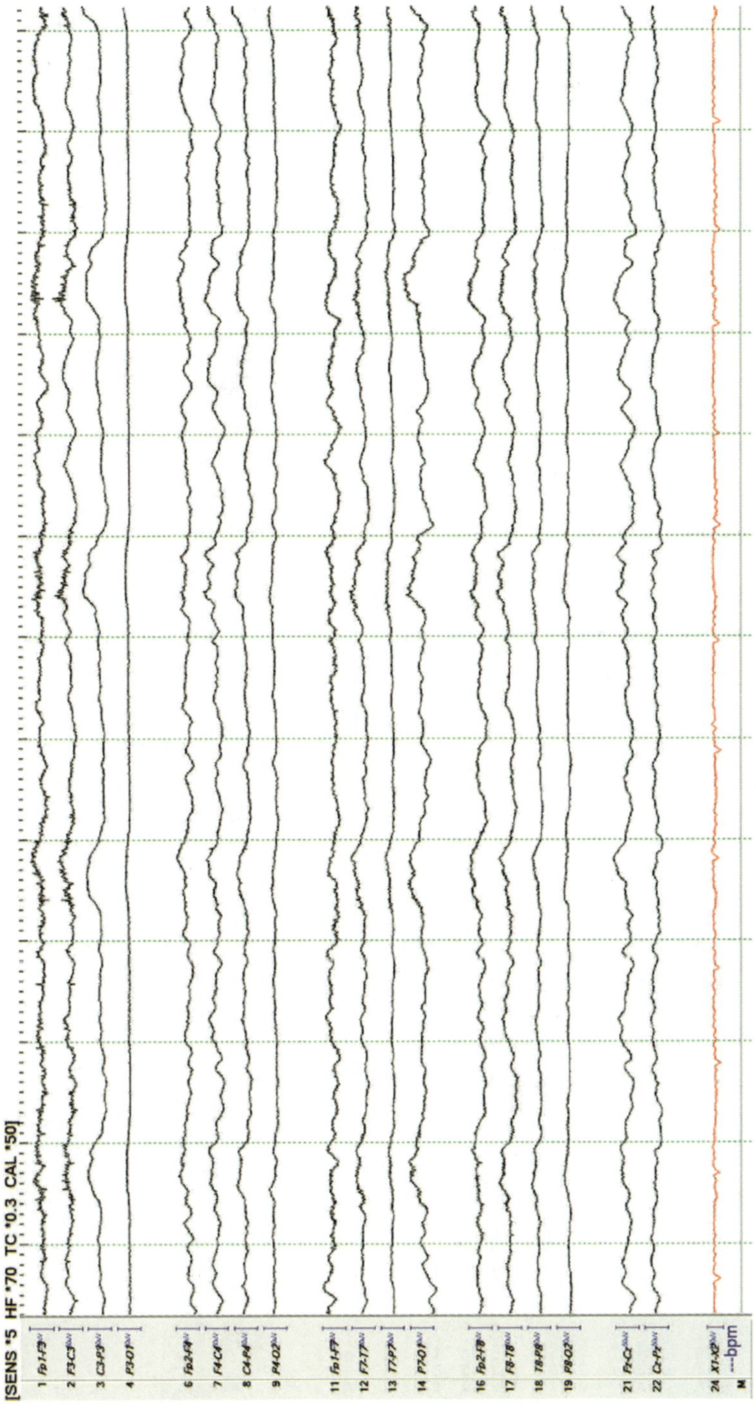

图12.2　患者心脏停搏后的EEG。

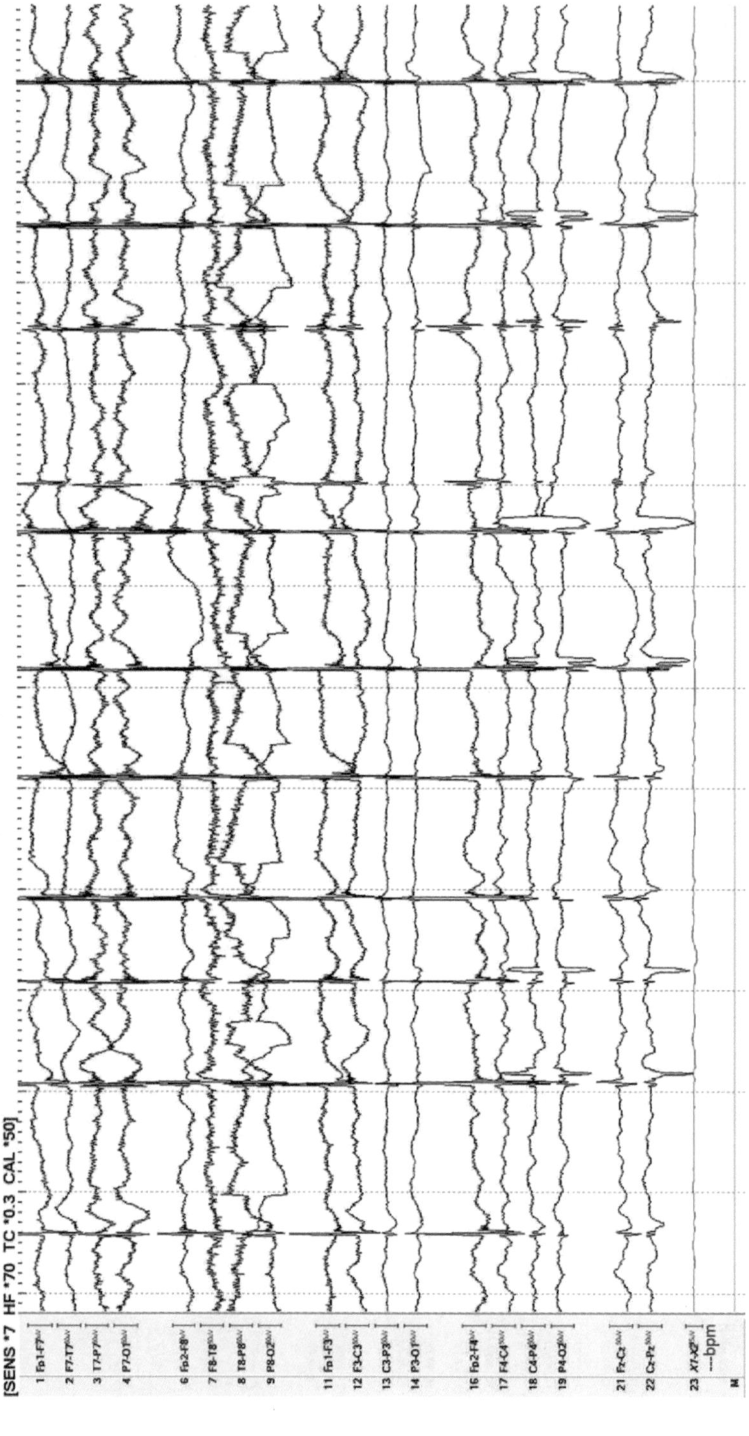

图12.3 患者心脏停搏后的EEG。

性或全面性的、反复出现的抽搐或颤动。

危重患者中的肌阵挛发作可能存在多种潜在病因，例如，药物、感染、代谢异常和（或）心搏骤停后缺血缺氧脑病，可累及皮质或皮质下（包括脊髓和外周）。皮质肌阵挛可能进展为明显的癫痫发作或癫痫持续状态，此时应当准确识别并使用相应的抗癫痫药物如左乙拉西坦、丙戊酸钠或氯硝西泮。

皮质肌阵挛的特征性表现是全面性癫痫样放电，且放电与肌阵挛性抽搐伪差存在相关性（痉挛相关的放电）。皮质下肌阵挛起源于皮质下区域，不存在这种相关性。

病例 患者，女，53岁，既往存在缺血性心脏病，本次因结肠炎入院。因“惊厥发作”行CEEG，临床具体表现为短暂的意识丧失和全身抽搐。患者在采集粪便标本时经历了一次类惊厥样发作，图12.4显示了这一事件的连续EEG。

你如何描述EEG监测结果？

上述EEG显示，该患者短暂性意识丧失期间续贯的电临床监测结果如下：

- 图12.4a：正常清醒背景节律，但心电图单通道显示急性发作的心动过缓。
- 图12.4b：心电图显示严重心动过缓，随后EEG出现背景节律的弥漫性慢波和衰减，此时患者感到头晕。
- 图12.4c：心电图显示心脏停搏和EEG背景的广泛抑制。患者出现短暂的意识丧失。患者的四肢出现几次抽搐。
- 图12.4d：心率恢复，EEG出现弥漫性慢波，随后EEG背景节律快速恢复。患者很快恢复了意识。

你对EEG的解读是什么？

在上述电临床监测中，患者在心电图改变后出现EEG改变，同时在床旁观察到的相应的一过性意识丧失，符合血管迷走性晕厥。肌阵挛性抽搐在晕厥（惊厥性晕厥）期间较为常见，通常需要与全身强直阵挛发作相鉴别。

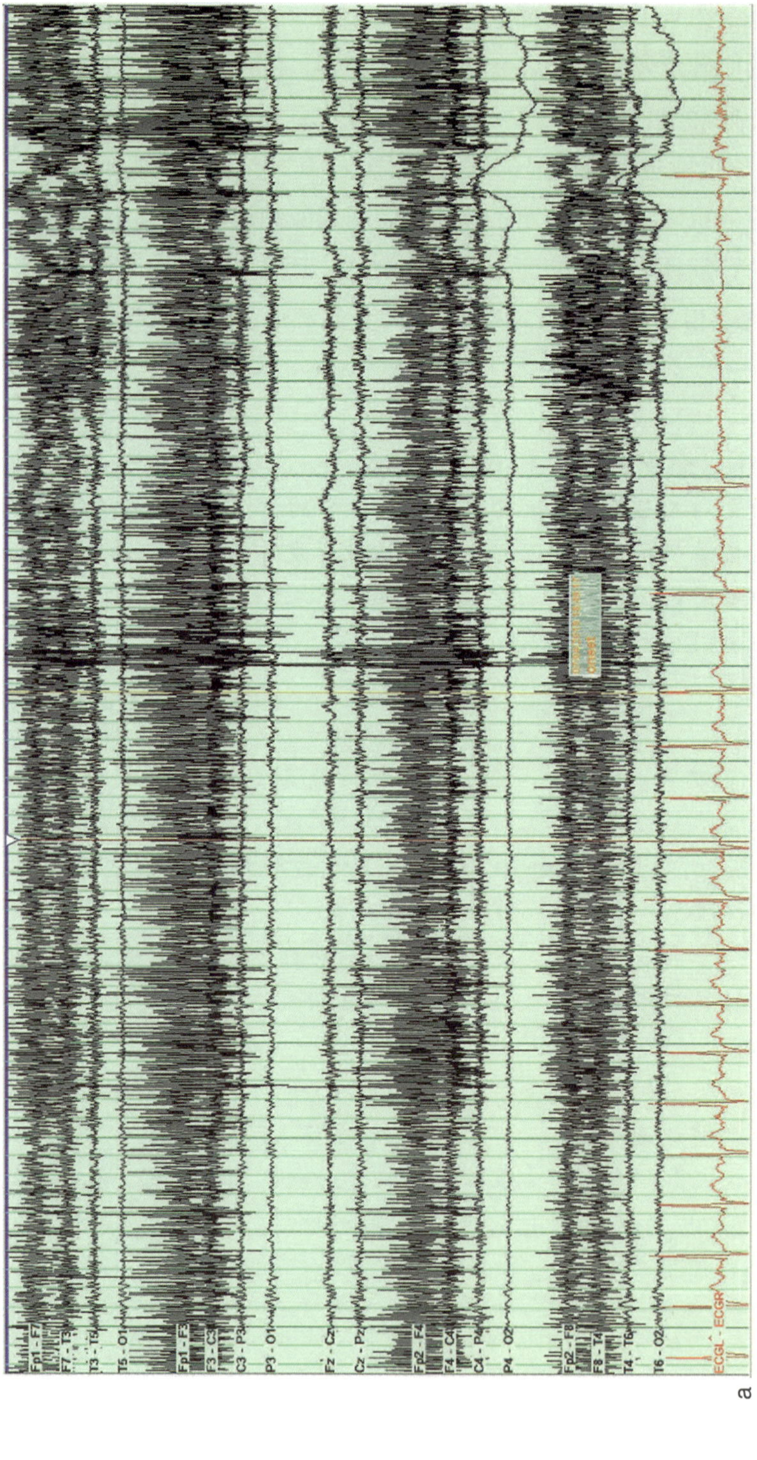

a

图12.4 （a）患者意识丧失和类惊厥样发作期间的EEG。（待续）

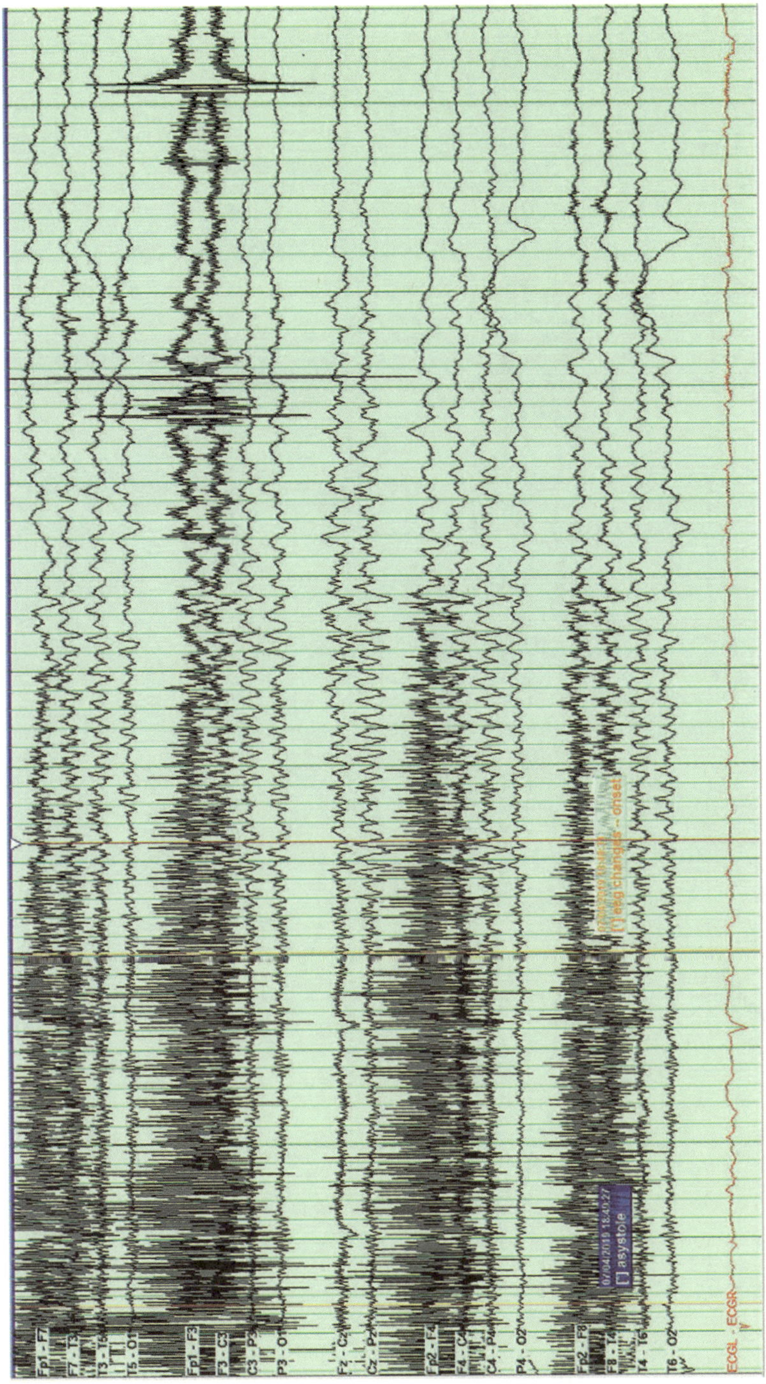

b

图12.4（续） （b）患者意识丧失和类惊厥样发作期间的EEG。（待续）

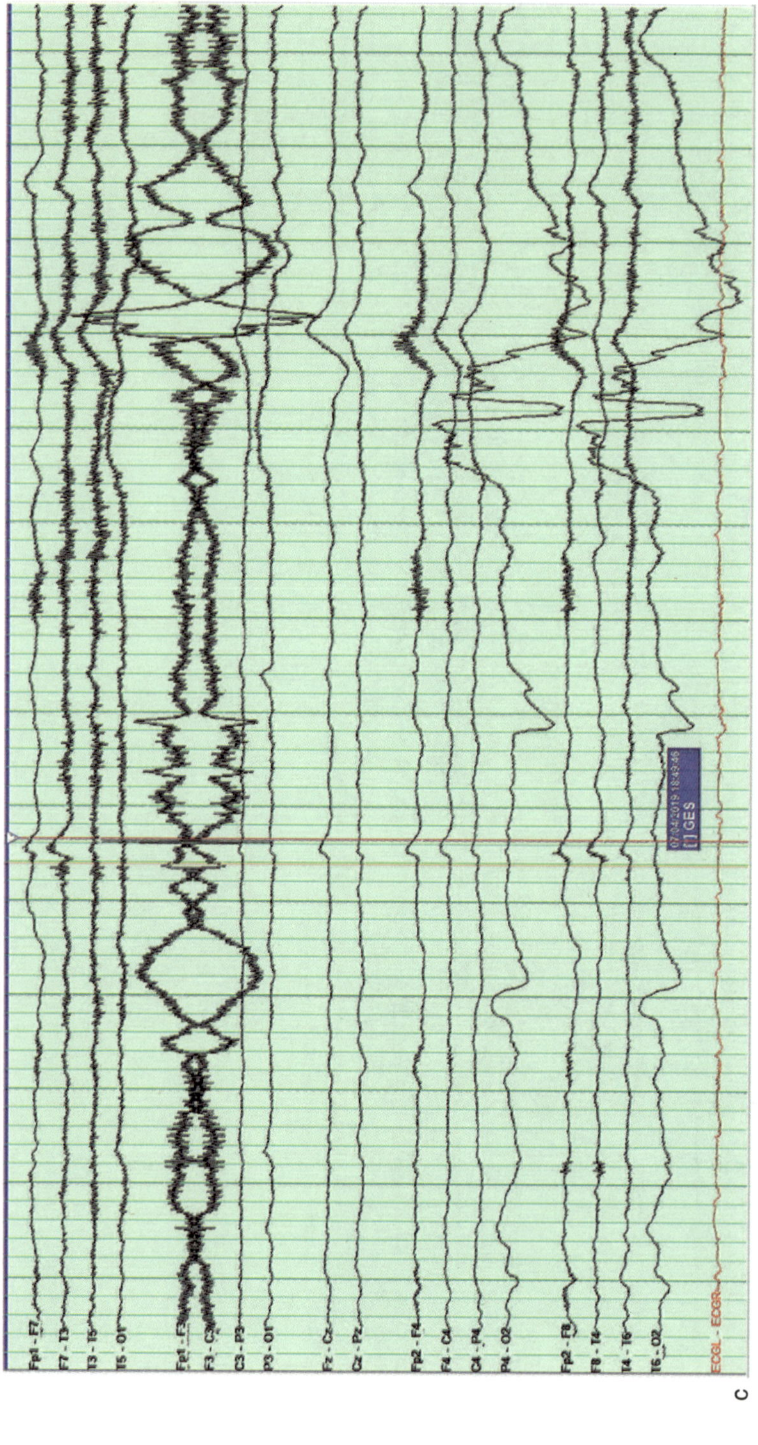

c

图12.4（续） （c）患者意识丧失和类惊厥样发作期间的EEG。（待续）

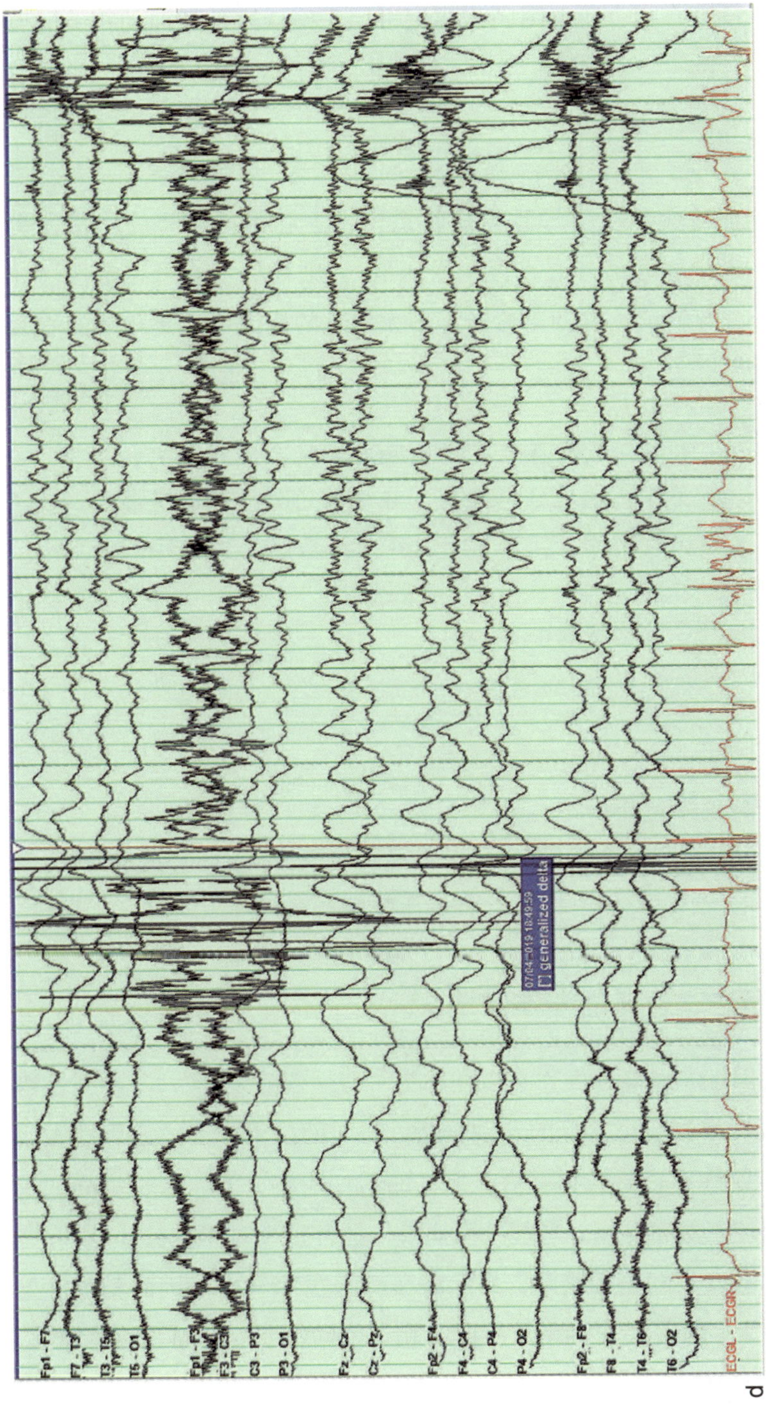

图12.4（续）　(d) 患者意识丧失和类惊厥样发作期间的EEG。

极少数情况下，EEG联合肌电图同步描记可用于确认这种与抽动相关的癫痫样放电[2]。

晕厥

晕厥是由于脑血流突然受损导致的短暂意识丧失和维持姿势的肌张力丧失。如果是由于迷走神经激活（心率慢、血压低），则被称为血管迷走性（神经心脏源性）晕厥。倾斜试验有助于诊断。不太常见的病因可能是单纯的心源性或神经源性晕厥[3]。

病例 患者，女，18岁，既往存在焦虑症和双相情感障碍病史，本次因多次全面性惊厥发作，被送往急诊室。在院前已接受静脉劳拉西泮和负荷剂量的抗癫痫药物治疗，图12.5显示了她某次发作的EEG监测结果。

你如何描述EEG监测结果？

如图12.5所示，患者EEG显示过度运动和肌源性伪差，可能存在节律性表现，并且掩盖了大部分记录。然而，在发作期间间断出现正常清醒的EEG背景节律如后部优势节律。

你对EEG的解读是什么？

临床表现为意识丧失时EEG出现正常清醒的背景节律（包括后部优势节律），符合功能性/心因性非癫痫性发作的诊断。

功能性发作/心因性非癫痫性发作(PNES)

通常被称为心因性非癫痫性发作（以往称为“假性癫痫发作”），功能性癫痫发作是真性癫痫发作的一个常见的鉴别诊断，长时间的发作（“心因性癫痫持续状态”）可能导致不必要的和有潜在危害的治疗措施，如插管、镇静和抗癫痫药物治疗。相较于癫痫发作，功能性癫痫发作通常持续时间较长（>3min），并表现出波动性。与癫痫发作相鉴别，提示潜在功能性/精神性病因的其他常见发作特征还包括闭眼、头部左右运动、不同时相（不同步或反方向）肢体运动、角弓反张和（或）剧烈的躯体旋转活动、骨盆扭动和愤怒性动作（踢、拳击或

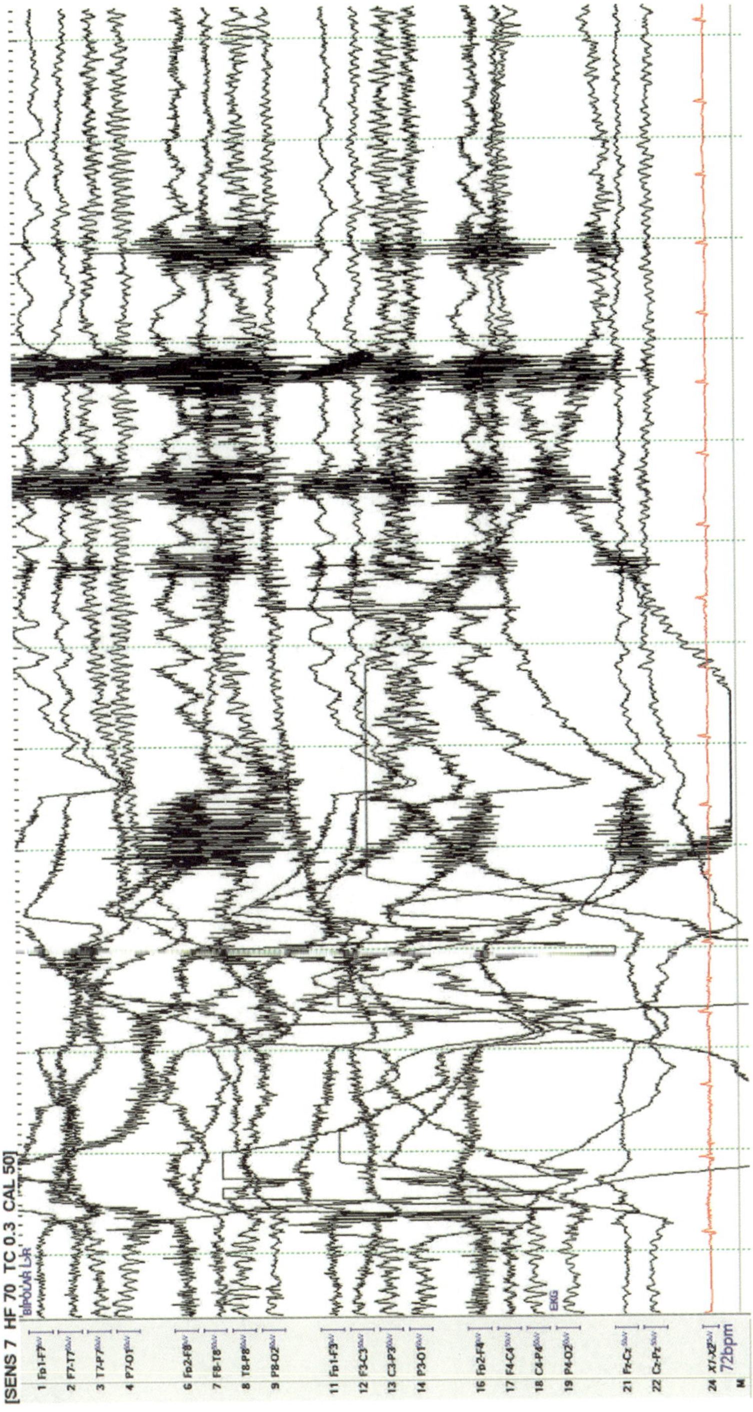

图12.5　患者某次惊厥性发作期的EEG。

连续击打）。言语包括可被理解的词语或回忆内容。在发作后阶段，大多数患者保留自我保护能力，例如，进行坠落试验时躲避掉落的手臂。通常不会出现舌咬伤、尿失禁和（或）大便失禁以及跌倒相关的损伤，少见情况下，同一患者可能同时出现癫痫性发作和功能性发作。罕见情况下，额叶癫痫发作可能类似于功能性发作。通过同步视频脑电监测对发作事件进行记录和分析有助于明确诊断[4]。

参考文献

1. Herman ST, Abend NS, Bleck TP, et al. Consensus statement on continuous EEG in critically ill adults and children, Part I: Indications. *Journal of Clinical Neurophysiology*. 2015 Apr;32(2):87.
2. Sutter R, Ristic A, Rüegg S, Fuhr P. Myoclonus in the critically ill: Diagnosis, management, and clinical impact. *Clinical Neurophysiology*. 2016 Jan 1;127(1): 67–80.
3. Brenner RP. Electroencephalography in syncope. *Journal of Clinical Neurophysiology*. 1997 May 1;14(3):197–209.
4. Oto M, Reuber M. Psychogenic non-epileptic seizures: Aetiology, diagnosis, and management. *Advances in Psychiatric Treatment*. 2014 Jan;20(1):13–22.

第13章 局灶性病变

学习目标

- 局灶性脑功能障碍
- 缺口效应
- 偏侧节律性δ活动（LRDA）
- 持续性部分性癫痫（EPC）

病例 患者，女，70岁，患有心脏瓣膜病，既往服用华法林，因摔倒出现左侧硬膜下血肿。患者临床表现为意识混乱，因此，对其进行了持续脑电监测，图13.1显示了患者的EEG。

你如何描述EEG监测结果？

如图13.1所示，患者左半球导联上的EEG显示局灶性电压衰减（振幅减小）。

你对EEG的解读是什么？

局部衰减可能是局灶性的（例如，额叶、颞叶或后头部）或半球性的（例如，右侧半球、左侧半球或双侧半球）。通常提示潜在的皮质神经元功能障碍和（或）记录电极与皮质表面的阻抗增加，这可能是皮下或硬膜下血肿、积液或积脓等原因造成的。

局灶性脑功能障碍

局灶性波幅衰减和（或）慢波提示局灶性皮质神经元功能障碍，出现这种状况可能是以下病因导致的：

- 结构性病因：例如，卒中、出血、肿瘤或脓肿。
- 生理性病因：例如，癫痫发作后、缺血或偏头痛。

头颅CT或MRI等神经影像学检查可能提示结构性异常病灶，若不存在结构性异常，考虑单纯生理性病因导致局灶性功能障碍的，有时需要额外的辅助

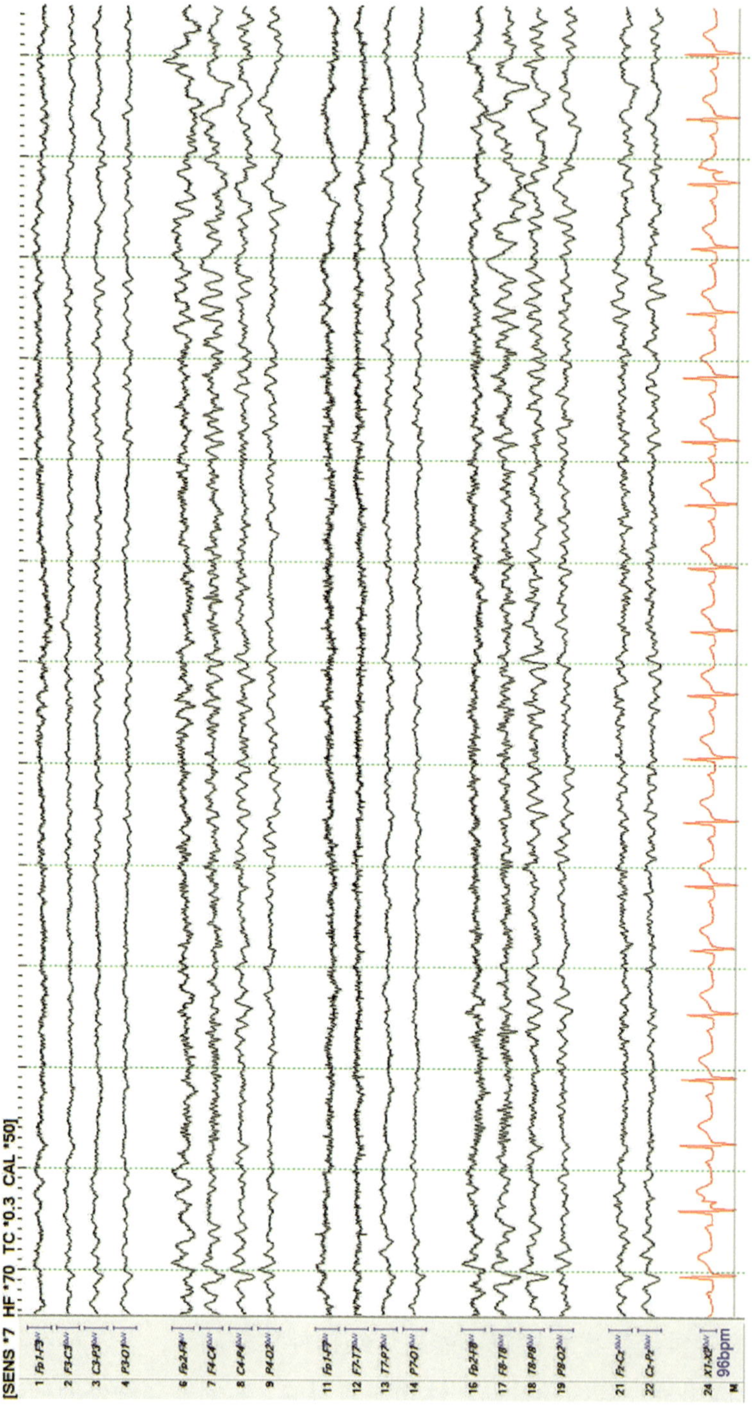

图13.1 患者左侧硬膜下血肿后出现意识混乱后的EEG。

病例　患者，男，48岁，慢性酒精中毒，出现急性头痛、失语和严重偏瘫。颅脑CT显示患者左侧壳核大量出血。由于怀疑癫痫发作，因此对他进行了持续脑电监测。图13.2显示了患者的EEG。

你如何描述EEG监测结果？

如图13.2所示，患者左侧半球导联存在局灶性多形态δ和θ慢波活动。

你对EEG的解读是什么？

局部慢波（局灶性或半球性）也提示潜在的皮质神经元功能障碍，局部慢波并不具有病因特异性，但能够对潜在皮质功能障碍进行定位。

检查技术来明确诊断，包括代谢、核医学或血管检查等检查手段。通常，同一脑区可能同时存在结构性和生理性病变。

此外，读图医师需要仔细寻找局灶性癫痫样异常，例如，癫痫样放电，偏侧周期性放电（LPD）或偏侧节律性δ波（LRDA），这些电生理异常提示存在局灶性皮质易激惹，可能导致癫痫发作风险增高[1]。

病例　患者，女，49岁，患有右侧大脑中动脉动脉瘤，开颅手术后因多次惊厥发作而入院。图13.3显示了患者的EEG。

你如何描述EEG监测结果？

如图13.3所示，患者右侧半球背景EEG活动的波幅更高、频率更快、形态更尖锐，尤其是矢旁导联如Fp2、F4、C4、P4、O2。

你对EEG的解读是什么？

这些发现符合右侧去骨瓣术后的缺口效应。

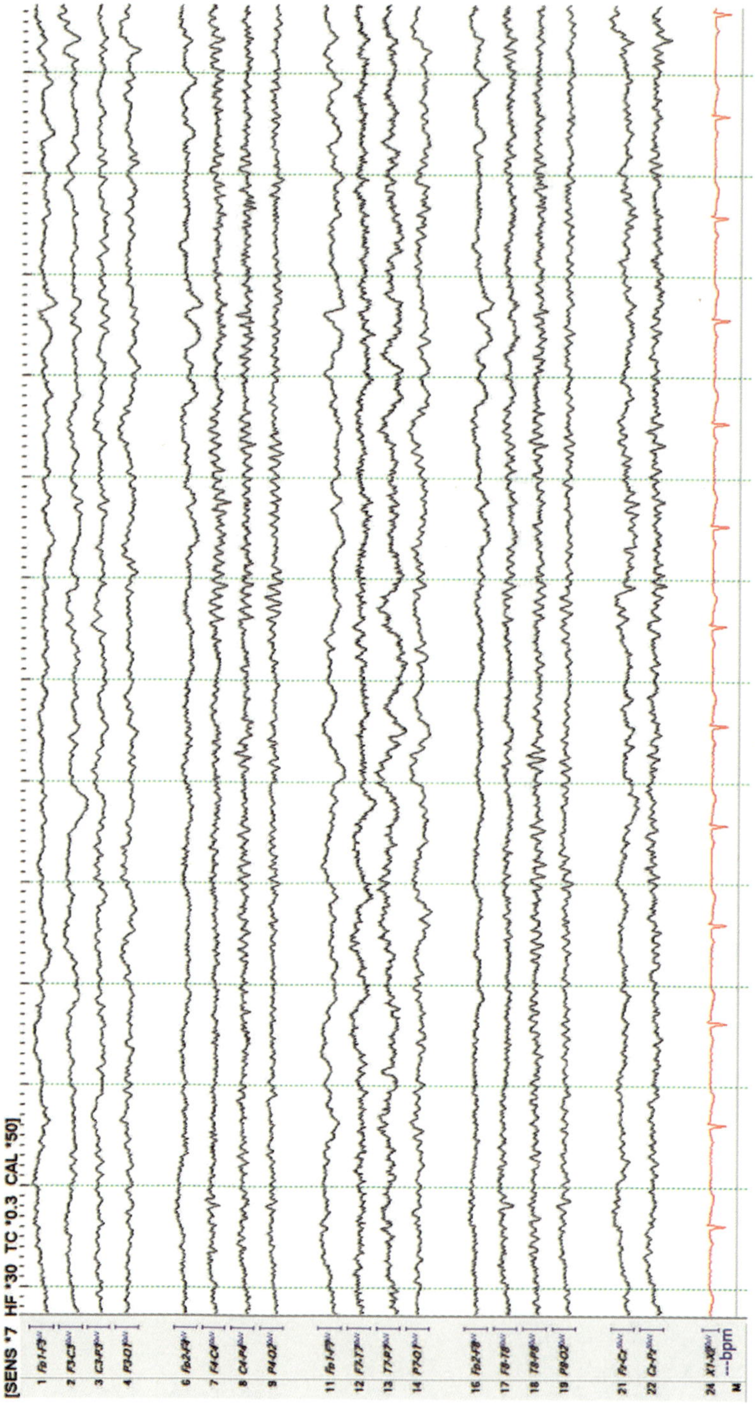

图13.2 左侧基底节脑出血患者的EEG。

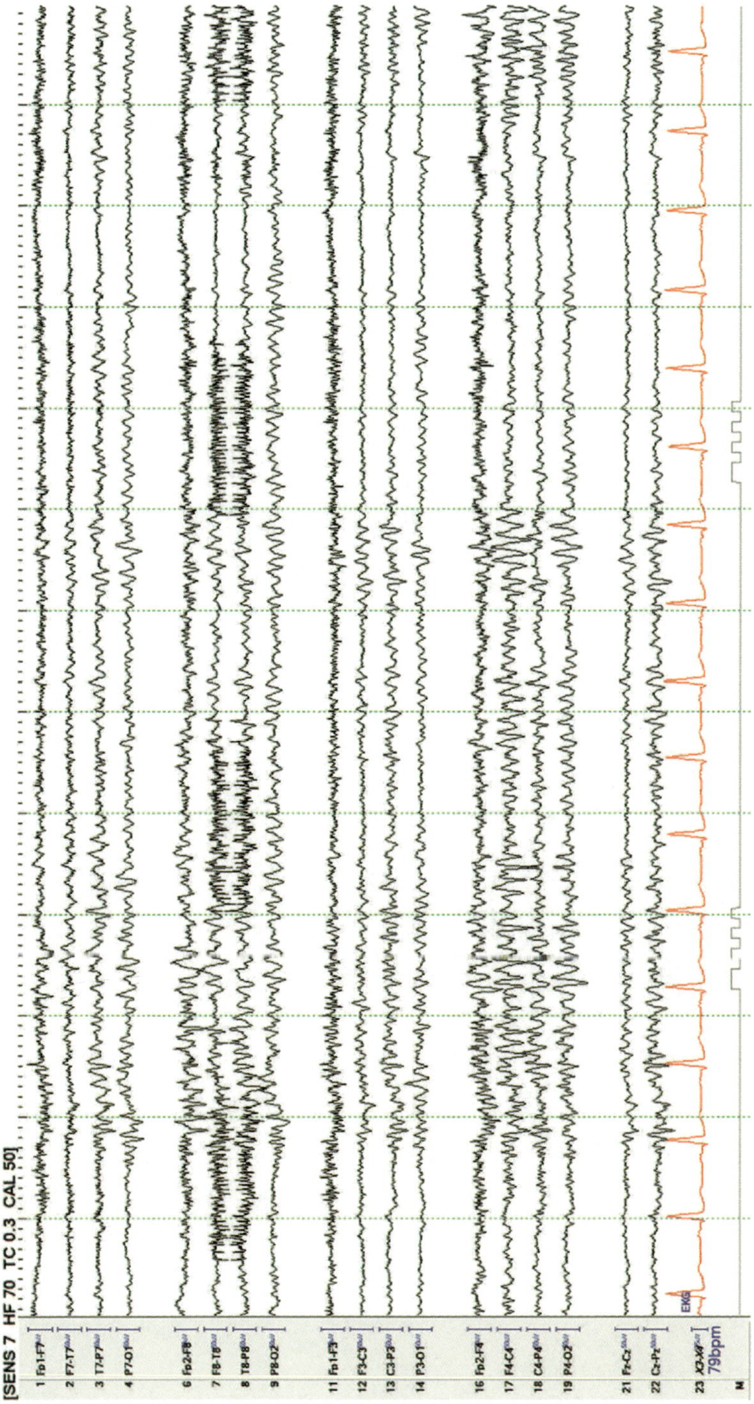

图13.3　患者右侧大脑中动脉脑卒中开颅手术后的EEG。

缺口效应

通过头皮电极记录到的皮质神经元产生的脑电活动被颅骨正常衰减，缺口效应正是由这种衰减缺失造成的。在颅骨缺失的局部脑区，EEG背景节律可能显示出更高的波幅、更尖锐的形态和（或）大量更快的频率。开颅术后、颅骨骨折或骨转移肿瘤的患者中均可出现缺口效应[2]。

病例 患者，女，68岁，存在脑血管病高危因素。因短暂意识水平改变和右侧肢体无力入院，急诊头颅CT显示正常。图13.4显示了患者的EEG。

你如何描述EEG监测结果？

如图13.4所示，患者EEG显示左侧颞叶局灶性形态单一的1Hz的δ活动。

你对EEG的解读是什么？

EEG表现为偏侧节律性δ活动。

偏侧节律性δ活动(LRDA)

局灶性节律性δ慢波（即使不存在附加特征）在危重症患者中很常见，并且同癫痫发作风险增加相关（类似LPD）。癫痫发作可能为单纯脑电发作。相关的皮质或近皮质结构病变可以通过神经影像学检测。由于LRDA提示局灶性皮质易激惹（癫痫风险增高），因此，需要使用抗癫痫药物来预防癫痫发作[3]。

病例 患者，女，59岁，患有右侧额叶脑膜瘤，出现反复左上肢抽搐。急诊头颅CT显示明显的病灶周围水肿。图13.5显示了患者的EEG。

你如何描述EEG监测结果？

如图13.5所示，患者EEG显示右侧矢旁区（C4处最明显）约1Hz钝形LPD。EEG波形同床旁查体发现的左上肢抽搐存在临床相关性。

你对EEG的解读是什么？

在上述脑电临床背景下，这种同持续抽搐运动有锁时关系的反复放电符合持续性部分性癫痫的诊断。

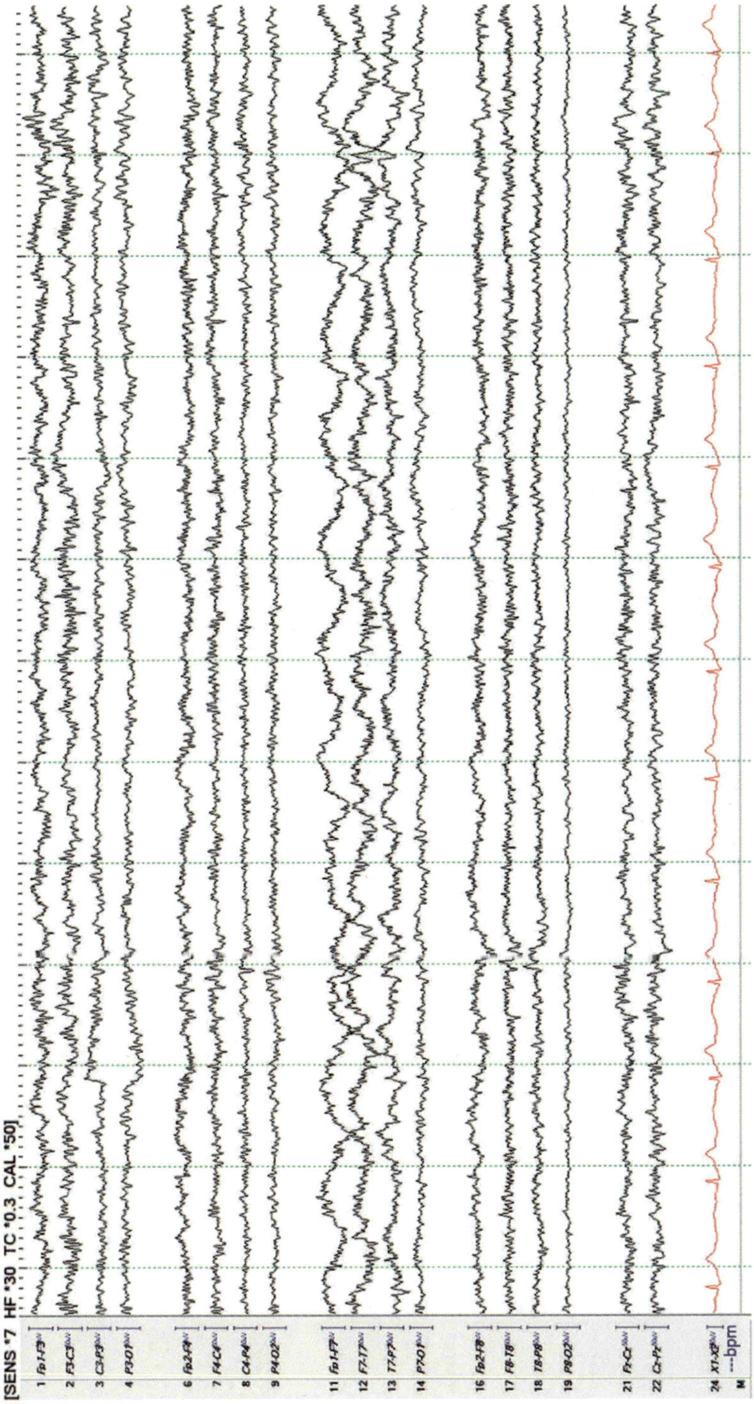

图 13.4　患者出现短暂意识水平改变和右侧肢体无力时的EEG。

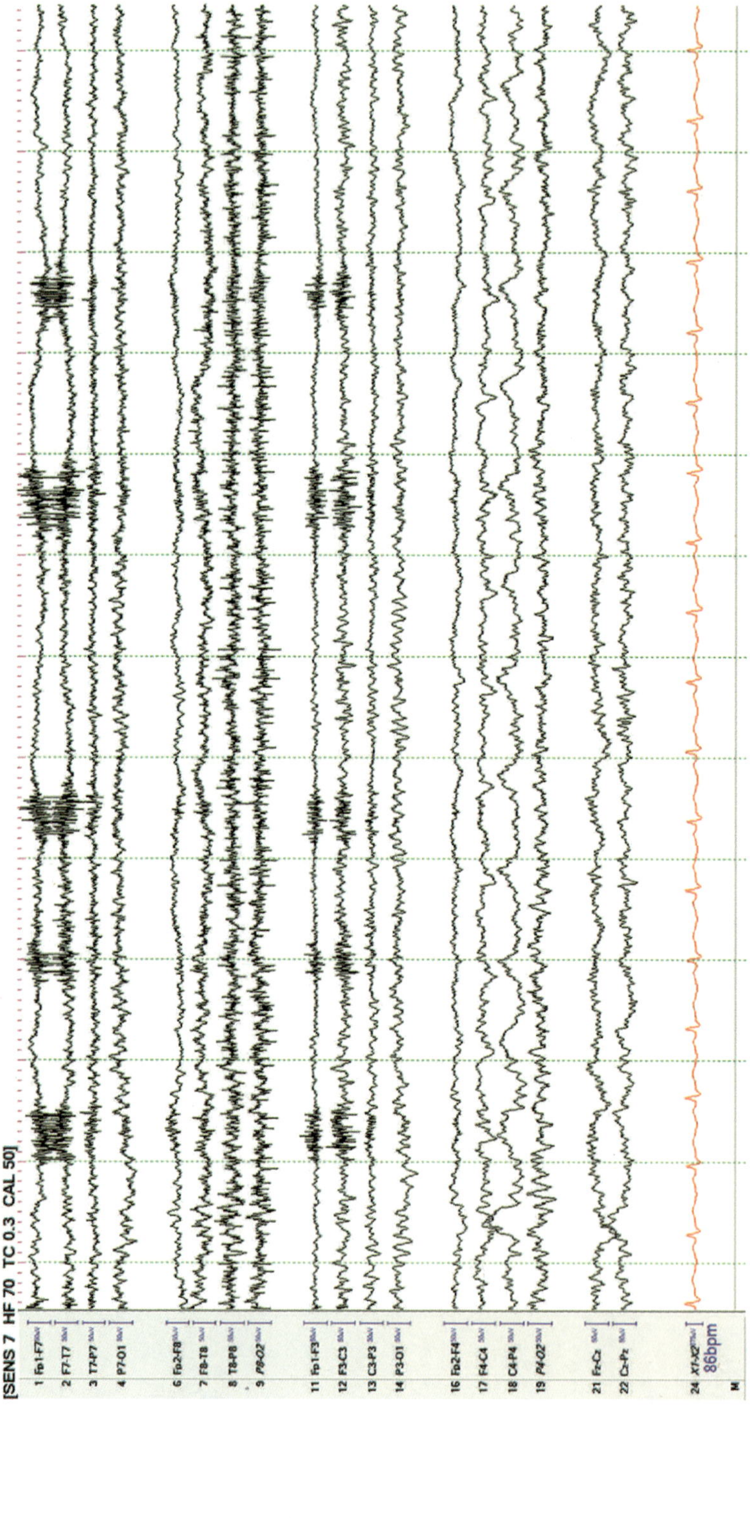

图13.5 患者出现左侧手臂节律性抽搐时的EEG。

持续性部分性癫痫(Kozhevnikov综合征)

持续性部分性癫痫 (EPC) 是局灶性运动性癫痫持续状态或不伴意识障碍的持续性癫痫发作的一种罕见亚型。EPC的特点是频繁的、刻板的、有时是非节律性的抽搐运动，最常见的累及部位是面部和四肢，并且可能持续很长时间（有时是数月甚至数年!)。持续性部分性癫痫也可能在睡眠状态下持续存在。多种潜在的病因，包括卒中、肿瘤、大脑畸形及代谢、感染、炎症和自身免疫性疾病已被证实与之相关。Rasmussen脑炎是一种罕见但严重的慢性颅脑炎症性病变，通常影响单侧半球，并常伴有持续性部分性癫痫。如前所述，局灶性癫痫样活动可能与肌肉抽搐相关。我们知道，持续性部分性癫痫的治疗反应较差，尽管使用多种抗癫痫药物，持续性部分性癫痫仍可能无法终止。针对潜在病因的附加治疗如使用类固醇或免疫疗法可能有效[4]。

参考文献

1. Britton JW, Frey LC, Hopp JL, et al. Electroencephalography (EEG): An introductory text and atlas of normal and abnormal findings in adults, children, and infants [Internet]. American Epilepsy Society, 2016.
2. Brigo F, Cicero R, Fiaschi A, Bongiovanni LG. The breach rhythm. *Clinical Neurophysiology*. 2011 Nov 1;122(11):2116–20.
3. Gaspard N, Manganas L, Rampal N, Petroff OA, Hirsch LJ. Similarity of lateralized rhythmic delta activity to periodic lateralized epileptiform discharges in critically ill patients. *JAMA Neurology*. 2013 Oct 1;70(10):1288–95.
4. Mameniškienė R, Wolf P. Epilepsia partialis continua: A review. *Seizure*. 2017 Jan 1; 44:74–80.

第14章 脑病

学习目标

- 全脑功能障碍
- 全面性节律性δ活动（GRDA）
- 三相波：具有三相形态的全面性周期性放电
- 循环交替出现的脑病相关模式（CAPE）

病例 患者，女，62岁，既往存在精神分裂症和动脉瘤破裂蛛网膜下腔出血病史，在多次全面性强直阵挛发作后至急诊就诊。急诊行气管插管并应用了镇静药物，同时静脉给予了磷苯妥英的负荷剂量。图14.1显示了患者的EEG。

你如何描述EEG监测结果？

如图14.1所示，患者EEG显示全面性的低电压和慢波背景，其特征主要是低频δ慢波为主和一些叠加的β活动。

你对EEG的解读是什么？

患者的“低平慢波”EEG是脑病的典型特征。

这种EEG并不提示某种特定病因，但是药物和（或）代谢异常是可能的促成因素。

此外，患者过度出现的β节律可能同镇静药物使用相关。令人稍许宽慰的是，患者的EEG不存在癫痫持续状态或癫痫发作。

全脑功能障碍

脑病（又称全脑功能障碍）是常见的重症脑电模式，几乎影响所有危重患者，只是严重程度各不相同。

总体而言，脑病患者EEG通常表现为背景波幅进行性压低，伴不同程度的全面慢化。最终，可能出现不连续背景，还可能出现后部优势节律慢化，不

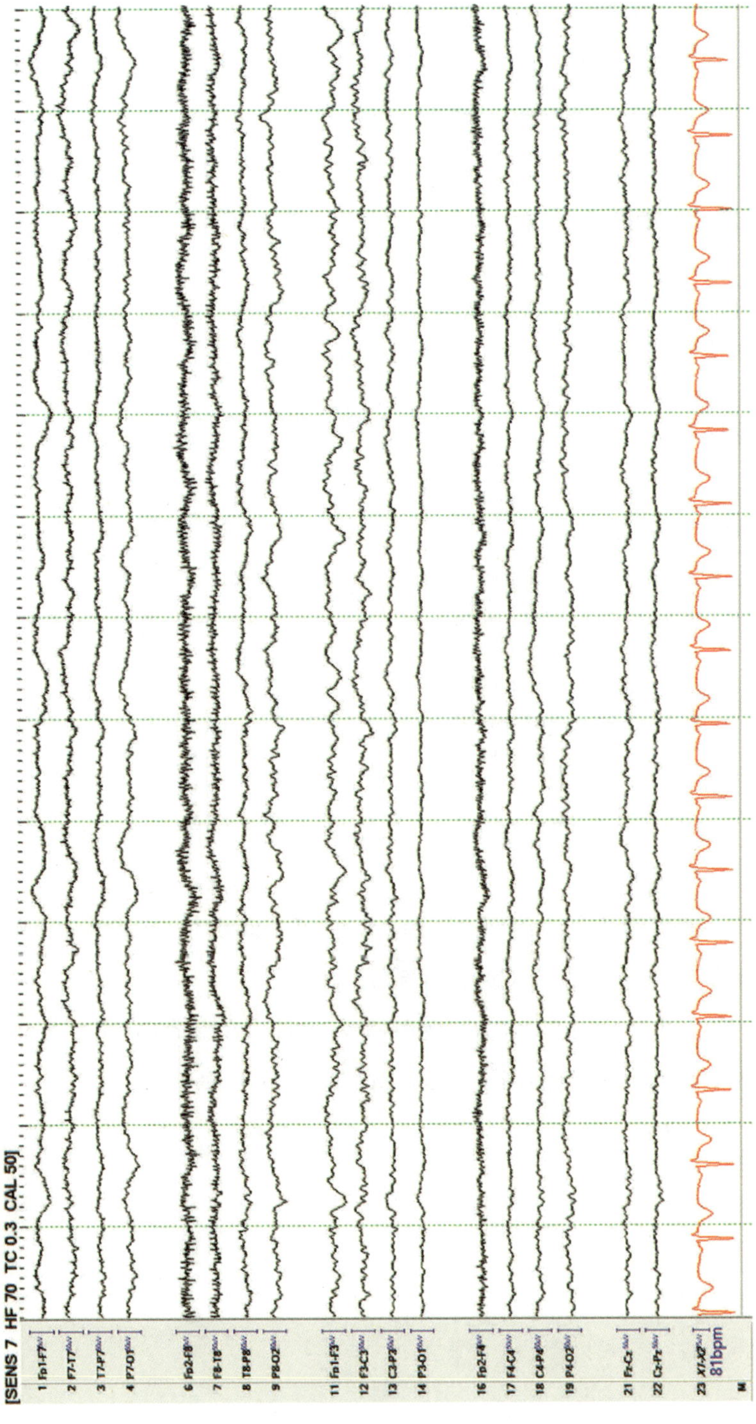

图 14.1　患者多次全面强直阵挛发作后的 EEG。

连续，并最终完全丧失。严重时可能出现脑电反应性消失。脑病的电生理诊断和分级已在第3章中进行叙述。需要记住的是，脑病的脑电模式很少具有病因特异性。然而，某些特定模式可能具有病因学指导意义。

治疗措施主要包括根本病因的纠正和逆转。对于癫痫患者，抗癫痫药物和其他镇静药物也可能导致脑病的发生。

病例 患者，男，27岁，既往存在药物难治性癫痫病史，因故意过量服用左乙拉西坦和唑尼沙胺而被收治入院。图14.2显示了患者的EEG。

你如何描述EEG监测结果？

如图14.2所示，患者EEG显示以额叶为主的全面性高波幅1~1.5Hz节律性δ慢波。

你对EEG的解读是什么？

患者的脑电模式符合额叶为主的全面性节律性δ活动（GRDA）。

全面性节律性δ活动(GRDA)

这是另一种常见的重症脑电模式。

■ 多数情况下，GRDA不指向特定病因，可能由多种不同的毒性或代谢因素引起。

■ 少数情况下，额叶为主的GRDA[既往命名为额叶间歇性节律性δ活动（FIRDA）]可能提示颅内占位性病变或颅内压升高。

■ 较为罕见的是，枕叶为主的GRDA[既往命名为枕叶间歇性节律性δ活动（OIRDA）]可能在全面性癫痫综合征（如儿童失神癫痫）中出现。

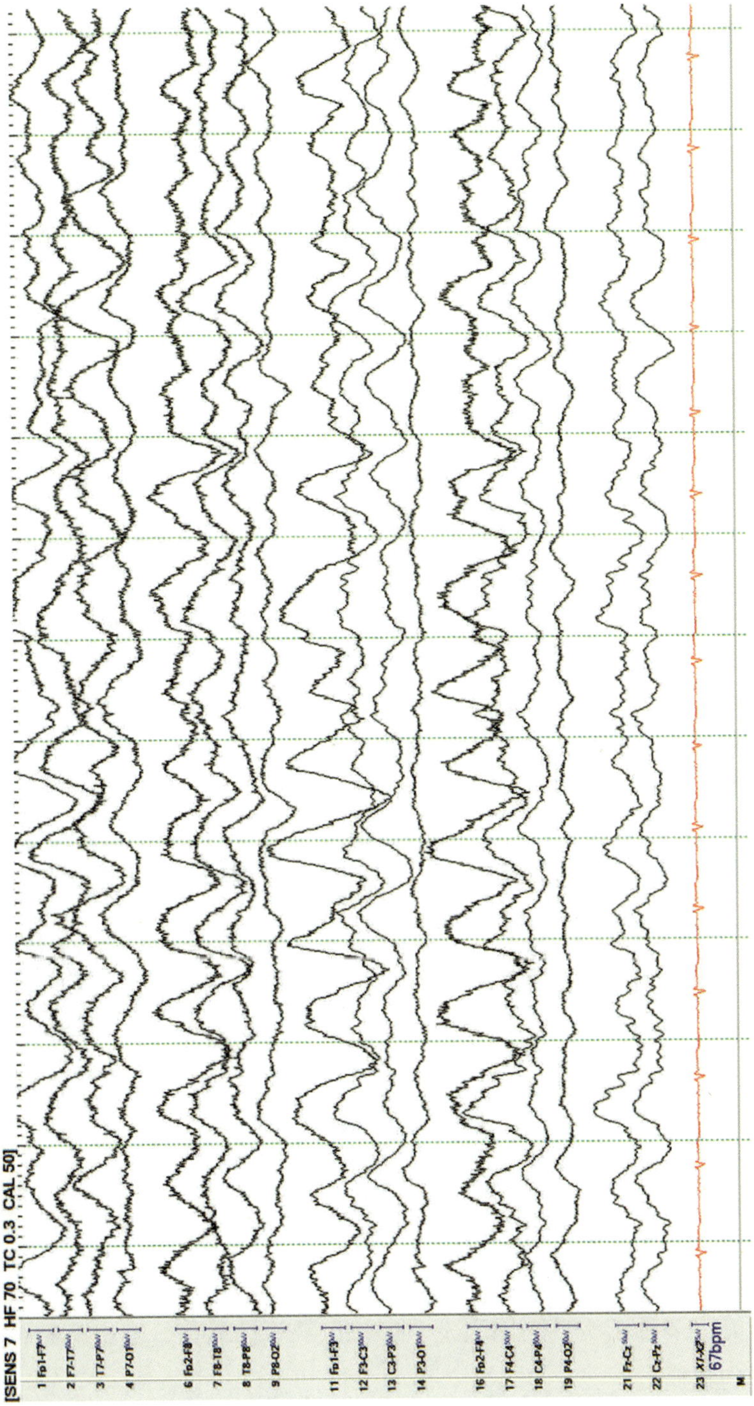

图 14.2　患者药物过量后的 EEG。

病例 患者，男，54岁，既往存在糖尿病、缺血性心脏病和慢性肾衰竭病史，本次因慢性充血性心力衰竭急性发作和肾功能恶化入院。患者长时间嗜睡，因此进行持续脑电监测。图14.3显示了患者的EEG。

你如何描述EEG监测结果？

如图14.3所示，患者EEG显示约1Hz的全面性周期性放电。

你对EEG的解读是什么？

图14.3显示的全面性周期性放电具有典型的“三相形态”（又称为三相波）。

三相波具有哪些典型特征？

该模式的三个重要特征包括：

- **三相形态：**每个波形均穿越基线两次，从而将三相波分为三个相位，每个相位的持续时间都比前一个阶段略长。第一个相位通常为向上的负向波，然后紧接着出现向下的正相波，最后再次出现向上的负相波。第一个相位有时可能不那么突出，从而产生双相波的形态。
- **前–后(或后–前)相位延迟：**每个波形都以从前向后（或从后向前）的顺序产生移位或滑动，表现为每个波形都像叠加在另外一个波形上。
- **状态依赖性：**通常三相波是由刺激促发的，或者在患者状态改变如觉醒期间出现。

处理方法：三相波通常与癫痫发作无关，因此，仅根据该模式通常无应用抗癫痫药物的指征。具体治疗包括识别和处理根本病因。

然而，如果存在附加（如附加棘波或附加快波）特征，则癫痫发作的风险增加，可以考虑应用抗癫痫药物[1,2]。

三相波：具有三相形态的全面性周期性放电

这是在危重患者中出现的另一种独特的脑电模式。

- 多数情况下，三相波由多种不同的中毒或代谢因素引发，其中包括肝和（或）肾功能障碍以及药物毒性（参见第4章）。
- 三相波也可能由多种结构性病因引发，如缺血缺氧性损伤、脑出血和神经退行性变（如朊病毒病）。

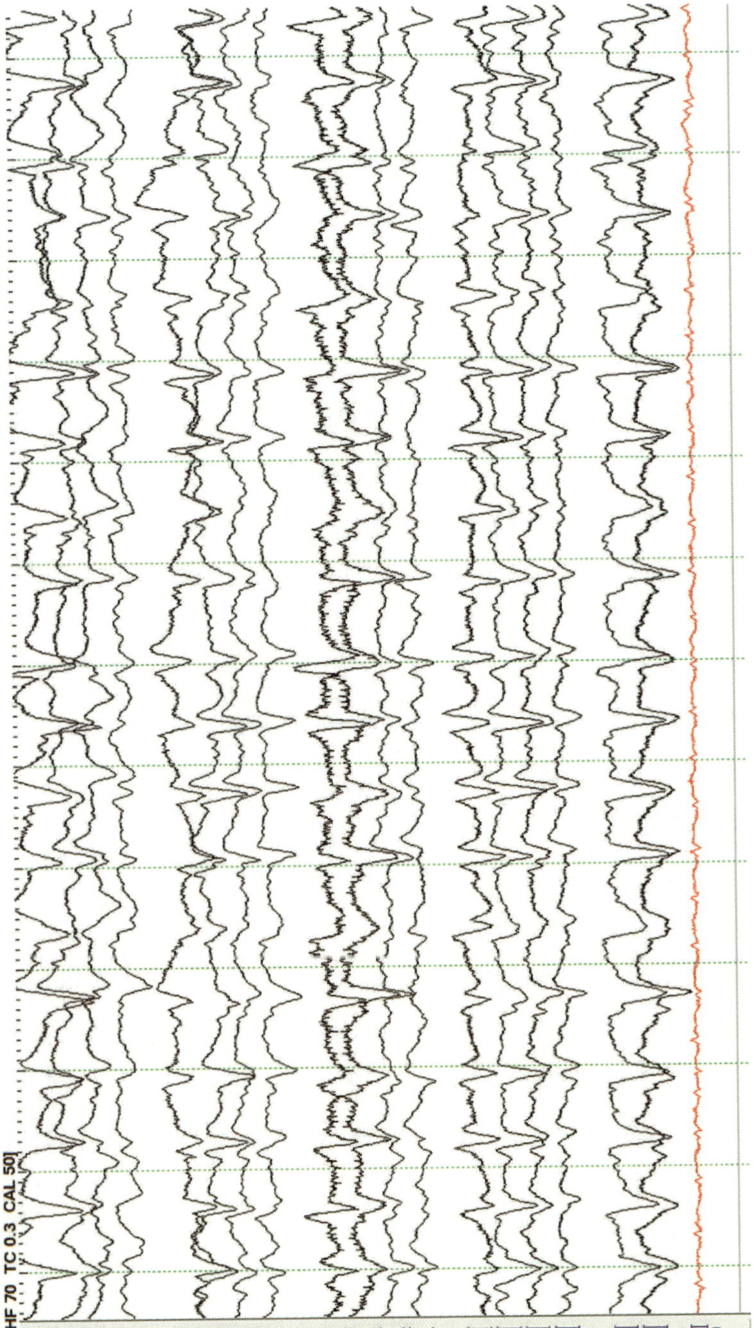

图 14.3　存在嗜睡和慢性肾衰竭患者的 EEG。

■ 少数情况下，如果满足某些电生理或临床标准（癫痫发作或癫痫持续状态），具有三相形态的全面性周期性放电实际上可能代表持续的癫痫发作活动。仅仅依靠EEG无法完全区分痫性三相波与典型的非痫性的三相波。两者可能位于发作期 - 发作间期连续体（IIC）的不同阶段。一些有用的区分标准可能包括：

- 频率≥2.5 Hz。
- 癫痫样放电或存在附加特征（附加快波或附加棘波）。
- 缺乏相位滞后或患者状态依赖性等典型特征。

处理方法：如果能纠正根本病因，多数三相波会消失。然而如果怀疑存在痫性三相波，则与其他IIC的治疗类似，可能需要进行抗癫痫药物试验，目的是证明治疗这种脑电模式后临床和EEG的改善情况。

如果可疑病因如中毒或代谢性因素不能完全解释脑病的严重程度，或者尽管病因已经纠正，但临床和EEG改善仍存在延迟，则应考虑对这些三相波的患者进行诊断性抗癫痫药物试验。在持续脑电监测的同时，可静脉注射低剂量苯二氮䓬类药物（如劳拉西泮）或非苯二氮䓬类抗癫痫药物（如左乙拉西坦），并在持续脑电监测时评估治疗反应。

低剂量劳拉西泮诊断性试验：连续小剂量（每次约1mg）劳拉西泮（总共4mg）给药，并在每次给药前后均进行详细的临床和EEG评估。寻找三相波改善和临床改善的迹象，或正常脑电背景的出现，例如，后部优势节律。仅仅出现三相波的抑制并不能算是成功改善的标志。若治疗有效，多数患者都会在2h内出现病情好转，但也存在治疗改善延迟的情况。鉴于静脉注射苯二氮䓬类药物存在呼吸抑制和低血压的风险，因此，监测患者的生命体征至关重要。

如果苯二氮䓬类药物无法安全给药或治疗反应不理想，则可以静脉注射负荷剂量左乙拉西坦（或采用其他的非苯二氮䓬类抗癫痫药物替代）并维持24~48 h，同时观察治疗反应。非苯二氮䓬类抗癫痫药物可能显示出更高的有效率，但治疗反应可能延迟[3,4]。

图14.4显示了一例68岁女性患者在心脏停搏和多次惊厥发作后出现的明显“痫性三相波”。特征性表现为约3 Hz的发作频率并且缺乏从前往后的相位延迟。

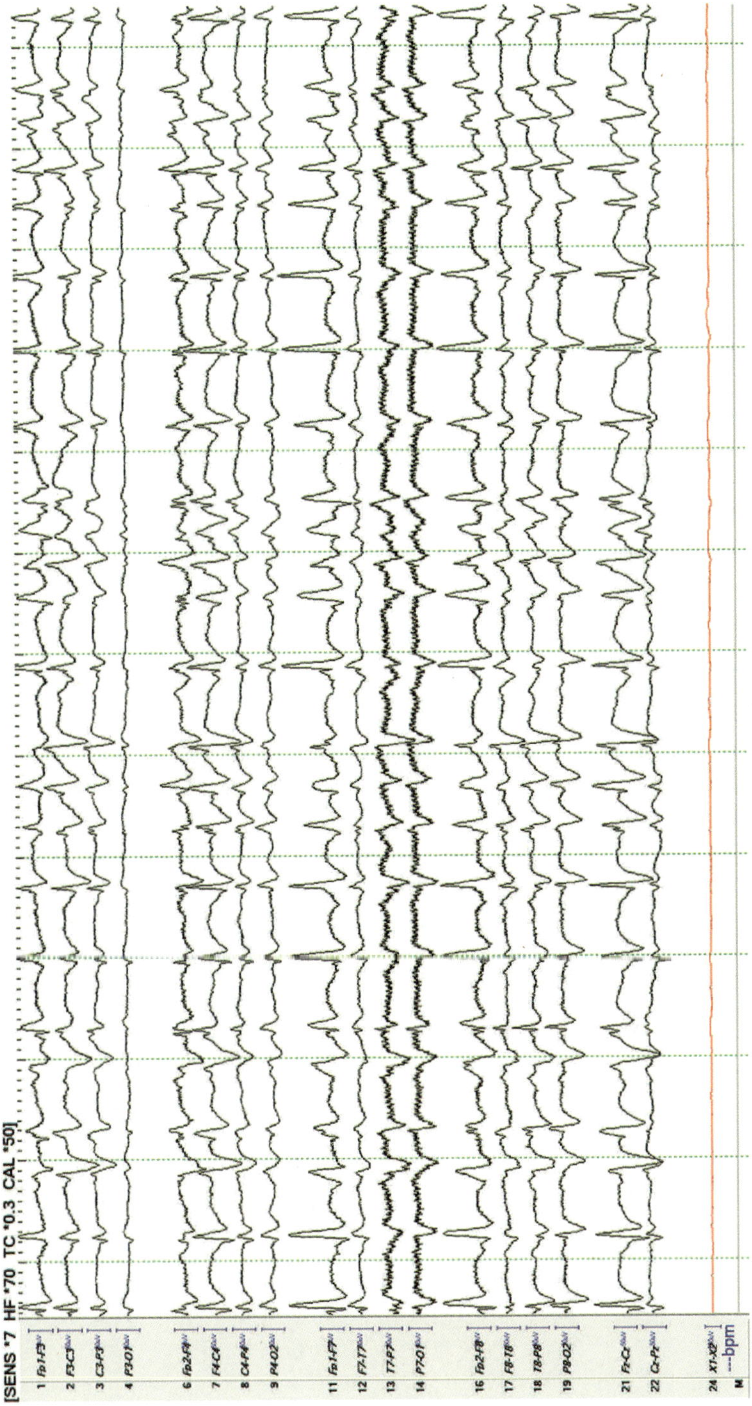
[SENS *7 HF *70 TC *0.3 CAL *50]
1 Fp1-F3
2 F3-C3
3 C3-P3
4 P3-O1
6 Fp2-F4
7 F4-C4
8 C4-P4
9 P4-O2
11 Fp1-F7
12 F7-T7
13 T7-P7
14 P7-O1
16 Fp2-F8
17 F8-T8
18 T8-P8
19 P8-O2
21 Fz-Cz
22 Cz-Pz
24 X1-X2
M ---bpm

图 14.4　痫性三相波。

在该患者中，尽管脑电模式为痫性，但左乙拉西坦试验并未显示出治疗效果。

病例 患者，男，57岁，疑似脑膜炎，因惊厥发作而对其进行持续脑电监测。图14.5a和b显示了患者的两幅连续的EEG。

你如何描述EEG监测结果？

如图14.5a所示，患者EEG显示全面性的α到θ范围内的EEG活动，图a的脑电模式似乎与图14.5b显示的全面性节律性δ活动交替出现。EEG全程都存在叠加的β活动。

你对EEG的解读是什么？

这种自发的背景节律交替变化的脑电模式符合循环交替出现的脑病相关模式（CAPE）。

值得注意的是，通过对EEG记录进行压缩能更好地评估这些自发循环交替出现的背景节律变化。如图14.5c所示，将上述EEG记录的时间基准从典型的15s压缩到大约3min可以很好地显示这种变化。

循环交替出现的脑病相关模式(CAPE)

这种最近认识到的脑病模式是指两种不同的背景模式[包括节律性和（或）周期性模式]自发地定期循环交替，持续至少6个周期（尽管它们通常会持续更长时间）且每种模式持续至少10s。

循环交替出现的脑病相关模式可能是脑病患者状态改变的一种表现形式。此外，CAPE的一些周期可以对应于其他体征的循环变化，如呼吸、心率、血压、运动、觉醒状态和（或）瞳孔直径的变化。

临床意义

- 根据患者的潜在病因，CAPE在严重脑病和昏迷的患者中可能预示良好预后。
- 这种脑电模式可能是生理状态变化的表现，应避免使用抗癫痫药物治疗[5,6]。

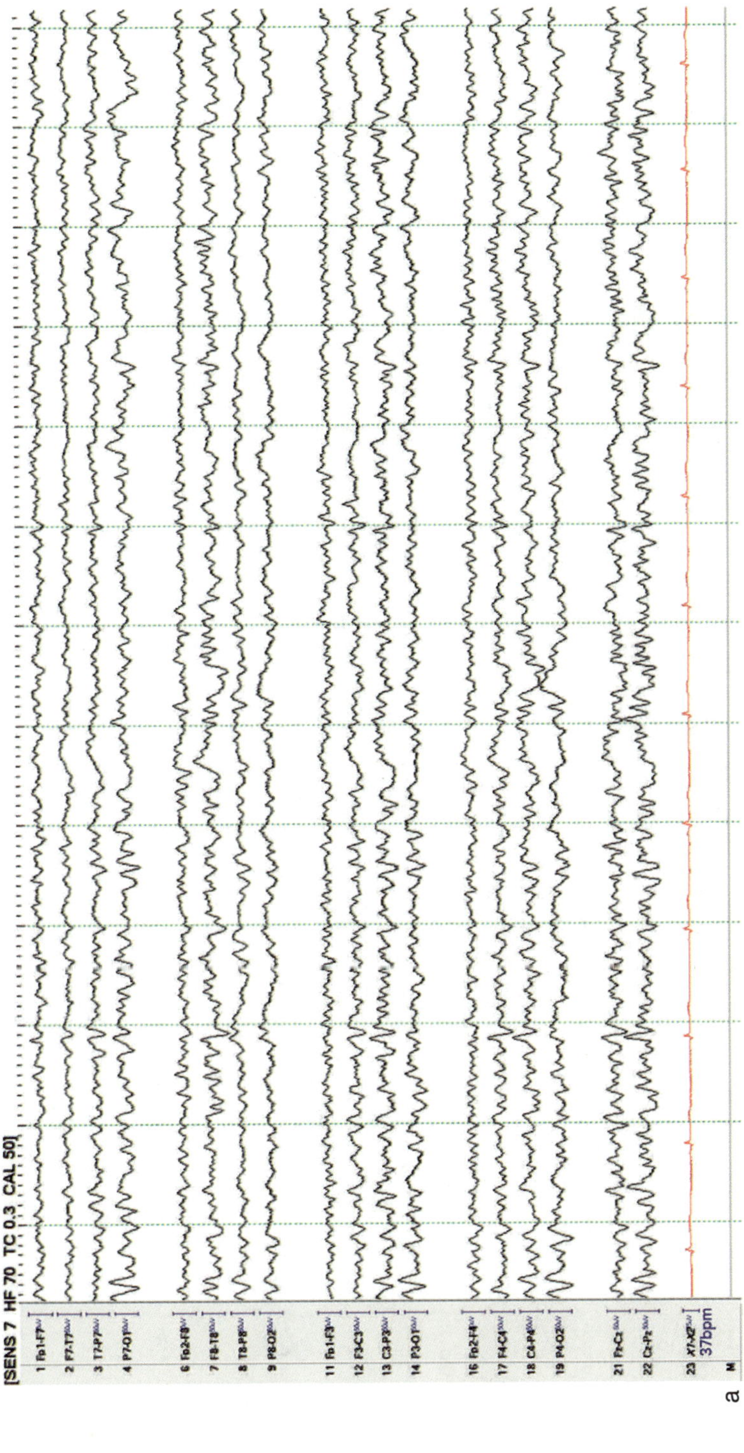

a

图 14.5　（a）疑似脑膜炎患者的 EEG。（待续）

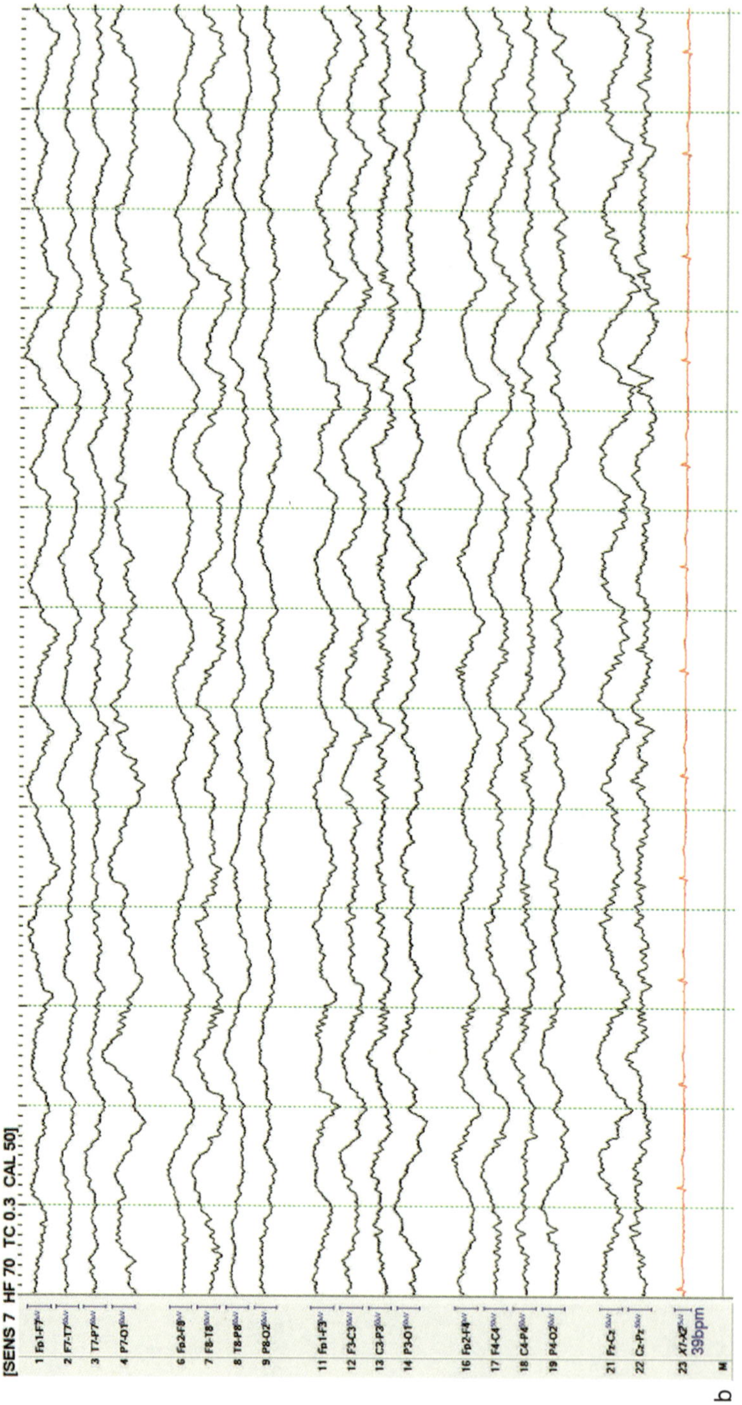

b

图 14.5（续） （b）疑似脑膜炎患者的EEG。（待续）

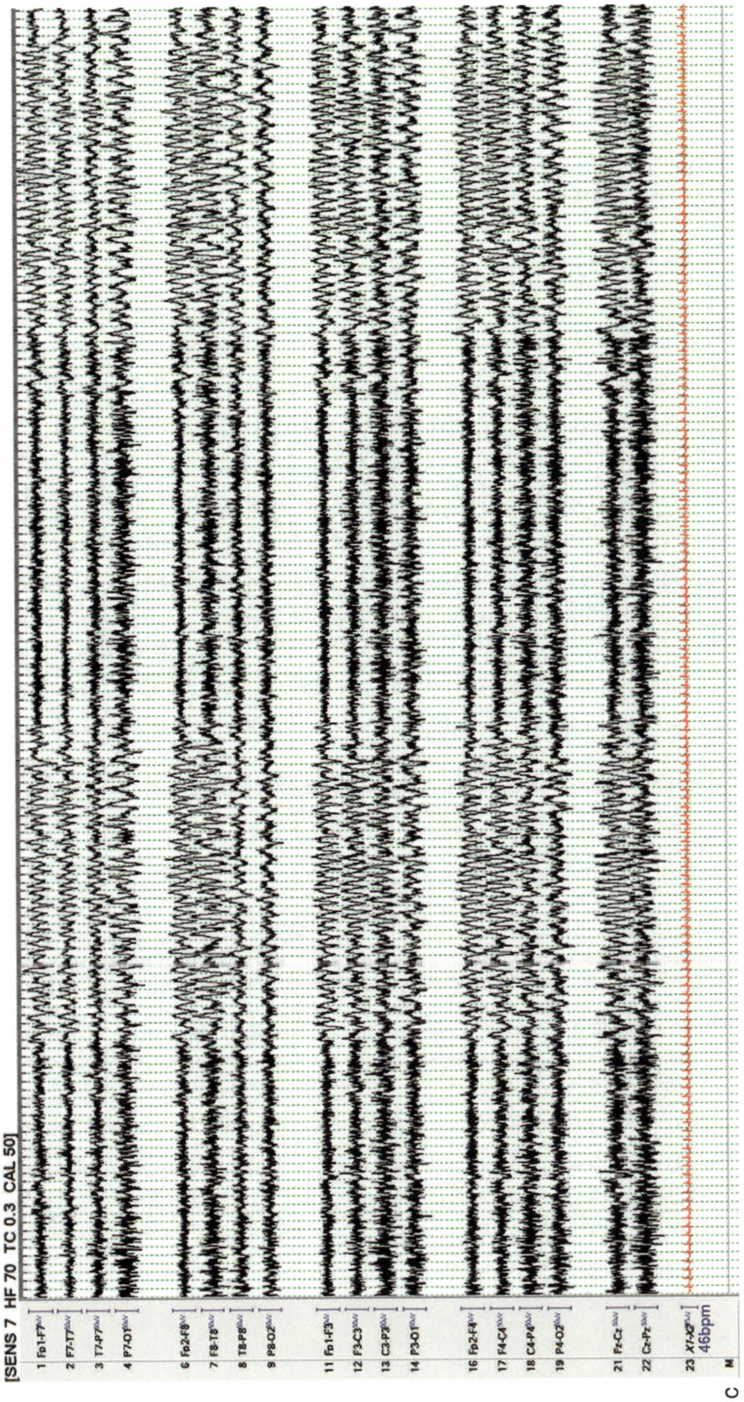

图14.5（续）（c）疑似脑膜炎患者的EEG，已针对时间基准进行了大幅压缩。

参考文献

1. Hooshmand H. The clinical significance of frontal intermittent rhythmic delta activity (FIRDA). *Clinical Electroencephalography*. 1983 Jul;14(3):135–7.
2. Lee SI, Kirby D. Absence seizure with generalized rhythmic delta activity. *Epilepsia*. 1988 Jun;29(3):262–7.
3. Boulanger JM, Deacon C, Lécuyer D, Gosselin S, Reiher J. Triphasic waves versus nonconvulsive status epilepticus: EEG distinction. *Canadian Journal of Neurological Sciences*. 2006 Jul;33(2):175–80.
4. O'Rourke D, Chen PM, Gaspard N, et al. Response rates to anticonvulsant trials in patients with triphasic–wave EEG patterns of uncertain significance. *Neurocritical Care*. 2016 Apr;24(2):233–9.
5. Hirsch LJ, Fong MW, Leitinger M, et al. American Clinical Neurophysiology Society's Standardized Critical Care EEG Terminology: 2021 version. *Journal of Clinical Neurophysiology*. 2021 Jan 1;38(1):1.
6. Kassab MY, Farooq MU, Diaz–Arrastia R, Van Ness PC. The clinical significance of EEG cyclic alternating pattern during coma. *Journal of Clinical Neurophysiology*. 2007 Dec 1;24(6):425–8.

第15章 昏迷

学习目标

- 极度δ刷（EDB）
- α昏迷和其他变体
- 脑电静息（ECI）

病例 患者，女，24岁，无既往合并症，在多次全面性强直阵挛发作和性格改变后被送往急诊室。患者随之接受插管镇静治疗，并开始静脉注射左乙拉西坦。因病毒性脑炎不能排除，接受了经验性阿昔洛韦治疗。图15.1显示了患者的EEG。

你如何描述EEG监测结果？

如图15.1所示，患者EEG显示全面性节律性δ慢波，在每个δ波形上都叠加了低波幅快活动暴发。

你对EEG的解读是什么？

这种全面性周期性δ慢波叠加快活动暴发符合极度δ刷（EDB）的表现。

本例患者临床应怀疑抗NMDA受体脑炎（一种自身免疫性脑炎）。

极度δ刷（EDB）

极度δ刷是一种附加快活动（+F）的脑电模式，快活动叠加在节律性或周期性δ慢波上或与之相关。从外观上看，可表现为全面性极度δ刷（GEDB）或偏侧性极度δ刷（LEDB）。

临床意义

- 该脑电模式最常见于抗NMDA受体脑炎，但也可见于其他疾病。

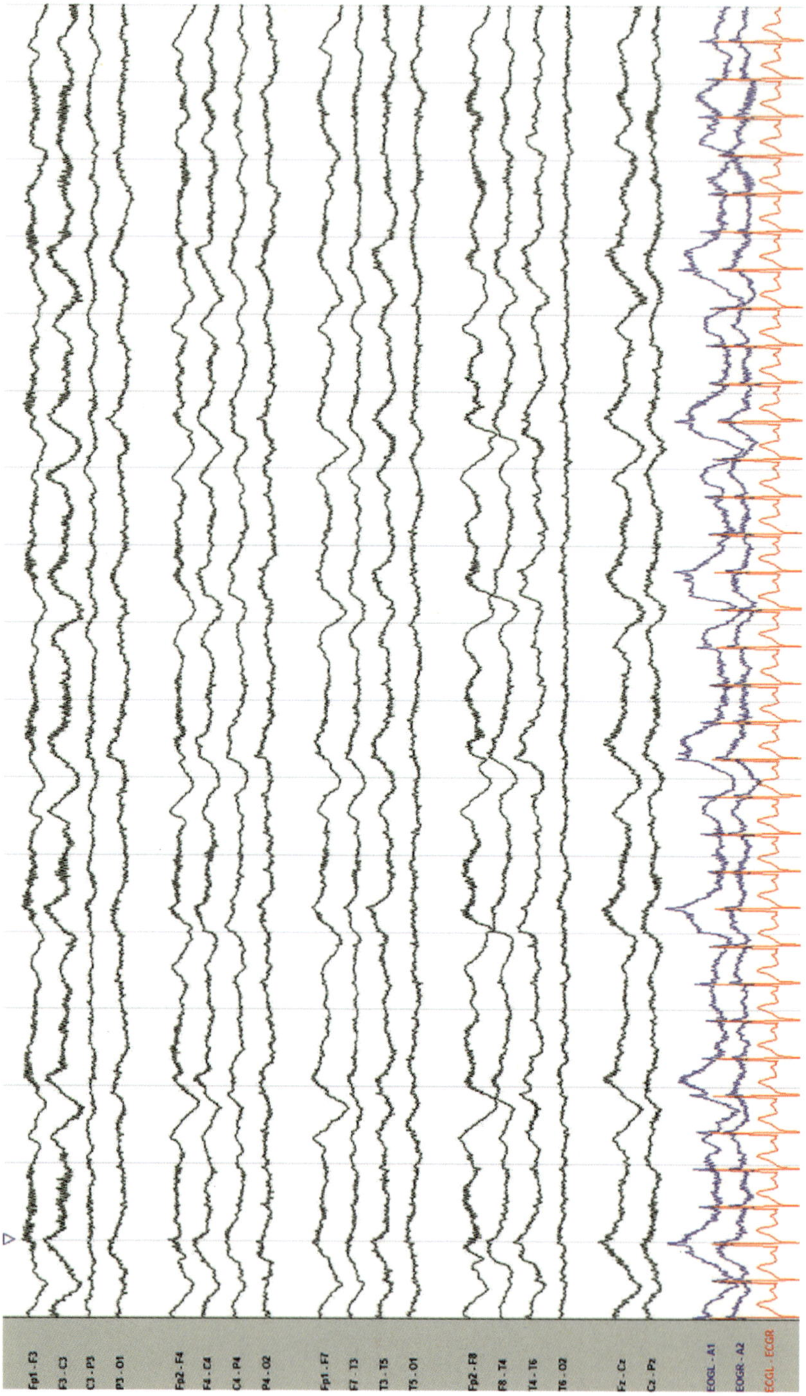

图 15.1 患者多次全面性强直阵挛发作和亚急性人格改变后的EEG。

- 对于抗NMDA受体脑炎的患者，EDB可能与不良预后相关，包括病程延长和死亡。EDB还可能演变为脑电发作持续状态。
- 较少见的是，有报道显示其他病因也与EDB有关，包括颞叶癫痫、缺血缺氧性脑损伤、脑肿瘤、卒中和代谢功能障碍[1-4]。

> **病例** 患者，男，64岁，既往存在高血压病、冠心病和阻塞性睡眠呼吸暂停，在院外发生心脏停搏后被送往急诊室，经过多轮心肺复苏后恢复自主循环。体检显示患者处于昏迷状态，图15.2显示了患者的EEG。
>
> 你如何描述EEG监测结果？
>
> 如图15.2所示，患者EEG显示以额叶为主的全面性持续性无反应性的6~7Hz θ慢波活动。
>
> 你对EEG的解读是什么？
>
> 根据患者的病史，这种额叶为主的、持续性的、无反应性的全面性θ活动可能是θ昏迷。

α昏迷和其他相关模式

α昏迷是临床昏迷的脑电临床综合征，相应的脑电模式为全面性的α活动，有时会与清醒模式混淆。尽管脑电活动可能具有α频率（8~13 Hz），但α昏迷具有典型的连续性、单调性和单一形态外观，缺乏状态依赖性或脑电反应性的特征，这些表现有助于将α昏迷与正常的α节律区分开来。

临床意义

- 心脏停搏后缺血缺氧性脑损伤的α昏迷模式可能表现为全面性或额部为主的无反应性α节律。部分患者会类似上述病例，脑电活动可能位于θ频率范围内（α~θ或θ昏迷）。
- 脑干病变（如脑桥损伤）的α昏迷模式可能存在后部优势节律，并具有一定的调节调幅或脑电反应性。

α昏迷模式可能提示预后不良，具体取决于潜在的病因[5,6]。

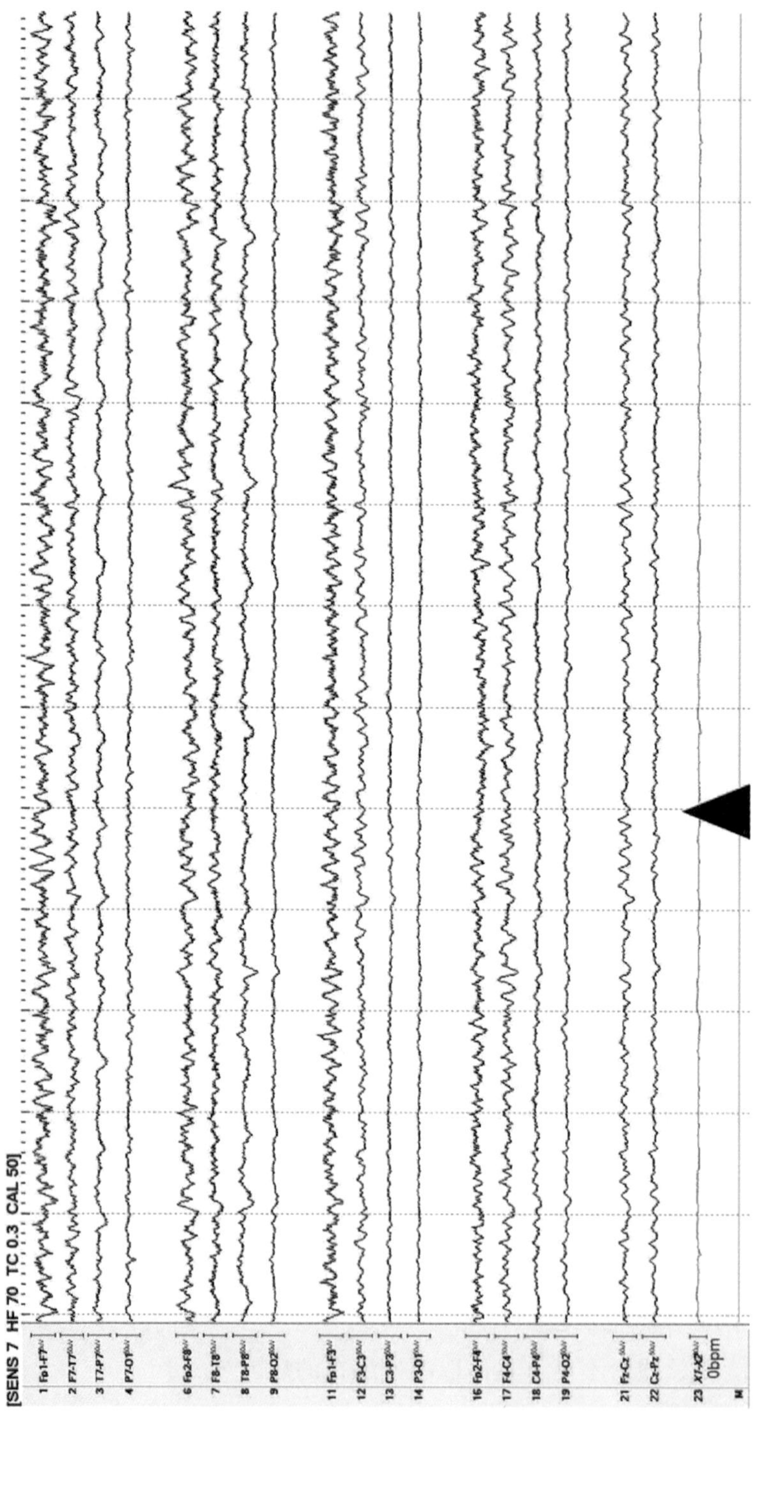

图15.2 患者心脏停搏后的EEG。刺激诱发用黑色箭头标注。

其他昏迷脑电模式：

- 纺锤波昏迷：表现为大量的睡眠纺锤波活动。
- β 昏迷：表现为持续弥漫性 β 活动。

病例　患者，女，68 岁，在院外发生心脏停搏后处于昏迷状态。体检提示脑干活动消失，图 15.3 显示了患者的 EEG 监测结果。

你如何描述 EEG 监测结果？

如图 15.3 所示，患者 EEG 显示持续性的背景抑制，不存在脑电反应性和变异性。

你对 EEG 的解读是什么？

这些表现符合心脏停搏后高度恶性的脑电模式。

这项辅助检查可以用来确定脑死亡（神经学死亡标准）吗?

不可以。此 EEG 不能用于确认脑死亡，因为它没有遵循美国神经电生理学会制定的疑似脑死亡 EEG 记录的最低技术执行标准。应严格遵照该标准复查 EEG 以确定电静息。

脑电静息(ECI)

美国临床神经生理学协会将电静息定义为，从相距≥10cm 的头皮电极记录，非伪差的脑电活动的峰到峰的波幅<2μV，并且在疑似脑死亡 EEG 记录中，最低技术执行标准中列出的其他记录参数均符合该学会的标准。

- 脑死亡永远不能单独通过 EEG 来确诊；脑死亡主要是一项临床诊断。
- 使用上述标准的 EEG 报告可以作为脑死亡评估中的辅助诊断之一。
- 多数临床诊断为脑死亡的成年人（96.5%）表现为电静息。
- 罕见情况下，在严重脑干损伤以及新生儿和儿童中，尽管临床诊断为脑死亡，但脑电活动可能持续存在。

当怀疑脑死亡时，读者应始终遵循他们所在医疗机构的脑死亡评估流程[7-10]。

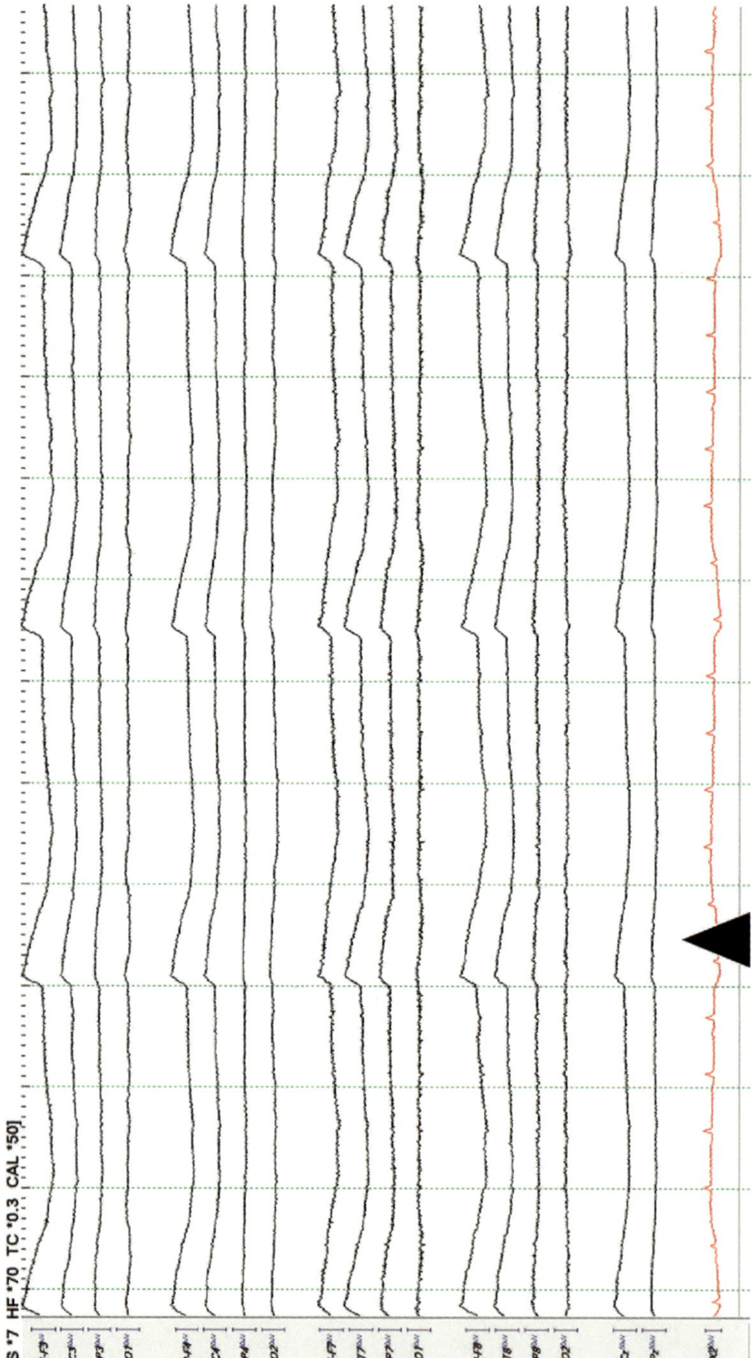

图 15.3 患者心脏停搏后的EEG，刺激诱发用黑色箭头标注。

参考文献

1. Schmitt SE, Pargeon K, Frechette ES, Hirsch LJ, Dalmau J, Friedman D. Extreme delta brush: A unique EEG pattern in adults with anti-NMDA receptor encephalitis. *Neurology*. 2012 Sep 11;79(11):1094–100.
2. Nathoo N, Anderson D, Jirsch J. Extreme delta brush in anti-NMDAR encephalitis correlates with poor functional outcome and death. *Frontiers in Neurology*. 2021;12.
3. Herlopian A, Rosenthal ES, Chu CJ, Cole AJ, Struck AF. Extreme delta brush evolving into status epilepticus in a patient with anti-NMDA encephalitis. *Epilepsy & Behavior Case Reports*. 2017 Jan 1;7:69–71.
4. Hirsch LJ, Fong MW, Leitinger M, et al. American Clinical Neurophysiology Society's Standardized Critical Care EEG Terminology: 2021 version. *Journal of Clinical Neurophysiology*. 2021 Jan 1;38(1):1.
5. Westmoreland BF, Klass DW, Sharbrough FW, Reagan TJ. Alpha-coma: Electroencephalographic, clinical, pathologic, and etiologic correlations. *Archives of Neurology*. 1975 Nov 1;32(11):713–18.
6. Kaplan PW, Genoud D, Ho TW, Jallon P. Etiology, neurologic correlations, and prognosis in alpha coma. *Clinical Neurophysiology*. 1999 Feb 1;110(2):205–13.
7. Fernández-Torre JL, Hernández-Hernández MA, Muñoz-Esteban C. Non confirmatory electroencephalography in patients meeting clinical criteria for brain death: Scenario and impact on organ donation. *Clinical Neurophysiology*. 2013 Dec 1;124(12):2362–7.
8. Nakagawa TA, Ashwal S, Mathur M, Mysore M, Committee for Determination of Brain Death in Infants Children. Guidelines for the determination of brain death in infants and children: An update of the 1987 task force recommendations-executive summary. *Annals of Neurology*. 2012 Apr;71(4):573–85.
9. Machado C, Jeret JS, Shewmon DA, et al. Evidence-based guideline update: Determining brain death in adults: Report of the Quality Standards Subcommittee of the American Academy of Neurology. *Neurology*. 2011 Jan 18;76(3):307–9.
10. Stecker MM, Sabau D, Sullivan LR, et al. American Clinical Neurophysiology Society guideline 6: Minimum technical standards for EEG recording in suspected cerebral death. *The Neurodiagnostic Journal*. 2016 Oct 1;56(4):276–84.

附　录　读懂EEG报告

- EEG报告的组成部分
- 常见术语

目前，尚无公认的EEG报告方法、模板或系统。究竟必须报告什么内容，标准因人而异。既往曾有将EEG报告标准化的尝试，但反响不一。因此，目前EEG报告模板既不统一也不存在标准化，有时甚至在同一医疗机构内也不一致。不同单位的报告格式存在较大差异，有的是严格的结构化报告，有的是自由口语化的叙述。

与其他医疗报告一样，EEG报告用途多样：例如，向其他医疗同行（其中大多数不是癫痫病专家或神经科专家）传达信息。另外，作为EEG解读的客观记录（例如，用于法医目的），EEG报告还可能用于计费和报销。

脑电图医师所提交的报告内容和信息受多方面因素的影响，如其个人的培训经历和工作经验，以及所在医疗中心的文件规范要求。如何尽可能多地报告重要的临床信息，同时保持简洁性以使报告具备实用价值，这是一件颇有难度的事情。

EEG报告的组成部分

- 患者信息：本部分包含患者人口统计信息，用于患者识别。它通常包含一段简短病史或描述EEG的适应证。
- 药物治疗：EEG报告通常会罗列患者当前的所有治疗药物，有时只是临床相关药物。这在确定某些药物对EEG的影响时很有用。
- 记录条件、技术说明：这部分描述了EEG类型、电极阵列形式、记录时长，有时还包括附加信息，如多导监测（EOG、ECG）的信息、是否同步视频记录、是否使用定量脑电图（QEEG）等。
- 刺激和诱发试验：无论是否设置专门的模块，报告通常都会描述相关的诱发技术，如过度换气试验、间断性闪光刺激试验、睡眠剥夺试验和药物给药/停药的诱发试验。

- EEG表现：这是EEG报告的核心所在，同样的，在结构化程度、亚类呈现方面也有很大差异。常见亚类包括：
  - EEG背景
  - 非癫痫样异常
  - 散发或发作间期癫痫样放电
  - 节律性和周期性模式
- 临床事件：可以在这部分找到EEG上出现的癫痫发作的描述，以及任何其他标记或未标记的临床事件。
- 生理模式、意义不明确的模式和伪差：脑电图医师在报告不同的生理模式、临床意义不确定的脑电模式或伪差时，有时会使用专属分类，但通常会将这些模式包含在其他背景节律中。
- 多导监测：这里通常描述单通道心电监护的结果，以及其他可能已添加到记录中的非脑电通道，例如，肢体肌电通道。
- 总结：几乎所有的EEG报告都包含对EEG最重要发现的总结性描述；然而这些报告在陈述结构方面可能有所不同（成段文字或要点陈述）。按照惯例，许多报告医师会首先列出最具有临床意义的发现，然后按重要性降序陈述其他发现。
- 解读/临床意义：无论上述章节是否包括这一部分内容，多数EEG报告者也会在报告中列出这些EEG发现的基本临床意义。然而，需要注意的是，在多数情况下，EEG监测无法明确特定EEG表现的具体病因。

常见的EEG报告术语

下文列举了常见的EEG报告术语，及其各自的常见缩写、同义词和临床意义。本部分阐述的内容并不详尽，仅列举重症监护EEG报告中最常见的一些术语，以供参考。如对具体病例存在疑问，请务必与脑电图报告医师探讨，因为许多脑电图报告医师所用这些术语的定义可能与本书所叙述的略有不同。

术语	缩略语	同义词	类别	临床意义
背景节律紊乱				可能是不同严重程度脑病的潜在表现
双侧独立周期性放电	BiPD	BIPED（双侧独立周期性癫痫样放电）	节律性/周期性模式（RPP）	在两侧半球中独立出现两个皮质高度易激惹的病灶，表明癫痫发作风险升高；这种模式通常符合发作期-发作间期连续体（IIC）
缺口效应		缺口节律		颅骨缺损、开颅术后的局灶EEG表现，通常为更高的电压、更快的频率和更多尖样波
短暂发作样节律性放电	BIRD	“不伴完全演变的癫痫发作”		短暂的节律性癫痫样放电，持续时间<10s，无明显的临床症状；BIRD提示癫痫发作的风险较高，实际上可能代表头皮EEG无法检测到的癫痫发作
暴发衰减				参考暴发抑制
暴发抑制				提示严重脑病；可能是药物引起的或见于严重缺血缺氧性脑病；临床病史很重要。这种深度的镇静通常用于治疗难治性癫痫持续状态（RSE）
不连续背景				间歇性背景节律衰减或脑电抑制模式和正常脑电活动交替出现，见于较为严重的脑病，具体从轻度不连续背景到明显“暴发抑制”
脑电反应性	EEG-R			刺激后EEG出现明显的频率或模式改变的趋势，参见“缺乏EEG反应性”章节
脑电静息	ECI			此术语表示缺乏任何可辨识的大脑活动，仅在使用脑死亡评估流程进行脑电评估时使用
电临床癫痫发作	ECSz		癫痫发作	同时符合EEG和临床标准进行诊断的癫痫发作
电临床癫痫持续状态	ECSE	通常被称作非惊厥性癫痫持续状态	癫痫持续状态	经过抗癫痫药物治疗后EEG和临床同时改善并以此进行诊断的癫痫持续状态

（待续）

续表

术语	缩略语	同义词	类别	临床意义
脑电发作	ESz		癫痫发作	仅依据EEG标准进行诊断的癫痫发作
脑电发作持续状态	ESE	通常被称为非惊厥性癫痫持续状态	癫痫持续状态	仅通过EEG标准诊断的癫痫持续状态
癫痫样放电、散发性		癫痫样放电	癫痫样放电	可以是局灶性或是全面性的，EEG一过性放电提示该皮质区域易激惹或兴奋性增高，并意味着癫痫发作阈值降低和癫痫发作风险增加；这些放电本身并不是癫痫发作
过度出现的β快活动				非特异性发现，最常见原因是药物作用（例如，苯二氮䓬类药物、巴比妥类药物、丙泊芬）
局灶性不连续背景				提示局部严重脑功能障碍，但并不能确定具体病因
局灶性慢波，连续背景				提示局灶性脑功能障碍，原发病可能是结构性和（或）生理性的，但并不能提示具体病因
局灶性慢波，间歇背景				提示局灶性脑部功能障碍（可能是皮质下），原发病可能是结构性和（或）生理性的，但并不能提示具体病因
局灶性电压抑制				提示严重局灶性脑功能障碍；但并不能提示具体病因
全面性周期性放电	GPD	GPED（全面性周期性癫痫样放电）；周期性模式	RPP	全面性皮质易激惹，癫痫发作风险升高；这种模式通常属于IIC

（待续）

续表

术语	缩略语	同义词	类别	临床意义
具有三相形态的全面性周期性放电	具有三相形态的GPD	三相波	RPP	通常与中毒性以及代谢性脑病、药物作用和感染有关；这种模式属于发作期-发作间期连续体，可能提示癫痫发作风险增加，甚至在某些情况下本身即为癫痫发作，患者的病史对诊断至关重要
全面性节律性δ活动	GRDA	全面性节律性慢波；额部间歇性节律性δ活动（FIRDA）	RPP	非特异性表现，可见于脑病、深部中线皮质下功能障碍或颅内压增高等情况
全面性慢波，连续性				可能是不同严重程度的脑病的潜在表现
全面性慢波，间歇性				脑病或嗜睡的潜在表现。患者的临床病史很重要
全面性棘慢波	GSW	全面性尖慢波、全面性棘慢波	RPP	全面性皮质易激惹状态，这种模式通常属于IIC
全面性电压抑制				所有背景EEG活动均<10 μV，表明存在重度脑病；可能是药物引起的或可见于严重缺血缺氧性脑病；临床病史很重要
发作期-发作间期连续体	IIC	IIC	RPP	符合特定标准的节律性/周期性模式；这个术语表示在发作间期和癫痫发作/癫痫持续状态之间存在节律性/周期性的连续体；发作期-发作间期损伤连续体本身不符合癫痫发作的诊断标准，但它有可能导致神经元损伤或引发临床症状

（待续）

续表

术语	缩略语	同义词	类别	临床意义
脑电反应性消失		无反应性，反应性消失		刺激后脑电频率或模式无明显变化；这是严重脑病的标志，也是心脏停搏众多不良预后的预测因素之一
λ波				正常脑电模式，枕区出现的一过性正相尖波
偏侧周期性放电	LPD	偏侧周期性癫痫样放电（PLED）	RPP	皮层局部区域高度易激惹，伴癫痫发作风险增高；这种模式通常属于IIC
偏侧节律性δ活动	LRDA	局灶性节律性慢波；颞叶间歇性节律性δ活动（TIRDA）	RPP	皮质局部区域高度易激惹，伴癫痫发作风险增高；这种模式通常属于IIC
偏侧棘慢波	LSW	偏侧尖慢波，偏侧棘慢波	RPP	皮质局部区域高度易激惹，伴癫痫发作风险增高；这种模式通常属于IIC
μ节律				正常EEG模式，在中线区域出现α节律
多灶性周期性放电	MfPD		RPP	三个或更多独立的皮质高度易激惹病灶，提示癫痫发作风险增高，这种模式通常属于IIC
正常脑电背景				正常脑电模式。需要注意的是，正常的EEG不能排除癫痫发作或癫痫，也不与癫痫发作和癫痫的临床诊断相矛盾
发作性临床事件				定义较为宽泛，包括功能性癫痫和其他非癫痫事件
阵发性快波活动	PFA		癫痫样放电	详见“散发性癫痫样放电”
后部优势节律	PDR	α节律		通常是正常清醒脑电背景较为突出的特征表现
困倦期中颞区节律性θ波	RMTD			临床意义不明确的正常变异，与癫痫或癫痫发作风险增加的相关性尚不明确

（待续）

续表

术语	缩略语	同义词	类别	临床意义
一过性尖波				不同脑电图报告医师对这一术语的使用有所不同。通常指没有明确癫痫样形态、一定程度上意义不明确的一过性尖波；报告内容不明确时需要与脑电图报告医师进一步探讨
尖波			癫痫样放电	详见“散发性癫痫样放电”
尖慢波			癫痫样放电	详见“散发性癫痫样放电”
后部优势节律（“α”）频率减慢				可能是不同严重程度脑病的潜在表现
棘波			癫痫样放电	详见“散发性癫痫样放电”
棘慢波		棘慢复合波	癫痫样放电	详见“散发性癫痫样放电”
单侧独立性周期性放电	UiPD		RPP	在同一个半球内存在两个独立的高度易激惹皮质病灶，表明癫痫发作风险增加；这种模式通常符合 IIC
门状棘波（wicket spikes）				临床意义不明确的正常变异，与癫痫或癫痫发作风险增加的相关性尚不明确

参考书目

Tatum WO, Olga S, Ochoa JG, et al. American Clinical Neurophysiology Society Guideline 7. *Journal of Clinical Neurophysiology*. 2016;33:328–32.

American Clinical Neurophysiology Society. Guideline Twelve: Guidelines for Long–Term Monitoring for Epilepsy. *Journal of Clinical Neurophysiology*. 2008;25:170–80.

Beniczky S, Aurlien H, Brøgger JC, et al. Standardized Computer–based Organized Reporting of EEG: SCORE. *Epilepsia*. 2013;54:1112–14.

Beniczky S, Aurlien H, Brøgger JC, et al. Standardized Computer–based Organized Reporting of EEG: SCORE–Second version. *Clinical Neurophysiology*. 2017;128:2334–46.

Hirsch LJ, LaRoche SM, Gaspard N, et al. American Clinical Neurophysiology Society's Standardized Critical Care EEG Terminology. *Journal of Clinical Neurophysiology*. 2013;30:1–27.

缩略词表

英文缩写	英文全称	中文	英文缩写页码
Absence SE	absence status epilepticus	失神发作持续状态	144
ACNS	American Clinical Neurophysiology Society	美国临床神经生理学会	78,82
AIE	amplitude integrated EEG	振幅整合脑电图	114, 116, 117, 118, 120,121,122
AMSE	anoxic myoclonic status epilepticus	缺氧性肌阵挛癫痫持续状态	109
AP gradient	anterior - posterior gradient	前后梯度	11,34
ASM	antiseizure medication	抗癫痫药物	18,75
Bi	bilateral independent	双侧独立性	87
BiPD	bilateral independent periodic discharge	双侧独立性周期性放电	88,94,95,218
BIRD	brief potentially ictal rhythmic discharge	短暂发作样节律性放电	21,82,84,154,167, 169,218
BTC	bilateral tonic-clonic convulsions	双侧强直-阵挛发作	82
CA	cardiac arrest	心脏停搏	18,19
CAPE	cyclical alternating pattern of encephalopathy	循环交替出现的脑病相关模式	204
CEEG	continuous EEG	持续脑电图	20,25,74,103,176
CSE	convulsive status epilepticus	惊厥性癫痫持续状态	17,18
CVVH	continuous veno-venous hemofiltration	连续性静脉-静脉血液滤过	65
DCI	delayed cerebral ischemia	迟发性脑缺血	18,21,114,126
ECI	electrocerebral inactivity	脑电静息	104,109,213,218

续表

英文缩写	英文全称	中文	英文缩写页码
ECMO	extracorporeal membrane oxygenation	体外膜氧合	19,65
ECSE	electroclinical status epilepticus	电临床癫痫持续状态	82,95,97,100,101,218
ECSz	electroclinical seizure	电临床癫痫发作	78,82,218
EDB	extreme delta brush	极度δ刷	209,211
EEG	electroencephalogram	脑电图	1,216
EEG-R	EEG reactivity	脑电反应性	22, 33, 36, 39, 104, 218
EMG	electromyography	肌电图	53,55
EPC	epilepsia partialis continua	持续性部分性癫痫	187,195
ESE	electrographic status epilepticus	脑电发作持续状态	78, 82, 83, 87, 115, 127, 154, 158, 219
ESz	electrographic seizure	脑电发作	78,82,87,158,165, 219
FFT	fast Fourier transformation	快速傅里叶变换	115
FFTS	fast Fourier transformation spectrogram	快速傅里叶变换频谱图	114, 116, 119, 121, 122
FIRDA	frontal intermittent rhythmic delta activity	额叶间歇性节律性δ活动	198,220
G	generalized	全面性	86
GABA	γ-aminobutyric acid	γ-氨基丁酸	68
GEDB	generalized extreme delta brush	全面性极度δ刷	209,225
GPD	generalized periodic discharge	全面性周期性放电	21,65,68,88,91,92, 95, 96, 97, 108, 119, 122, 219, 220
GPD+R	generalized periodic discharge superimposed rhythmic delta activity	全面性周期性放电附加节律性δ活动	87
GRDA	generalized rhythmic delta activity	全面性节律性δ活动	47,53,65,88,89,95, 96,119,198,220

续表

英文缩写	英文全称	中文	英文缩写页码
GRDA+S	generalized rhythmic delta activity superimposed spikes, sharp waves, or sharply contoured waveforms	全面性节律性δ活动附加棘波、尖波或尖样波	88,160
GSW	generalized spike-wave	全面性棘慢波或尖慢波	88, 95, 96, 97, 101, 127,171,220
GTC	generalized tonic clonic seizure	全面性强直-阵挛癫痫	17,18,82
HD	hemodialysis	血液透析	65
HEB	highly epileptiform burst	高度癫痫样暴发	140,142
HFF	high frequency filter	高频滤波	5,53
HIBI	hypoxic ischemic brain injury	缺氧缺血性脑损伤	103,109
IIC	ictal-interictal continuum	发作期-发作间期连续体	82, 86, 96, 97, 99, 100, 152, 154, 158,202,220
IV-ASM	intravenous antiseizure medication	静脉使用抗癫痫药物	129
L	lateralized	偏侧性	87
LEDB	lateralized extreme delta brush	偏侧性极度δ刷	209
LFF	low frequency filter	低频滤波	5
LPD	lateralized periodic discharge	偏侧周期性放电	21,88,93,95,96,97, 119, 122, 132, 154, 158, 189, 192, 221
LPD+F	lateralized periodic discharge superimposed fast activity	偏侧周期性放电附加快活动	99,149
LPD+R	lateralized periodic discharge superimposed rhythmic delta activity	偏侧性周期性放电附加节律性δ活动	149
LRDA	lateralized rhythmic delta activity	偏侧节律性δ活动	21, 88, 90, 95, 96, 119, 158, 192, 221
LRDA+S	lateralized rhythmic delta activity superimposed spikes, sharp waves, or sharply contoured waveforms	偏侧节律性δ活动附加棘波、尖波或尖样波	90,132

续表

英文缩写	英文全称	中文	英文缩写页码
LSW	lateralized spike and wave	偏侧棘慢波或尖慢波	88,96,149,221
LTM	long- term monitoring	长时程监测	20
LVAD	left ventricular assist device	左心室辅助装置	53
MAC	minimum alveolar concentration	最低肺泡浓度	73
MfPD	multifocal periodic discharge	多灶性周期性放电	88,95,221
NCS	nonconvulsive seizure	非惊厥性癫痫	17,18,21
NCSE	onconvulsive status epilepticus	非惊厥性癫痫持续状态	17,18,21,127,129,136,137,146
OIRDA	occipital intermittent rhythmic delta activity	枕叶间歇性节律性δ活动	198
PD	periodic discharge	周期性放电	33,87,104,142,152
PDR	posterior dominant rhythm	后部优势节律	7,12,26,33,35,39,41,119,221
PFA	paroxysmal fast activity	阵发性快节律	221
PNES	psychogenic non-epileptic seizure	心因性非癫痫性发作	184
PSA	power spectral assay	功率谱分析	119
PVC	premature ventricular contraction	室性早搏	74
QEEG	quantitative EEG	定量脑电图	20, 22, 114, 115, 117, 120, 123, 125,126
RDA	rhythmic delta activity	节律性δ活动	33, 87, 129, 132, 136, 142, 149, 152
REEG	routine EEG	常规脑电图	20,21
REM	rapid eye movement	快动眼（睡眠期）	11
RMTD	rhythmic mid-temporal theta of drowsiness	困倦期中颞区节律性θ波	221
RPP	rhythmic and periodic pattern	节律性和周期性模式	21, 65, 86, 88, 95, 104, 108, 109, 115

续表

英文缩写	英文全称	中文	英文缩写页码
RS	rhythmicity spectrogram	节律性谱图	117,119,121,122
RSE	refractory status epilepticus	难治性癫痫持续状态	18,19,85,138
SAH	subarachnoid hemorrhage	蛛网膜下腔出血	21,22,114,126
SE	status epilepticus	癫痫持续状态	142
SI	stimulus induced	刺激诱发	39,160
SIRPID	stimulus induced rhythmic, periodic, or ictal discharge	刺激诱发的节律性、周期性或发作性放电	160
SRSE	super refractory status epilepticus	超难治性癫痫持续状态	18,85,140
ST	stimulus terminated	刺激终止	160
SW	spike-wave or sharp-slow wave	棘慢波或尖慢波	87,104
TH	therapeutic hypothermia	亚低温治疗	19,103,109
UiPD	unilateral independent periodic discharge	单侧独立性周期性放电	88,95,97,100,222
+F	superimposed fast activity	附加快活动	87,149,152,209
+R	superimposed rhythmic delta activity	附加节律性δ活动	87,152
+S	superimposed spikes, sharp waves, or sharply contoured waveforms	附加棘波、尖波或尖样波	87,149,152

索 引